北京中医药大学东直门医院 编

奚达 孙树椿 马德水
孙呈祥 武春发 康瑞廷 整理

第二辑

现代著名老中医名著重刊丛书

刘寿山
正骨经验

人民卫生出版社

图书在版编目（CIP）数据

刘寿山正骨经验/北京中医药大学东直门医院编.
—北京：人民卫生出版社，2006.1
（现代著名老中医名著重刊丛书 第二辑）
ISBN 978-7-117-07379-0

Ⅰ. 刘… Ⅱ. 北… Ⅲ. 正骨疗法-经验-中国-现代 Ⅳ. R274.2

中国版本图书馆 CIP 数据核字（2005）第 153924 号

现代著名老中医名著重刊丛书

第二辑

刘寿山正骨经验

编　　著： 北京中医药大学东直门医院
出版发行： 人民卫生出版社（中继线 010-59780011）
地　　址： 北京市朝阳区潘家园南里 19 号
邮　　编： 100021
E - mail： pmph @ pmph.com
购书热线： 010-67605754　010-65264830
010-59787586　010-59787592
印　　刷： 三河市尚艺印装有限公司
经　　销： 新华书店
开　　本： 850×1168　1/32　　**印张：** 12.75
字　　数： 269 千字
版　　次： 2006 年 1 月第 1 版　　2025 年11月第 1 版第23次印刷
标准书号： ISBN 978-7-117-07379-0/R・7380
定　　价： 23.00 元
打击盗版举报电话：010-59787491　E-mail：WQ @ pmph.com
（凡属印装质量问题请与本社销售中心联系退换）

出版说明

自20世纪60年代开始，我社先后组织出版了一批著名老中医经验整理著作，包括医论医话等。半个世纪过去了，这批著作对我国近代中医学术的发展产生了积极的推动作用，整理出版著名老中医经验的重大意义正在日益彰显，这些著名老中医在我国近代中医发展史上占有重要地位。他们当中的代表如秦伯未、施今墨、蒲辅周等著名医家，既熟通旧学，又勤修新知；既提倡继承传统中医，又不排斥西医诊疗技术的应用，在中医学发展过程中起到了承前启后的作用。这批著作均成于他们的垂暮之年，有的甚至撰写于病榻之前，无论是亲自撰述，还是口传身授，或是其弟子整理，都集中反映了他们毕生所学和临床经验之精华，诸位名老中医不吝秘术、广求传播，所秉承的正是力求为民除瘼的一片赤诚之心。诸位先贤治学严谨，厚积薄发，所述医案，辨证明晰，治必效验，不仅具有很强的临床实用性，其中也不乏具有创造性的建树；医话著作则娓娓道来，深入浅出，是学习中医的难得佳作，为近世不可多得的传世之作。

由于原版书出版的时间已久，已很难见到，部分著作甚至已成为学习中医者的收藏珍品，为促进中医临床和中医学术水平的提高，我社决定将一批名医名著编为

《现代著名老中医名著重刊丛书》分批出版，以飨读者。

第一辑收录13种名著：

《中医临证备要》 《施今墨临床经验集》
《蒲辅周医案》 《蒲辅周医疗经验》
《岳美中论医集》 《岳美中医案集》
《郭士魁临床经验选集——杂病证治》
《钱伯煊妇科医案》 《朱小南妇科经验选》
《赵心波儿科临床经验选编》《赵锡武医疗经验》
《朱仁康临床经验集——皮肤外科》
《张赞臣临床经验选编》

第二辑收录14种名著：

《中医入门》 《章太炎医论》
《冉雪峰医案》 《菊人医话》
《赵炳南临床经验集》 《刘奉五妇科经验》
《关幼波临床经验选》 《女科证治》
《从病例谈辨证论治》 《读古医书随笔》
《金寿山医论选集》 《刘寿山正骨经验》
《韦文贵眼科临床经验选》
《陆瘦燕针灸论著医案选》

这批名著原于20世纪60年代前后至80年代初在我社出版，自发行以来一直受到读者的广泛欢迎，其中多数品种的发行量都达到了数十万册，在中医界产生了很大的影响，对提高中医临床水平和中医事业的发展起到了极大的推动作用。

为使读者能够原汁原味地阅读名老中医原著，我们在重刊时采取尽可能保持原书原貌的原则，主要修改了原著中疏漏的少量印制错误，规范了文字用法和体例层次，在版式上则按照现在读者的阅读习惯予以编排。此外，为不影响原书内容的准确性，避免因换算造成的人为错误，部分旧制的药名、病名、医学术语、计量单位、现已淘汰的检测项目与方法等均未改动，保留了原貌。对于犀角、虎骨等现已禁止使用的药品，本次重刊也未予改动，希冀读者在临证时使用相应的代用品。

人民卫生出版社

2005 年 10 月

任序

尝读《神农本草经》，载药三百六十五，具疗骨伤功用者四十有二，如菟丝、续断、干漆、蜜腊、干地黄、瓜蒌根、药实根等，皆能愈折跌、续绝伤。可见中医学对骨伤的治疗，远在周秦之际，便已取得较丰富的经验。到了元代，随着医学分科的发展，正骨兼金镞已成为专科，危亦林的《世医得效方》，于正骨金镞篇，记叙四肢及脊椎骨折和脱臼、跌打损伤的整复手法，甚至先麻醉而后手术，说明这时的骨伤科学已经有了相当的成就。以后薛己的《正体类要》、《医宗金鉴》的《正骨心法要旨》、钱松溪的《伤科补要》、俞星阶《伤科捷径》相继问世，或以手法称奇，或以药功见著，于此骨伤之学则斐然可观矣。

伤筋与折骨，皆为有形之疾患，最急切之图，莫如及时恢复其伤损，而后以药力促其痊可，故精于此道者，无不重视手法的运用。诚如《正骨心法》所云："夫手法者，谓以两手安置所伤之筋骨，必素知其体相，识其部位，一旦临证，机触于外，巧生于内，手随心转，法从手出，或拽之离而复合，或推之就而复位，或正其斜，或完其缺，则骨之截断、碎断、斜断；筋之弛纵、拳挛、翻转、离合虽在肉里，以手扪之，自悉其情，法之所施，使患者不知其苦，方称为手法也。"简言之，操手法之精巧者，术后即能愈其多半，无待于药石。因手为血肉之体，只要心灵手巧，可由一己之卷舒。高下急徐，轻重开合，曲尽宛转运用之妙，则断者续，碎者合，斜者正，拘者舒，血气通畅，筋骨得以完全康复，远胜单凭器械加以拘制者多矣。

寿山刘老操骨伤科数十年，特别以手法取效而闻名遐迩，尝持“七分手法三分药”之说。他对接骨、上骱、治筋各备八法，推、拿、续、整、接、掐、把、托，接骨法也；提、端、捺、正、屈、挺、扣、捏，上骱法也；戳、拔、捻、捋、归、合、顺、散，治筋法也。较之《医宗金鉴》的八法，则大有发展与提高。他在运用手法时，稳准敏捷，用力均匀，刚柔相济，动作连贯，诚所谓得之于心而应之于手者。筋骨的损伤，恒多以外科目之，刘老独强调中医学的整体观点，谓伤虽自于外，病已及于内；伤虽在于筋骨，病已及于血气。故治外伤，当明内损；治疗筋骨，当虑气血。每临一证，既要辨患者之为青年、老年或妇女，亦要知其为脑力或体力劳动者。因为青年的气血充盈，老年则气血渐衰，妇女犹有经产的特殊生理。劳脑者多缺乏锻炼，劳力者形体恒坚实。故其受伤也，必因其体质之不同而各有所异。或气滞而血凝，或气虚而血瘀，或气亏而血少，或血虚而气滞，必随其虚实之所在，而轻重疾徐其手法。就药物治疗而言，一般又常有其共性，如在早期，宜活血祛瘀，以通畅其血脉；中期宜和营顺气，以调理其气机；后期宜强壮筋骨，以促进其康复。伤筋者，当审其对骨骼之有无影响；折骨者，应察其所属筋膜之是否扭戾。于此不难看出刘老于骨伤学的成就是不平凡的，既有整体观，又有辩证法；既有独特的临床经验，又有坚实的理论基础；外科不离于内科，心法尤优于手法。

刘老的治骨伤学，凡历近六十年，不仅肱经三折，毕竟丹成九转，故学与验俱丰，而获得卓越的成就。当十九岁时，即从文佩亭先生游。佩亭受学于桂香五，均曾供奉于清廷上驷院，武术锻炼的功夫极深。故刘老虽年逾八十，而身轻步健如中年人。其临证手法之所以宛转自如，都是和他毕生坚持锻炼分不开的。所以他无论教学生、对患者，都要求习导引、练功夫。从患者言，足以增强体力，促进损伤的修复；就医者言，体魄健壮，是提高手法运用不可少的基础。刘老已去世两年多了，所幸他的骨伤学有了传人，经奚达、孙树椿等同志进行系统的整理，终于把他的理论和经验编成专集，使中医骨伤学更能广泛地流传，日益发扬光大，刘老亦因之可以不朽云。

任应秋

1982. 7. 16. 北京

尚　序

我的好友刘寿山老大夫从事中医正骨临床和教学工作五十年之久，有着丰富的临床和教学经验。

刘老大夫对中医筋骨损伤学术造诣较深，尤其对中医筋骨气血有独到见解，对软组织损伤的治疗更有独到之处，其正骨手法别具一格，确有较好的疗效，深受广大群众信任和爱戴。

刘老大夫在正骨学术思想上无门户之见，赞成各家学派互相沟通，取长补短。主张在采用中医所长的同时掌握一些现代医学科学知识与方法，更好地为中医事业服务。

本书由他的学生们进行整理、编写成册，较为全面、具体地突出总结了刘老大夫中医正骨的特点和临床经验，可供同道们参考。

尚天裕

1982. 7. 12. 北京

前　言

中医学是一个伟大的宝库，在骨伤科方面也有许多宝贵的经验，需要我们不断地整理、继承和发扬。

我院已故老中医刘寿山，从事中医正骨事业50余年，对骨伤科疾病有较系统的理论和丰富的临床经验。曾于1966年经我院奚达、王育学二位同志负责整理成《刘寿山正骨经验》一书，并由人民卫生出版社出版，深受读者欢迎。十几年来，刘老大夫的正骨经验又有所发展，我们在继承的基础上，在临床实践中又有些新的体会，为此，对本书予以进一步充实、修订。

原书分为上、下两篇，共10章74节。本次修订改为上、下两篇，共9章86节，删去了原书内伤一章，并将其中的部分内容，合并于有关章节中叙述。

在内容上，为尽量保留刘老大夫经验的原貌，对于某些不属于刘老大夫经验的手法、固定、药物等内容均未列入正文正题：凡是能用现代医学解释清楚的问题，尽量在按语中说明；凡不能解释清楚的，均保留原状。编者对刘老大夫经验的体会分别在按语中阐发。

本书编写过程中，方建国、李燕、蔡素琴、郭俊海、任宗云等同志参加了资料收集、摄影、绘图等工作，特此致谢。

由于时间仓促，我们的实践和认识所限，书中可能有不少缺点和错误，殷切希望读者提出宝贵意见。

整　理　者

1982年

目 录

上 篇

下 篇

上　篇

第一章　人体的筋、骨

第一节　人体的骨骼

骨骼具有支持身体和保护内脏的作用，并借助于筋肉的联络与维系，通过关节而完成各种功能活动。由于骨骼在人体各个部位上的功用不同，所以它的形状亦异，可分为：扁平形、长管形、短粗形及不规则形等等。

骨骼的总数为365块，其中包括明硬骨204块〔图1-1〕，软骨64块，暗硬骨97块。此外有额外骨30块（或34、38块），不在骨骼总数之内。

兹将明硬骨、软骨、暗硬骨以及额外骨的名称与部位分述如下：

明　硬　骨

明硬骨古今名称不同，见表1。

表1　全身明硬骨古今名称对照表

	古　名	骨骼数目	今　名
头部	左顶心骨	1	左侧顶骨
	右顶心骨	1	右侧顶骨
	额颅骨	1	额骨体

续表

	古　　名	骨骼数目	今　　名
头部	左额角骨		左额结节
	右额角骨		右额结节
	太阳骨	2	蝶骨大翼
	眉棱骨	2	额骨眉弓
	内眦骨	2	泪骨
	锐眦骨	2	颧骨额蝶突
	鼻梁骨	1	鼻骨
	囟门骨	1	额囟
	顱骨	2	颧骨眶下缘
	颧骨	2	颧骨体
	环骨	2	颧弓
	口骨	1	上颌骨
	下巴骨	1	下颌骨
	耳门骨		下颌小头
	成骨		喙状突
	背骨		下颌支
	颐骨		下颌体
	地阁骨		颏隆凸
	完骨	2	枕骨
	枕骨	1	枕骨粗隆
	寿台骨	2	颞骨乳突
躯干	脖项骨	3	颈椎第 5 ~ 7 节
	背骨	7	胸椎第 1 ~ 7 节
	腰骨	7	胸椎第 8 节 ~ 腰椎第 2 节
	尾尻骨	7	腰椎第 3 ~ 5 节、骶骨、尾骨
	胸前骨	6	胸骨

续表

	古名	骨骼数目	今名
躯干	鸠骨		胸骨柄
	骭骨、蔽骨、髑骬、膺骨		胸骨体
	坎骨		剑突
	肋骨	24	肋骨
上肢	琵琶骨	2	肩胛骨
	肩井骨		肩胛骨
	肩峰骨		肩峰
	肩臆骨		肩胛骨喙突
	肩髃骨		肩胛盂
	血盆骨	2	锁骨
	支骨		锁骨肩峰端
	鸠骨		锁骨胸骨端
	臑骨	2	肱骨
	肩端骨		肱骨头
	肘骨		肱骨髁
	臂骨	2	桡骨
	平骨		桡骨头
	腕骨		桡骨茎突
	昆骨	2	尺骨
	鹅鼻骨		尺骨鹰嘴
	海骨		尺骨小头
	骰子骨	16	腕骨
	龙骨、高骨、吊骨、圆骨 月骨、鱼骨、虎骨、合骨		舟骨、月骨、三角骨、豆骨 大多角骨、小多角骨、 头状骨、钩骨
	手掌骨	10	掌骨
	指骨	28	指骨

续表

	古名	骨骼数目	今名
下肢	胂肋骨	2	髋骨
	下横骨		耻骨
	臀骨		坐骨
	环篡骨		髂骨
	末躯骨（大腿骨）	2	股骨
	楗骨（髀杵）		股骨头和颈
	髋骨（大转子）		股骨大转子
	伏兔骨		股骨髁
	骱骨	2	胫骨
	膝胭骨		胫骨髁
	象鼻子骨		胫骨粗隆
	臁肕骨		胫骨内踝
	胫骨	2	腓骨
	站骨		腓骨小头
	外踝骨		腓骨外踝
	跂骨	2	距骨
	跟骨	2	跟骨
	三毛骨	2	足舟骨
	聚毛骨	2	第一楔骨
	跗骱骨	2	第二楔骨
	踵骨	2	第三楔骨
	踜骨	2	骰骨
	足掌骨	10	跖骨
	趾骨	28	趾骨
总计		204	

头部明硬骨　头部共有明硬骨26块〔图1-2、3〕，总称为颅骨。颅内充满脑髓（俗称脑子）。

巅顶（头部最高部位）的左侧有左顶心骨，右侧有

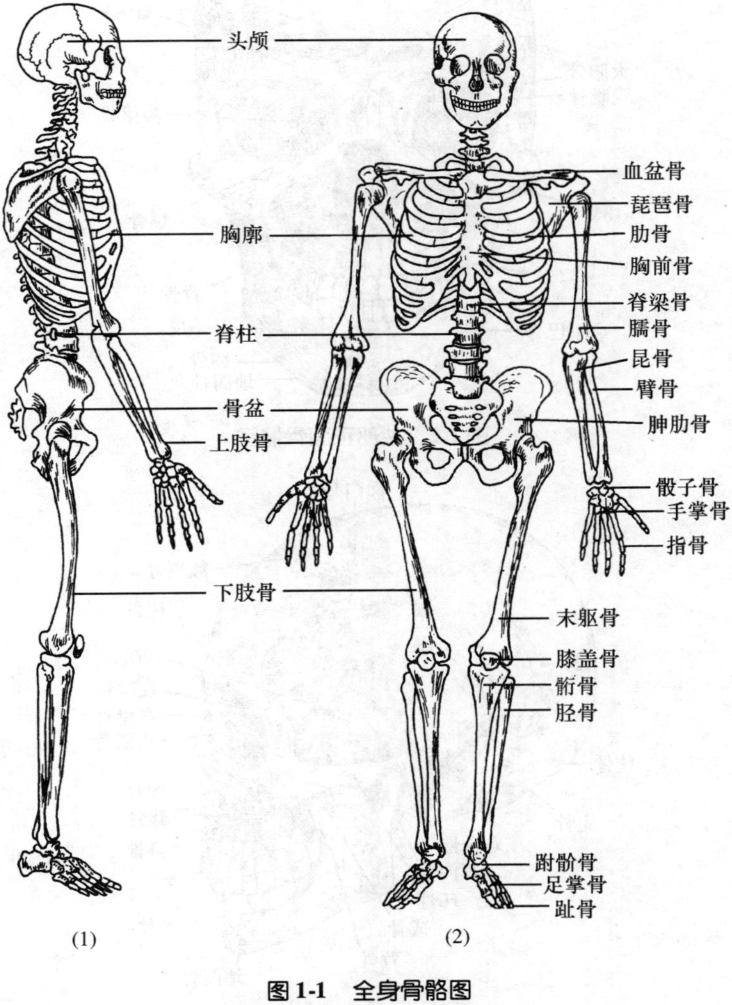

图1-1　全身骨骼图
（1）侧面　（2）正面

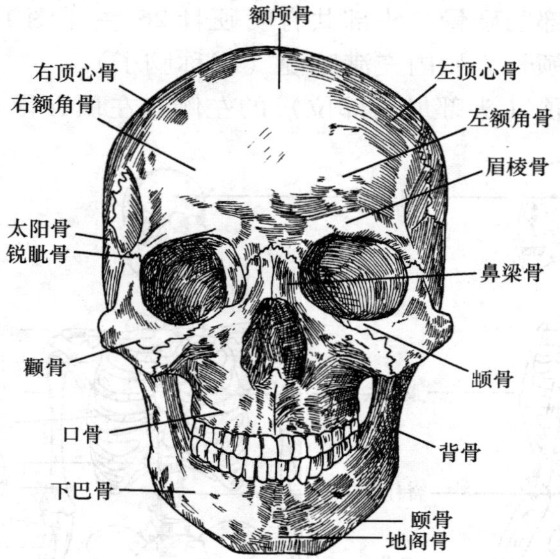

图 1-2　头部正面骨骼图

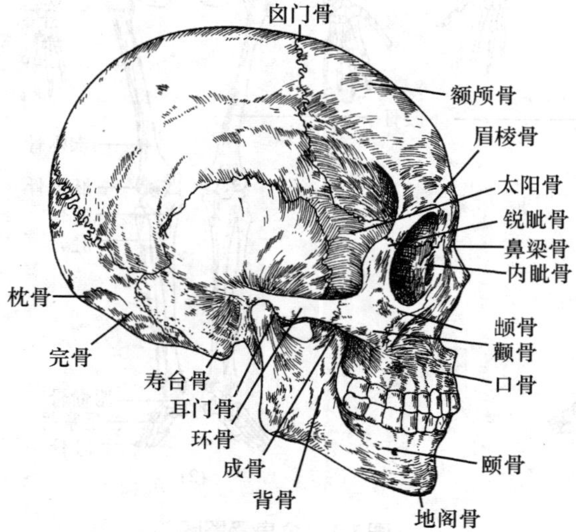

图 1-3　头部侧面骨骼图

右顶心骨，各1块。

巅顶的前方有囟门骨1块。

前发际以下、两眉的上方有额颅骨1块，额颅骨的两侧高凸处名额角骨。

两眉处有眉棱骨各1块。

两太阳处有太阳骨各1块。

两眼内眦处有内眦骨各1块。

两眼外眦处有锐眦骨各1块。

鼻内有鼻梁骨1块。

眼眶下有䪼骨，左右各1块。

䪼骨的外侧高凸处有颧骨，左右各1块。

颧骨至耳珠之间为环骨，左右各1块。

两颧骨下有口骨1块。

下巴骨1块，其体曲如环形，尾似钩状，由耳门骨、成骨、背骨、颐骨及地阁骨所组成。

巅顶后部高凸处有枕骨1块。

枕骨两侧有完骨，左右各1块。

完骨下方与两耳之间有寿台骨，左右各1块。

躯干部明硬骨　躯干部共有明硬骨54块，包括脖项骨、脊梁骨〔图1-4〕、胸前骨和肋骨〔图1-5〕。

颈有脖项骨3节。

脖项骨以下有脊梁骨21节。上7节为背骨，背骨的末节名宽骨；中7节为腰骨，腰骨的末节名方骨；下7节为尾尻骨，包括3节脊梁骨和形状上宽下窄，两旁各有4孔的八髎骨，以及由3节而组成的尾桩骨。

胸前骨由6节组成。由上至下分别为鸠骨、骬骨、蔽骨、髑骨、膺骨、坎骨。

肋骨位于脊梁骨与胸骨之间，左右各12条，互相

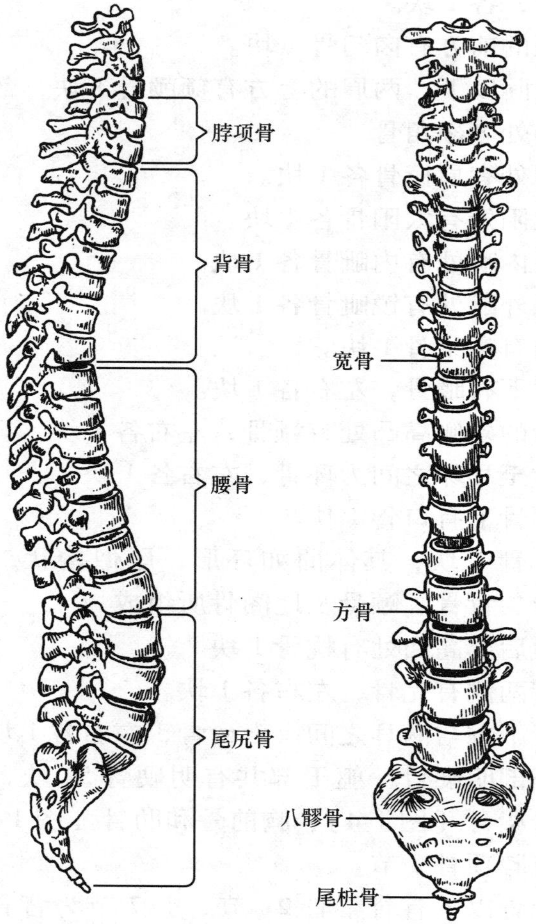

图 1-4 脊梁骨骨骼图

（1）侧面 （2）正面

平行排列。上 6 条的前端借肋软骨直接与胸前衔接，第 7～10 肋的前端借人字骨（肋弓）与胸前骨连接，第 11～12 肋游离，肋骨的后端皆与脊梁骨相接。其中第 1

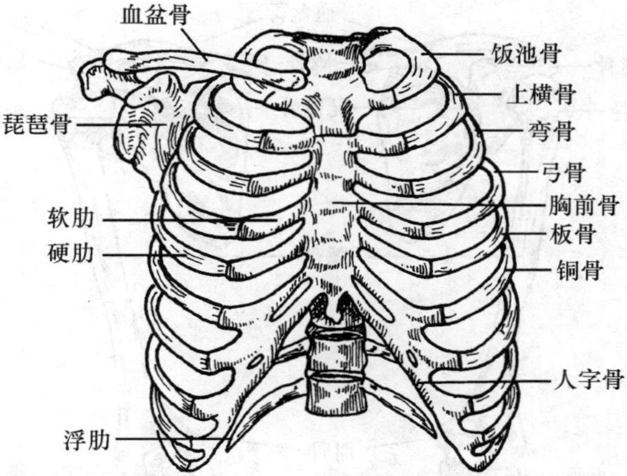

图 1-5　胸廓骨骼图

肋称饭池骨，第 2 肋称上横骨，第 3 肋称弯骨，第 4 肋称弓骨，第 5 肋称板骨，第 6 肋称铜骨，第 11 ~ 12 肋称浮肋（小肋、季肋）。

上肢明硬骨　上肢明硬骨共 64 块〔图 1-6〕。

血盆骨左右各 1 块，斜卧两肩前，其内端名鸠骨，与胸前骨的鸠骨相接，外端名支骨，与肩井骨的外端——肩峰骨相接。

琵琶骨左右各 1 块，状如三角形，覆在上 6 条肋骨的后面，其后方有一隆起名肩井骨，隆起的外端名肩峰骨，与支骨相接。肩峰骨的下方有一盘状隆起，为肩关节的骨窠，又称肩髃骨，与臑骨的肩端骨相接。肩峰骨的前下方有一凸起，称肩臆骨。

臑骨左右各 1 块，上骨头名肩端骨，下骨头名肘骨。

臂、昆二骨迭并相倚，上端与肘骨相接，下端与骰子骨相接。臂骨形粗而短，上骨头名平骨，下骨头名腕

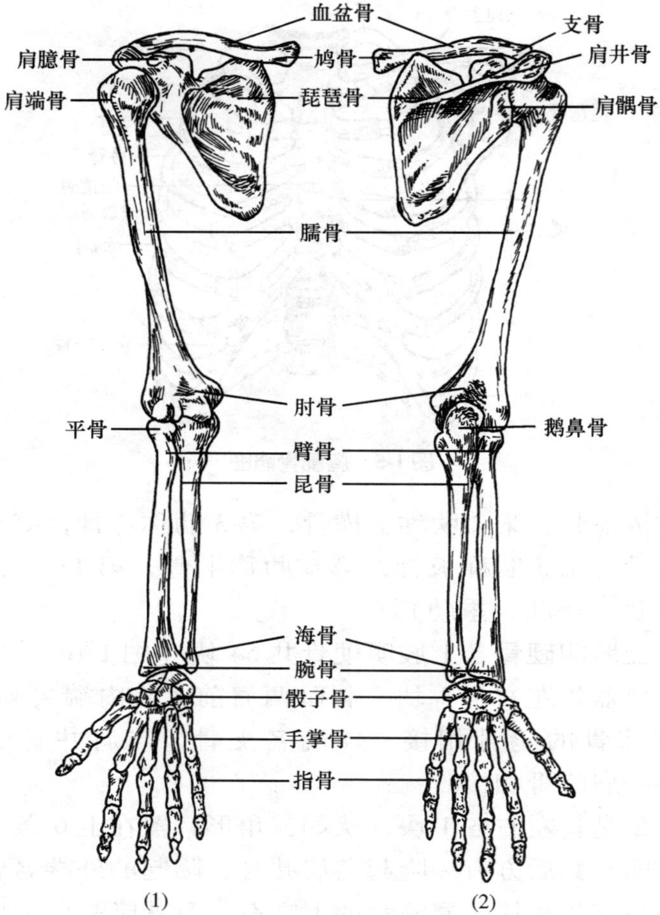

图1-6　上肢骨骼图
（1）前面　（2）后面

骨；昆骨形细而长，上骨头名鹅鼻骨，下骨头名海骨。

骰子骨〔图1-7〕左右各8块，分成两排，上排为龙骨、高骨、吊骨、圆骨，与臂、昆骨接交；下排为月骨、鱼骨、虎骨、合骨，与手掌骨接交。

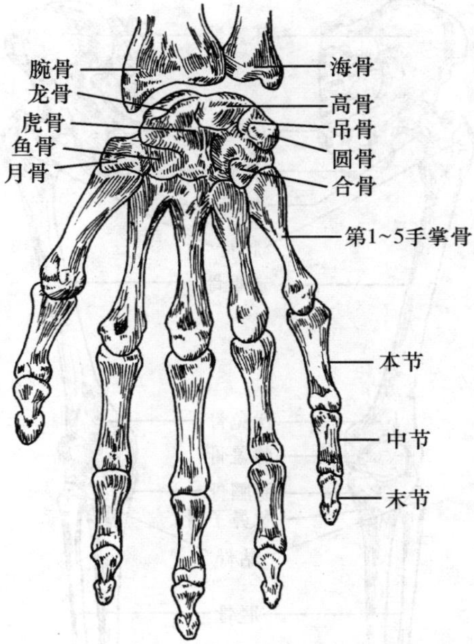

图1-7　手部骨骼图

手掌骨左右各5块。

指骨左右各14块，除拇指为2节外，余4指皆为3节，近掌者为本节，第2节名中节或次节，第3节名末节。

下肢明硬骨　下肢明硬骨共62块〔图1-8〕。

胛肋骨左右各1块，由环篡骨、下横骨及臀骨组成。在胛肋骨的中部有一圆形凹陷的骨窠，叫做楗窠，其内容纳楗骨头端。两胛肋骨的前方借下横骨（妇女称交骨）相连接，后方借八髎骨及尾桩骨相接，组成一盆状骨盆。两臀骨及尾桩骨呈鼎定状，为坐之主骨。

末躯骨又名大腿骨，左右各1块，上骨头其形如杵，名楗骨，又名髀杵，楗骨的下外方膨凸部分称胯骨，末躯骨的下端名伏兔骨。

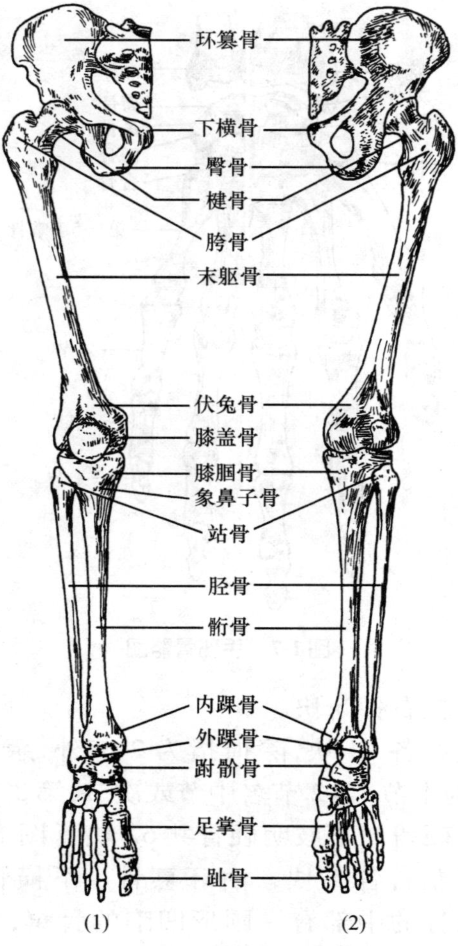

图1-8　下肢骨骼图

（1）前面　（2）后面

骱骨左右各1块，其上骨头名膝胭骨，膝胭骨的前下方隆凸处名象鼻子骨，下骨头名臁肕骨，又称内踝骨。

胫骨左右各1块，上骨头名站骨，下骨头名外踝骨。

足跗骨左右各7块〔图1-9〕，即跂骨、跟骨、三毛骨、聚毛骨、跗骱骨、踵骨和踜骨，其上方与骺、胫骨相接，下方与足掌骨接交。

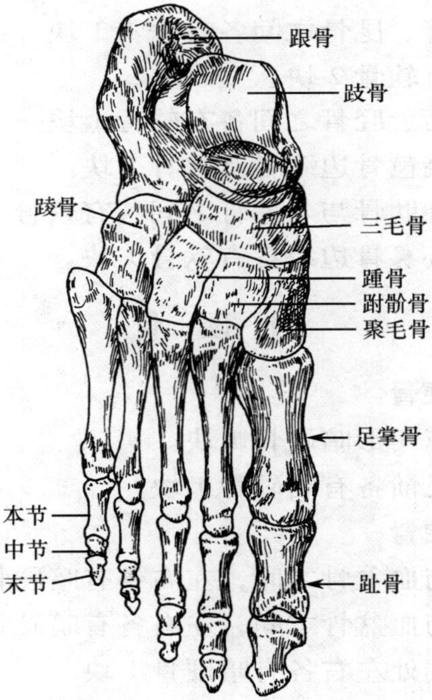

图1-9　足部骨骼图

足掌骨左右各5块。

趾骨左右各14块，除巨趾为2节外，余4趾皆为3节，其近足掌骨者名本节，第2节名中节或次节，第3节名末节。

软　骨

脊梁骨每节之间各有软骨1块，共23块。

胸前骨每节之间各有软骨1块，共5块。

每条肋骨的前端有软肋骨1块，共24块，上6肋的软肋骨（肋软骨）直接与胸前骨相接，第7~10肋的软肋骨则相互联合构成人字骨，亦与胸前骨连接。

两侧的臂、昆骨之间各有软骨1块。

膝骱内有软骨2块。

两侧的骱、胫骨之间各有软骨1块。

两侧的琵琶骨边缘各有软骨1块。

两侧的胂肋骨与八髎骨之间各有软骨1块。

两侧的环纂骨边缘各有软骨1块。

暗　硬　骨

头部暗硬骨

鼻内有三角形暗硬骨1块。

两侧下巴骱各有暗硬骨1块。

上肢暗硬骨

胸前骨与血盆骨之间，左右各有暗硬骨1块。

琵琶骨与血盆骨之间，左右各有暗硬骨1块。

臑骨肩端处左右各有暗硬骨1块。

臑骨下端与昆、臂骨之间，左右各有暗硬骨2块。

臂、昆骨下端之间，左右各有暗硬骨1块。

腕部左右各有暗硬骨2块。

诸指骨之间及掌指骱中各有暗硬骨1块，左右各14块。

下肢暗硬骨

末躯骨上头左右各有暗硬骨1块。

膝骱左右各有暗硬骨2块。

膝盖骨下面左右各有暗硬骨1块。

骱、胫骨上端之间，左右各有暗硬骨 1 块。

踝骱左右各有暗硬骨 1 块。

跟骨与跂骨之间，左右各有暗硬骨 1 块。

跂骨与足跗骨之间，左右各有暗硬骨 1 块。

足跗骨与足掌骨之间，左右各有暗硬骨 1 块。

诸趾骨之间及掌趾骱中各有暗硬骨 1 块，左右各 14 块。

额外骨

牙齿，其数目有 28 个或 32 个，亦有 36 个者，分门牙、虎牙、槽牙、尽根牙。

膝盖骨又名髌骨，左右各 1 块。

【按】 正文中所说人体的骨骼共计 365 块，并分为明硬骨、软骨及暗硬骨，另外有额外骨。

其明硬骨数目，大体上相当于现代解剖学的骨骼系统，上肢骨 64 块，下肢骨 60 块，与现代解剖学的数字一致。头面部与躯干部的骨骼则出入较大，有的被遗漏，有的实际上是一块骨而被分成了数块，如头部的颞骨、犁骨、腭骨、筛骨、舌骨、听骨等被遗漏；枕骨本为 1 块，而误为枕骨 1 块，空骨 2 块；颈部的颈椎本为 7 节而误为 3 节。胸骨本为由胸骨柄、胸骨体及剑突 3 块所构成，而误为由鸠骨、骬骨、蔽骨、髃骨、膺骨、坎骨 6 块所组成等。

其原因可能是四肢损伤比较常见，易于触摸，解剖观察容易，而头部及躯干的损伤少见，解剖观察时易粗略的缘故。现仍保持其原状以供参考。

正文中的软骨与暗硬骨所指则比较复杂，其中有些是软骨，有些则是韧带、肌腱等组织。这些组织受到损伤后痉挛或由于肌化、粘连，形成结缔组织瘢痕，摸上去坚硬如骨，它们像骨不是骨，故称其为软骨或暗硬骨。正文中称其损伤为暗硬骨离位伤筋。将其放在伤筋里叙述，即是这个意思。它们与现代解剖的关系如下：

软骨　脊梁骨每节之间软骨为椎间盘。胸前骨之间软骨为胸骨间软骨。肋骨前端之间软肋骨即肋软骨。臂、昆骨之间软骨为骨间膜。膝骱内软骨为半月板。骱胫骨之间软骨为骨间膜。琵琶骨边缘软骨为大小菱形肌附着处。胂肋骨与八髎骨之间软骨为骶髂关节软骨面。环篡骨边缘软骨为臀肌在髂骨翼的附着点。

暗硬骨　鼻内三角形暗硬骨指鼻中隔软骨。两侧颞下颌关节暗硬骨为关节软骨盘。胸前骨与血盆骨之间暗硬骨为肋锁韧带与胸锁关节的关节囊。琵琶骨与血盆骨之间暗硬骨为肩锁韧带。臑骨肩峰端暗硬骨为冈上肌肌腱。臑骨下端与臂昆骨之间暗硬骨为桡侧伸肌肌腱及尺侧屈腕肌肌腱。臂、昆骨下端之间暗硬骨为三角软骨。诸指骨之间及掌指骱中暗硬骨为关节囊及副韧带。末躯骨上头暗硬骨为髂股韧带。膝骱左右暗硬骨为膝内外侧副韧带。骱胫骨上端之间暗硬骨为腓骨小头韧带。骱胫骨下端之间暗硬骨为外踝前韧带。踝骱左右暗硬骨为内外副韧带（跟腓韧带、腓距前韧带及三角韧带）。跟骨与跂骨之间暗硬骨为距跟后韧带。跂骨与足跗骨之间暗硬骨为胫舟韧带、距舟背侧韧带。足跗骨与足掌骨之间暗硬骨为跗跖背侧韧带。诸趾骨之间及掌趾骱中暗硬骨为关节囊及副韧带。

正文中将髌骨及牙齿称谓额外骨。

第二节 人体的筋

筋，包括所有附丽于骨骼上的肌肉、肌腱、韧带、筋膜等软组织。主要是起骨与骨之间的连接、联络作用，它与骨共同具有保护人体脏腑，以及通过关节使肢体完成各种功能活动的作用。

人体筋的数目共计 485 道。人体正面上部 62 道，人体正面中部 126 道，人体正面下部 72 道，人体背面 127 道，以及额外筋 98 道。兹分述如下。

人体正面上部（头面）筋

巅顶有巅筋 1 道。

左顶心骨有左角筋 1 道。

右顶心骨有右角筋 1 道。

囟门有囟筋 1 道。

额颅有云筋 2 道。

两额角各有额筋 1 道。

两眉间有印筋 2 道。

鼻頞有頞筋 1 道。

鼻准有准筋 1 道。

两鬓各有鬓筋 1 道。

两太阳各有太阳筋 1 道。

两眉上各有棱筋 1 道。

两眉各有眉筋 1 道。

两锐眦各有锐眦筋 1 道。

两内眦各有内眦筋 1 道。

两上下眼胞各有开筋、盖筋各 1 道。

两颛骨各有颛筋 1 道。

两颧骨各有颧筋1道。

两环骨各有环筋1道。

下巴骨尾部左右各有钩筋1道。

两背骨各有背筋1道。

两颐骨各有颐筋1道。

两耳各有耳筋1道。

两耳缘各有郭筋1道。

两颧下各有颜筋1道。

两颊车各有颊筋1道。

两口角上方各有笑筋1道。

两口角下方各有哭筋1道。

上嘴唇有开筋、盖筋各1道。

下嘴唇有开筋、盖筋各1道。

下颏有开筋、盖筋各1道。

人体正面中部（项、胸及上肢）**筋**

前项窝内有伸、屈筋各2道。

项两侧有护项筋左右各4道。

胸前骨包骨筋5块，外有条筋5道，内有抱筋2道。

前肋有包骨筋左右各12道。

血盆骨有包骨筋左右各1道、条筋左右各1道。

两臑骨上头各有吞口筋1道、连带筋1道。

胸前骨两侧有横心筋左右各1道。

膀腋前有前等筋（前三角筋）左右各1道。

两臑骨内侧有哈筋左右各1道。

曲瞅有包骨筋左右各1道。

胳膊有伸、屈、力、通筋左右各4道。

骰子骨有连膜筋片左右各1道。

五指有伸、屈筋左右各10道。

拇指有斜牵筋左右各1道。

五指指节有包骨筋左右各14道。

手掌心有掌筋左右1道。

人体正面下部（下肢）筋

胯部有篡筋左右各2道、包骨筋左右各1道、连带筋左右各2道。

大腿正面有通筋左右各1道，通筋外侧有伸筋左右各1道，通筋内侧有屈筋左右各1道，屈筋内侧有力筋左右各1道。

小腿骱骨外侧有趣步筋左右各1道，趣步筋外侧有站立筋左右各1道。

膝盖骨有包骨筋左右各2道。

站骨有包骨筋左右各1道。

跗骱骨有包骨筋左右各1道。

内、外踝骨有包骨筋左右各2道。

五趾有条筋左右各5道。

五趾趾节有包骨筋左右各14道。

足掌心有足掌筋左右各1道。

人体背面筋

枕骨有后发筋4道。

后项窝有后合筋4道。

两完骨各有完篡筋2道。

两寿台骨有包骨筋左右各1道。

项、脊两侧有大板筋2道，大板筋外侧左右各有伸、屈筋各1道。

琵琶骨有包骨筋左右各2道。

两胳膊背面有通背筋左右各1道。

膀腋后下方有后等筋（后三角筋）左右各1道。

胳膊有后通筋左右各3道。

鹅鼻骨有包骨筋左右各1道。

臂骨下头有包骨筋左右各1道。

脊梁骨有包骨筋24道、包棘筋21道。

后肋有包骨筋左右各12道。

胛肋骨有包骨筋左右各4道。

大腿有后通筋左右各3道。

大腿后方有大腓肠筋左右各1道。

小腿后方有小腓肠筋左右各1道。

跟骨有包跟筋左右各2道。

额 外 筋

眼内有血连筋左右各1道。

下巴骨有连带筋左右各1道。

牙窠有连带筋28道（或32、36道）。

肩髃有护窠筋左右各1道。

肩端有护头筋左右各1道。

肘骨有上下护头筋左右各3道。

臂、昆骨下头有护头筋左右各2道。

楗窠有护窠筋左右各1道。

楗骨头有护头筋左右各1道。

两膝盖骨上下左右共有额外筋32道。

伏兔骨有护头筋左右各1道。

膝腘骨有护头筋左右各1道。

站骨有护头筋左右各1道。

骺骨下头有护头筋左右各1道。

内外踝骨有护头筋左右各2道。

跂骨有护头筋左右各2道。

【按】 现代解剖学肌肉定名是根据其解剖部位（如肌骨前肌）、肌肉走行方向（如腹直肌）、肌肉的作用（如屈肌、伸肌等）、肌肉的附着点（如胸锁乳突肌）、肌肉的形状（如三角肌）、肌肉的分支数目（如二头肌、三头肌）等而命名，每块肌肉都有起止端。而中医所谓的筋有的是按肌肉部位作用合而名之。机体的运动都不是单一一块肌肉运动的结果，往往是数块肌肉协同收缩才能完成一个统一的动作。因此中医所指一道筋往往包括了数块肌肉，如胳膊有伸、屈、力、通4道大筋，包括了伸、屈肌群及外展、外旋肌群。而中医所指数道筋又可能是解剖学上一个肌肉如大腿伸筋、屈筋、力筋都是指股四头肌。

筋，也并不完全是指肌肉。还包括了韧带、肌腱、筋膜、关节囊、软骨等。如包骨筋多是指的肌腱、腱膜、腱鞘等，护头筋指韧带、关节囊等。护窠筋是指关节盂缘等。

由于历史条件的限制，中医对人体结构的认识不可能像现代这样全面、详细、具体，而且骨伤科学是靠师徒之间口传心授继承下来的，难免丢失和错误。刘老大夫的经验中有关“筋”的部分也同样存在这个问题。通过临床实践和体会，对有些筋道能指出其所指为哪块肌肉哪个韧带，而有些筋道就难以指明为何种组织了，如人体正面上部诸筋则大多以存名以供参考；又如胸前横心筋起于胸前骨第三节，经上肢内侧而至中指；背后的后通筋起于大椎穴，经上肢外侧亦至中指；项、背两侧的大板筋上自脑海，下至足跟；大腿的通筋上自肋而下至足面，等等，难以体会为何种组织。又如足趾仅存条筋5道，趾节包骨筋14道，此处筋道定有阙如。故本次整理将筋道部分，能与现代解剖学印证的尽量作了印证。其余部分仅存名以供参考。

筋道与解剖学的关系为：鼻准筋指三块不发达的鼻肌。下巴骨尾部钩筋指翼外肌。前项窝内伸、屈筋指头长肌、颈长肌。项两侧护项筋指斜方肌、提肩胛肌、胸锁乳突肌。胸前骨包骨筋指胸肋关节韧带。外条筋、抱筋指幅射韧带。前肋包骨筋指骨膜及肋间肌筋膜。血盆骨包骨筋指胸锁乳突肌止点。条筋指锁骨间韧带。两臑骨上头吞口筋指关节囊及关节盂缘。连带筋指肱二头肌腱及盂肱韧带。胸前骨两侧横心筋指胸肋幅射韧带。膀腋前等筋指胸大肌。两臑骨内侧哈筋指肘内侧韧带。曲脉包骨筋指腕屈肌筋膜、腱附着处。胳膊伸、屈、力、通筋指上臂伸、屈肌群及外展、外旋肌群；力筋为尺侧屈腕肌，通筋为肱桡肌。骰子骨连膜筋片指腕骨间韧带。手指伸、屈筋指手指伸屈肌腱。拇指斜牵筋指外展拇长肌、伸拇短肌。五指指骱包骨筋指伸指肌腱腱膜。手掌心掌筋指掌筋膜。胯部纂筋指臀部肌肉。包骨筋指股四头肌腱膜，连带筋指关节内韧带。大腿正面通筋指缝匠肌，通筋外侧伸筋指股直肌，通筋内侧屈筋指股内肌、屈筋内侧力筋指股内收肌群。小腿骱骨外侧趣步筋指胫骨前肌，趣步筋外侧站立筋指腓骨长、短肌。膝盖骨包骨筋指股四头肌腱及腱膜在髌骨部位处。站骨包骨筋指股二头肌、腓骨长肌，趾长伸肌等腱及胞膜。跗骱骨包骨筋指趾长伸肌腱与鞘。内、外踝包骨筋指胫前、后肌，腓骨长、短肌腱鞘。五趾条筋指屈肌腱。五趾趾骱包骨筋指伸肌腱及腱膜。足掌心之掌筋指跖筋膜。后项窝之后合筋指头夹肌、颈夹肌，半棘肌。寿台骨包骨筋指胸锁乳突肌起点腱性部分。项脊两侧大板筋指斜方肌，大板筋外侧伸筋指骶棘肌及腰背筋膜、屈筋指腹外斜肌。琵琶骨包骨筋指斜方肌筋膜。两胳膊背面通背筋指背阔肌。膀腋后下方后等筋指背阔肌。胳膊后通筋指肱三头肌。鹅鼻骨包骨筋指肱三头肌抵止部。臂骨下头包骨筋指桡侧伸腕肌腱及腱膜。脊梁骨包骨筋指棘上韧带、包棘筋指棘突间韧带。后肋包骨筋指 1 肋间肌筋膜。胂肋骨包骨筋指骶髂关节韧带。大腿后通筋指半腱半膜肌。大腿后方大腓肠筋指股二头肌。小腿后方腓肠筋指腓肠肌。跟骨包骨筋指跟腱，跖筋膜的腱膜附于跟骨部分。下巴骨连带筋指翼内、外肌。肘骨上、下护头肌指肘关节囊。臂、昆骨下头护头筋指腕关节囊。楗窠护窠筋指髋关节盂。楗骨头护头筋指关节囊。两膝盖骨额外筋指股四头肌腱及扩张部及髌韧带。伏兔骨护头筋、膝腘骨护头筋、站骨护头筋、骺骨下头护头筋、内踝骨护头筋、外踝骨护头筋、跂骨护头筋均指关节囊。

第二章 诊 断

正骨科对各种损伤性疾患的诊断，首先是通过望、问、闻、切、量五诊，来了解和掌握病情。除量诊外，望、问、闻、切四诊与其他各科大体相同，但在具体运用上，又具有本科的特点。尤其是切诊，除切脉外，更重要的是摸诊，通过对损伤局部的触摸、按压、屈伸、旋转、轻度叩击等动作，达到诊断疾病的目的。

虽然有些损伤疾患通过五诊中的某一诊就能够确诊，然而，为了确切诊断，五诊的配合运用是不可缺少的。而且要把望、问、闻、切、量依次进行，详细记录下来，作为辨证的依据，进而确定正确的治疗方针。

第一节 望 诊

全身望诊

1. 望全身症状与神色，确定损伤程度的轻重与安危：由于跌仆、坠落、碰撞、压砸、击打、闪挫等原因、除造成肢体某一部位或几个部位的急性损伤外，绝大多数都有全身症状。由于损伤的部位、伤势轻重的不同，故所表现出来的严重程度也就不同。

单纯性的肢体筋骨损伤，如骨折、脱位、严重的扭挫伤等，因疼痛可表现出神志不安、出汗、口渴等症状，甚者可出现烦躁、精神萎靡、出大汗、面色㿠白等昏厥前期的症状，这些都是暂时的，随着妥善的急救处理和疼痛的减轻，很快就可以缓解。但是，若由于大量出血，或损伤脏腑，或累及脑髓而出现这些症状时，甚至出现神智昏迷、二便失禁、四肢厥冷等症状，都说明疾病到达相当严重的程度，要及时进行抢救。

2. 望体态与动作，判断损伤的部位：筋与骨的损伤，直接影响人体的姿势，或使各种动作的协调被破坏，以至丧失。如上肢骨折或关节脱位，损伤的上肢不能运动与持物，往往患者以健手托扶伤臂；下肢骨折或关节脱位；则不能站立及走路；腰脊部的损伤，除行路困难外，俯仰、翻身等活动均受到障碍。

有些体征为某种损伤所特有，例如膀掉中之前掉（肩关节喙突下脱位）及里掉（锁骨下脱位），患者往往以健侧之手托住伤臂，头及身体向伤侧倾斜，走路时腰不能直。胂肋骨离位（骶髂关节半脱位），行走时“塌腰不起”（臀向后凸而身体前倾）。胯骨里缝伤筋（髋关节滑膜嵌顿），伤侧之足有蹭地跛行的步态。膝骱正缝伤筋（膝关节不全脱位）时，有伤腿“直如杠”而不能屈曲。支马眼（小儿桡骨小头半脱位）时，肘关节半屈曲，前臂旋前位，旋后功能活动障碍等，都可以通过望诊得出初步诊断。

局部望诊

1. 望创口：望创口的形状、大小、深浅、出血量的多少，判断是伤皮肉，伤血脉，还是伤筋骨，以及损伤的程度如何。望创口的新鲜与否，以推测损伤的新久。

2. 望肿胀及瘀血：肿胀是由于气血瘀滞而形成的。各种损伤均有不同程度的肿胀，故可根据肿胀出现的迟速、程度的轻重、色泽的不同，判断损伤的轻重与性质。

一般地讲，肿胀甚者伤重；肿胀轻者伤轻；有瘀血散于皮下者伤重，无瘀血外散者伤轻。急性损伤，一般于受伤1～2日后，均有瘀血散于皮下，根据其颜色、出现面积的大小，可以估计损伤的轻重、新久。大面积紫黑色瘀血其伤必重，瘀血少而色淡红者其伤轻。急性损伤瘀血多呈红紫甚或紫黑色，损伤1周后瘀血逐渐转变成青紫或青黄色。儿童损伤很少出现瘀血，有瘀血外散的也较轻，多呈青紫色或青黄色。

严重的肿胀，往往使皮肤形成水泡，所谓“其人素日伤水，伤后2～3日必现水泡”。水泡的性质有“水疱”（黄色液体）及“血疱”（血样液体）两种。水泡者轻而血疱者较重。

3. 望畸形：畸形是指肢体失去固有的常态，出现短缩、加长、成角、旋转等异常形态。

关节脱位与有移位的骨折，必然会出现肢体畸形。关节部位发生的畸形，大多是脱位或骨折合并脱位，若骨体部出现畸形，则标志有骨折发生。其畸形的大小，可以说明骨折移位或关节脱位程度的轻重。

某些损伤表现出的特定畸形，对诊断帮助很大。例如膀掉（肩关节脱位）的“肩脐不圆”（肩关节失去其正常的丰满状态）、伤臂下垂畸形；血盆骨骨折（锁骨骨折）因两断端重叠移位，伤侧肩部必然呈短缩、下垂的畸形；胯骨里缝伤筋（髋关节滑膜嵌顿），伤侧下肢呈假长畸形；臂骨下骨折（桡骨远端骨折）时呈“上努下塌”畸形；胯骨劈头（股骨粗隆间骨折）时的足尖外旋畸形等等。

第二节 问 诊

问外伤史 正骨科疾病的受伤原因，几乎都是由于外伤所致。有的是由于患者自已跌仆、闪挫等而致伤，一般从症状上看伤势比较单纯；另一种是外界暴力的撞击、压砸，或由高坠落等原因所致，一般伤势较为复杂。

根据暴力的性质、轻重、受伤时的体位及其着力的方向，就可以初步判断出损伤的发生部位以及损伤的严重程度。例如由高坠落，患者足跟部或臀部先着地时，则易发生脊梁骨骨折（脊柱骨折）或足跟骨骨折，跌仆时身体斜向一侧，肩部着地时，则易发生血盆骨骨折（锁骨骨折）；在弯腰持物时不慎斜扭，或弯腰持物时用力过大而所持之物体轻，或用力较小而所持之物体过重，均容易发生腰部扭伤或胂肋骨离位（骶髂关节半脱位）等。

问疼痛　损伤后产生不同程度的疼痛，是患者自觉的主要症状之一，医者可根据疼痛的程度和部位，估计损伤的轻重和判定损伤的部位。对于儿童患者，因不能正确说明疼痛的情况，故须配合其他诊法，以做出正确的诊断。

问发病日期、治疗经过以及效果　借以断定损伤的新旧，掌握发病过程。一般损伤3周以上即为陈旧性损伤。在新鲜损伤中，可因局部损伤致使血瘀气滞，而导致机体脏腑功能活动的紊乱，临床表现出发热、口干、腹胀、食欲减退、大便秘结、夜寐不实等症状。所以必须注意了解患者素日身体的健康情况、食欲、二便、睡眠等是否正常，再结合局部损伤情况，拟定正确的治疗方法。

第三节　闻　　诊

闻声音　大声疾呼、语声短急者，多为疼痛剧烈的表现，尤其是儿童，不能正确说明病情，当医者摸到伤处时，则因疼痛而啼哭加剧，若呻吟声弱，言语不清，神昏妄言者，则属危症，应立即进行急救。

闻骨擦音 完全性骨折的断端之间因摩擦可产生骨擦音，是诊断骨折的一个重要依据。因骨折的类型不同，可出现不同声调的骨擦音。斜骨折其声音低而长，呈“咯——吱”声；横骨折其声音沉重而短，如“咯咯”声；若粉碎骨折，其骨擦音“焦脆”（如碾轧碎玻璃声）大小不等。

闻入臼声 在脱位整复的过程中，可出现“咯噔”响声，表示关节复位成功。

第四节 切 诊

摸 诊

摸诊在正骨科诊断上占有很重要的地位，通过对损伤局部的触摸，按压，轻轻地被动屈伸、旋转及轻度叩击等方法，可以直接了解和掌握病情。

摸诊时必须掌握先轻后重、由浅入深、从近到远、自上而下、两侧对比的原则，切忌动作粗暴，以免增加伤势，加重患者痛苦。

摸诊的顺序

1. 上肢的摸诊：先从琵琶骨开始，找有无琵琶骨挫伤、骨折；再找血盆骨有无凹凸折伤，其内外端有无挫伤、脱位；再找肩关节有无各种掉伤和膀缝扭伤；再找臑骨有无骨折形迹；再找肘骱有无大错，鹅鼻骨、平骨有无劈头；再找臂、昆骨有无骨折；再找腕部诸骨有无上努下塌之错伤或折伤；再找手掌骨及诸指骨有无散挫及骨折之伤。

2. 下肢的摸诊：先从环簒骨开始，寻找有无骨折形迹；再找下横骨有无骨折和离位；再找胯骨有无各种大掉与骨折；再找胯缝有无伤筋；再找末躯骨有无骨折；再找膝盖骨有无破碎、移位之伤；再找膝部虎眼里、外、前缝有无挫伤；再找骺、胫骨上头有无骨折；再找骺、胫骨及内、外踝骨有无骨折；再找踝关节及诸跗骨有无大错和挫伤；再找足掌骨及诸趾骨有无散挫及骨折；再找足跟骨有无破碎之伤。

3. 胸肋的摸诊：寻找胸前骨有无凹凸折伤；再分开左右，找胸胁接交处有无凹凸错折之伤；再由第1～12肋，自上而下、由前向后寻找有无凹凸折伤；再找肋间宽窄有无相并及远离之伤。

4. 脊梁骨的摸诊：由脖项骨开始，经背骨、腰骨到尾桩骨止，寻找有无凹凸歪斜，有无椎间过宽、过窄等各种挫、折伤。

在对各个部位进行触摸时，无论大小，均要细心触摸，以免漏诊。

摸诊的内容

1. 摸皮肤温度：新鲜损伤，因局部瘀血壅滞，大多有发热症状，若瘀肿肤色红嫩发亮，温度较高，跳痛不止，数日不退者，表示欲转成脓疡之症；陈旧性损伤，或伴有风、寒、湿痹者，可因气滞寒凝而使皮肤发凉。

2. 摸压痛：疼痛点之有无，及其分布情况非常重要，根据压痛的部位、范围及程度，大体上可以判断损伤的情况。一般若触摸到骨折的断端部位时，会有敏感的压痛出现。横骨折压痛范围小，斜骨折压痛范围大，裂隙骨折（惊纹骨折）只有在摸到裂隙处才有压痛，同时医者可发觉有“跳动应手”（如脉搏跳动）的感觉。脱位及挫伤的压痛程度较骨折为缓和，一般多呈钝痛。

3. 摸畸形：骨折后产生移位或关节脱位时，均可出现不同程度的畸形，对伤处进行触摸，便可了解到骨折或脱位移位的方向及程度。例如，骨折断端的重叠移位可摸到阶梯状畸形，岗起者可摸到凸起畸形，塌陷者可摸到凹陷畸形，弯曲者可摸到成角畸形等等。脱位的畸形有多种多样，例如在膀掉（肩关节脱位）时，不但外观上可发现“肩脐不圆”，摸诊时发现肩关节处空虚，有时在腋下可摸到肩端骨。鹅鼻骨上挪（肘关节后脱位）时，鹅鼻骨不在肘骨下端，而置于肘骱的后方，以致造成肘后方隆起，及前臂缩短畸形等等。

所以，必须熟悉全身骨骼形态及关节正常结构知识，否则就不可能很好地通过摸畸形的诊断方法，对各种损伤做出正确的诊断。

4. 摸骨擦音：用手触摸或轻轻屈伸、旋转伤肢（动作一定要轻柔，切忌粗暴！）若有骨擦音出现，是诊断完全性骨折的重要依据之一。

切　脉

肢体局部损伤时，不但局部出现疼痛、肿胀、肢体活动功能障碍等症状，还可以影响整个机体，出现发热、便秘等全身症状，同时在脉象上亦必然有所变化。

一般因外损多实证，故脉象以大、洪、实、紧为顺，若见小、微、虚、涩为逆。创伤出血过多、脉现虚、细、弱、小、微、芤者为顺，弦、紧、洪、大者为凶。

若上肢损伤切寸口脉，下肢损伤切趺阳脉，二脉正常者为顺，脉现伏匿者为逆。

若六脉模糊不清，症虽单纯，预后多属不良；损伤虽较严重，而脉来和缓有神，后果多佳；在严重性损伤而疼痛剧烈时，脉象往往出现结、代，亦属常见。

〔附〕《伤科补要》脉诀歌

伤科之脉，须知确凿。蓄血之症，脉宜洪大；失血之脉，洪大难握。蓄血在中，牢大却宜，沉涩而微，速愈者稀。失血诸症，脉必现芤，缓小可喜，数大甚忧。浮芤缓涩，失血者宜，若数且大，邪盛难医。蓄血脉微，元气必虚，脉症相反，峻猛难施。左手三部，浮紧而弦，外感风寒。右手三部，洪大而实，内伤蓄血。或沉或浮，寒凝气来。乍疏乍数，传变莫度。沉滑而紧，痰瘀之作。浮滑且数，风痰之恶。六脉模糊，吉凶难摸。和缓有神，虽危不哭。重伤痛极，何妨代脉，可以医疗，不须惊愕。欲知其要，细心习学。

第五节　量　诊

量诊是通过测量人体两侧肢体是否对称，来了解伤势的一种诊断方法。一般用软尺或布带，按损伤的部位，量其粗细、长短，与健侧相比较。

量诊时多以身体的骨突处作为测量的标志，所采取的体位左、右两侧必须对称，否则就会失掉其准确性。

竖　量　法

竖量法适用于四肢，通过它来了解骨折或脱位的情况。如果长于健侧，表示有下掉（关节下脱位），或骨折的两断端分离较远；如短于健侧，则表示骨折两断端有交叉重叠移位，或有上掉（关节上脱位）发生。

上肢

1. 从肩峰骨（肩峰）量至肘骨（肱骨外上髁），测量上臂的长短〔图 2-1〕。

2. 从肘骨（肱骨外上髁）量至腕骨（桡骨茎突），测量前臂的长短〔图 2-2〕。

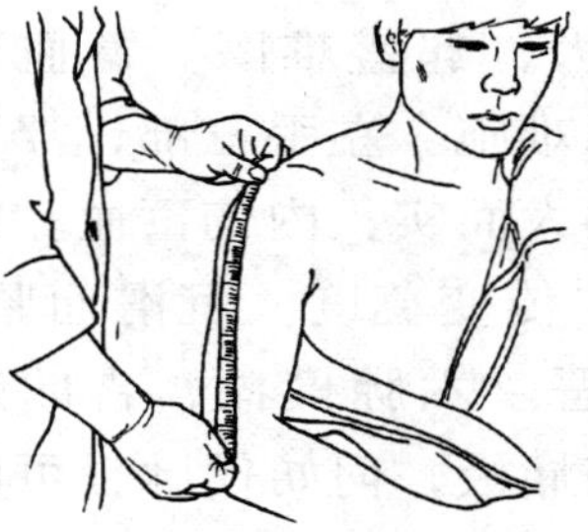

图 2-1　上臂的测量

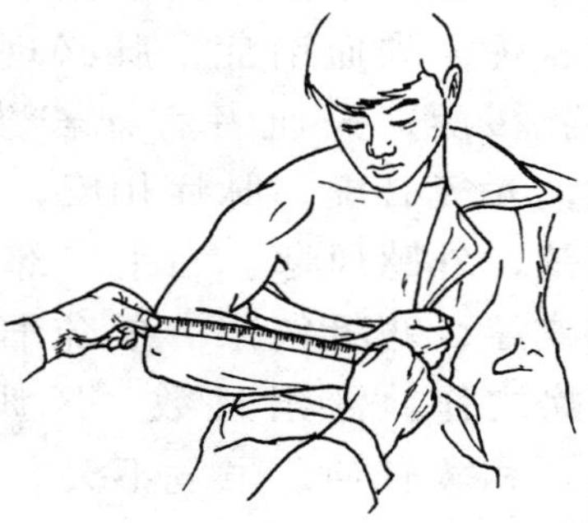

图 2-2　前臂的测量

3. 从天突穴（胸骨上切迹）量至肩峰骨（肩峰），测量血盆骨的长短〔图 2-3〕。

下肢

1. 从环籑骨骨突（髂前上棘）量至象鼻子骨（胫骨粗隆），测量末躯骨的长短〔图 2-4〕。

2. 从象鼻子骨（胫骨粗隆）量至内踝骨（内髁），测量小腿的长短〔图 2-5〕。

3. 从环籑骨骨突（髂前上棘）量至内踝骨（内髁），测量下肢的长短〔图 2-6〕。

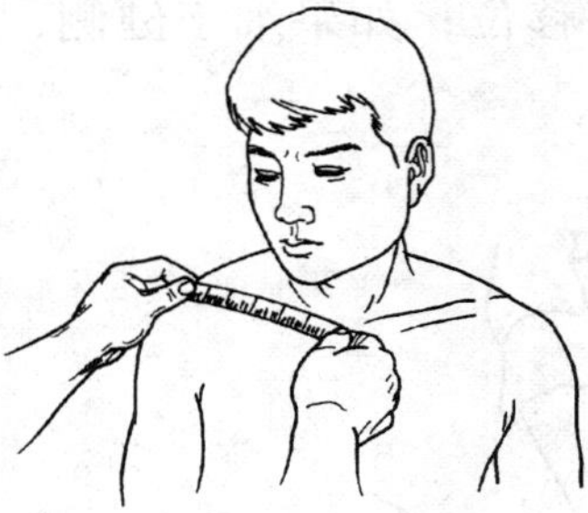

图 2-3　锁骨的测量

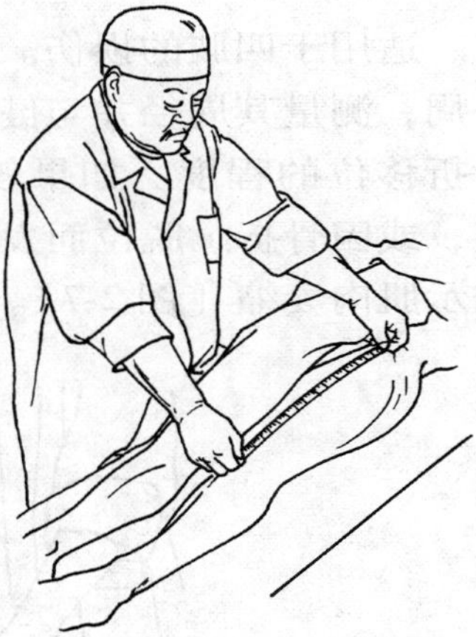

图 2-4　末躯骨的测量

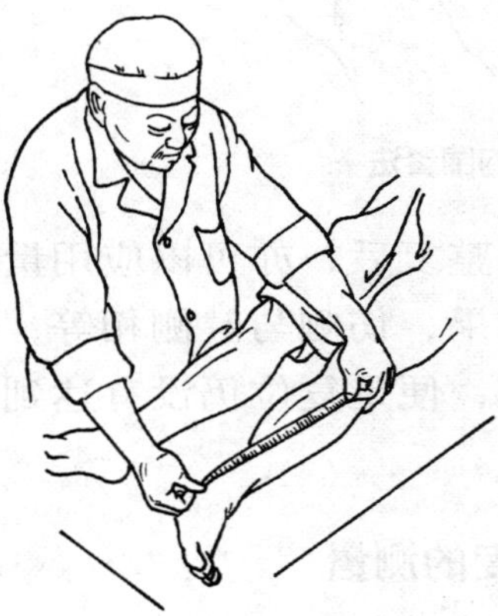

图 2-5　小腿的测量

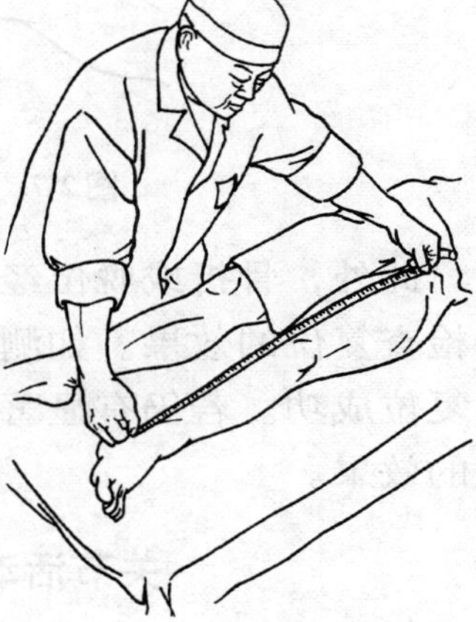

图 2-6　下肢的测量

围 量 法

适用于四肢的损伤。在伤处或一定部位上围绕肢体一周，测量其周径并与健侧相对比，了解其肿胀情况及骨折移位的程度。如果较健侧粗很多，则表示肿胀较甚，或因骨折、脱位而发生了移位；如果细于健侧，则表示肌肉萎缩〔图 2-7〕。

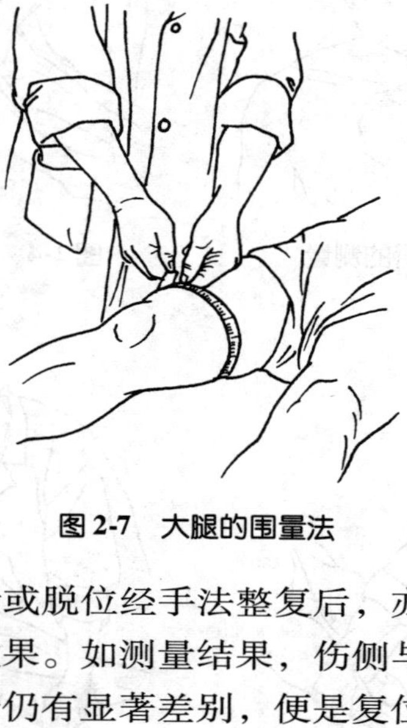

图 2-7　大腿的围量法

此外，骨折或脱位经手法整复后，亦可以应用量诊来检查复位的效果。如测量结果，伤侧与健侧相等，说明复位成功。若仍有显著差别，便是复位仍没有达到满意的效果。

关节活动幅度的测量

各个关节均有其正常的活动范围，伤筋、脱位及骨折后，关节的正常活动必然受到不同程度的障碍，通过对关节活动幅度的测量，对确定损伤的轻重程度有很大价值。

〔附〕 人体各关节正常功能活动幅度

人体各个关节的正常功能活动范围叫做关节的活动幅度，除受过特殊训练者（如体操运动员、杂技演员等）及发育障碍者（如骨或关节畸形）外，一般均有一个大致相同的活动幅度。关节活动幅度的测量，一般都使用带有刻度的量角器。现将各个关节的正常活动幅度列述如下：

头、颈部〔图 2-8〕屈伸：前屈、后伸各 35°，侧屈左、右各 45°。旋转：左、右各 30°。

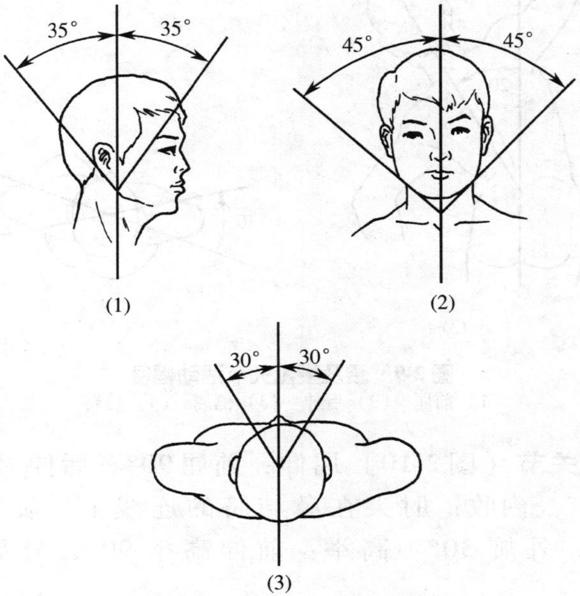

图 2-8　头、颈部关节活动幅度
（1）前屈与后伸　（2）侧曲　（3）旋转

腰及腰骶关节〔图 2-9〕屈伸：前屈 90°；后伸 30°；侧屈左、右各 20°。旋转：左、右各 30°。

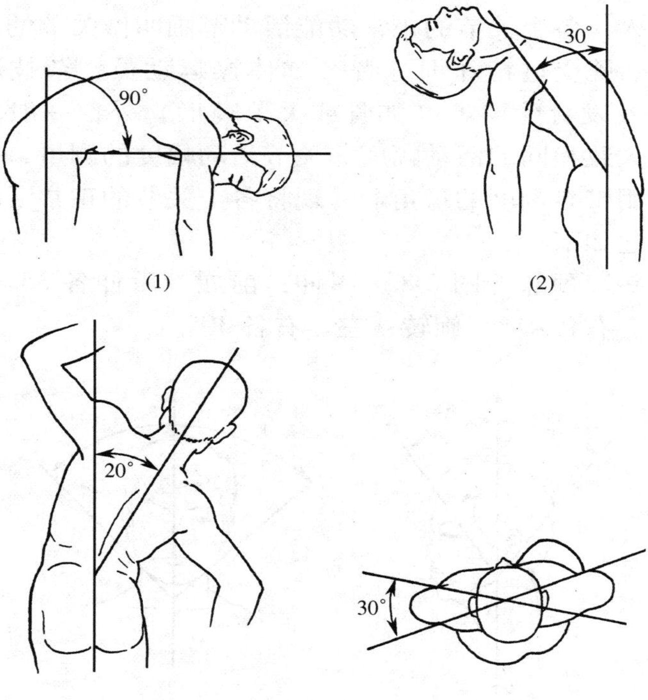

图 2-9 腰及腰骶关节活动幅度
（1）前屈 （2）后伸 （3）侧屈 （4）旋转

肩关节〔图 2-10〕屈伸：前屈 90°，后伸 45°。外展：90°。内收：肘尖在鼻与脐的连线上。旋转：内旋 80°，外旋 30°。高举：前伸高举 90°，外展高举 90°。

肘关节〔图 2-11〕屈伸：屈曲 140°，伸展 180°。旋转：旋前、旋后各 90°。

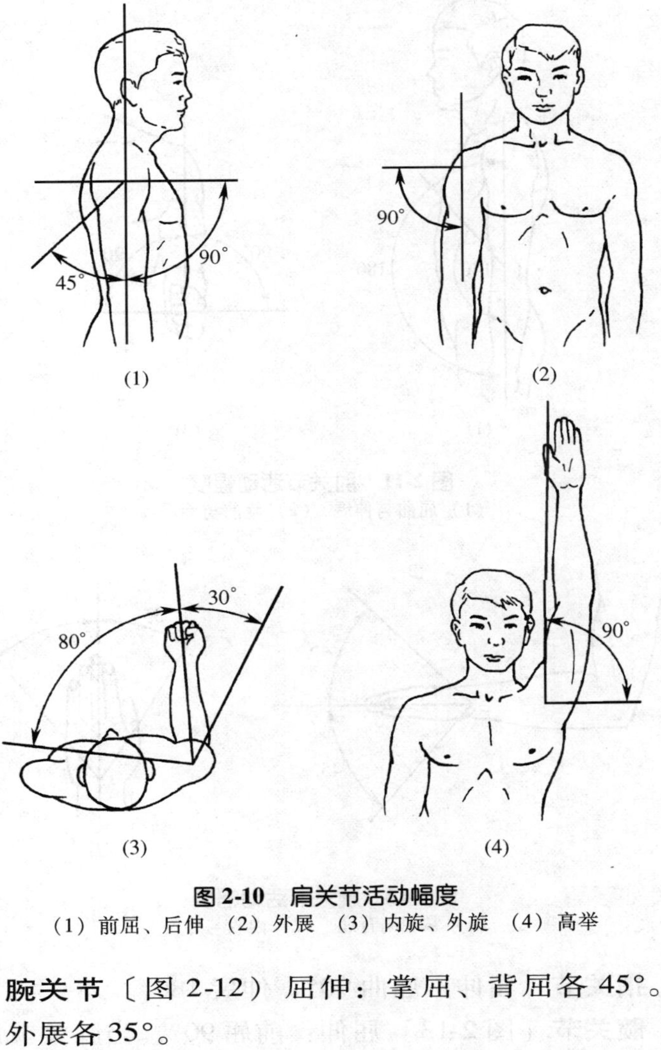

图 2-10　肩关节活动幅度
（1）前屈、后伸　（2）外展　（3）内旋、外旋　（4）高举

腕关节〔图 2-12）屈伸：掌屈、背屈各 45°。内收、外展各 35°。

掌指关节　屈伸：屈曲 90°，伸展 180°。内收外展：均有小幅度的活动，但第一掌指关节活动范围较大。

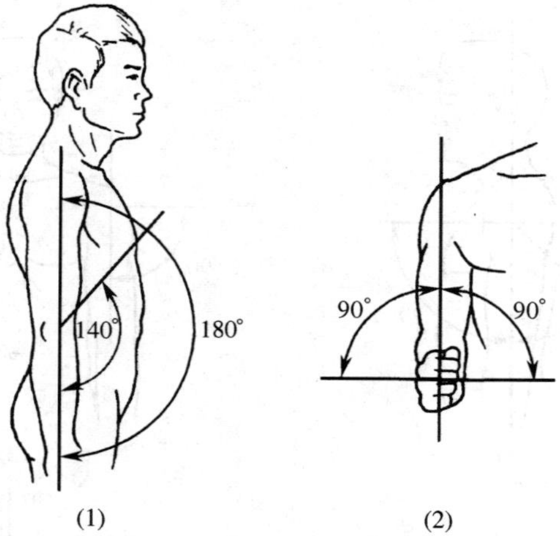

图 2-11　肘关节活动幅度

（1）屈曲与伸展　（2）旋前与旋后

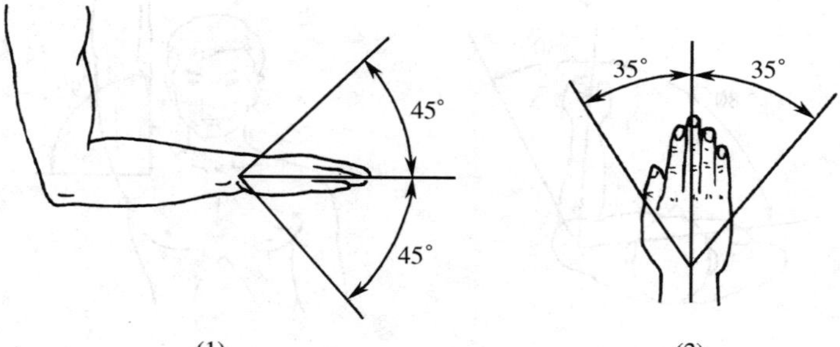

图 2-12　腕关节活动幅度

（1）掌屈与背屈　（2）内收与外展

指关节　屈伸：屈曲 90°，伸展 180°。

髋关节〔图 2-13〕屈伸：前屈 90°，当膝关节屈曲时可达 145°，后伸 40°。内收 25°，外展 45°。旋转：内旋、外旋各 40°。

膝关节〔图 2-14〕屈伸：屈曲 145°，伸展 180°，

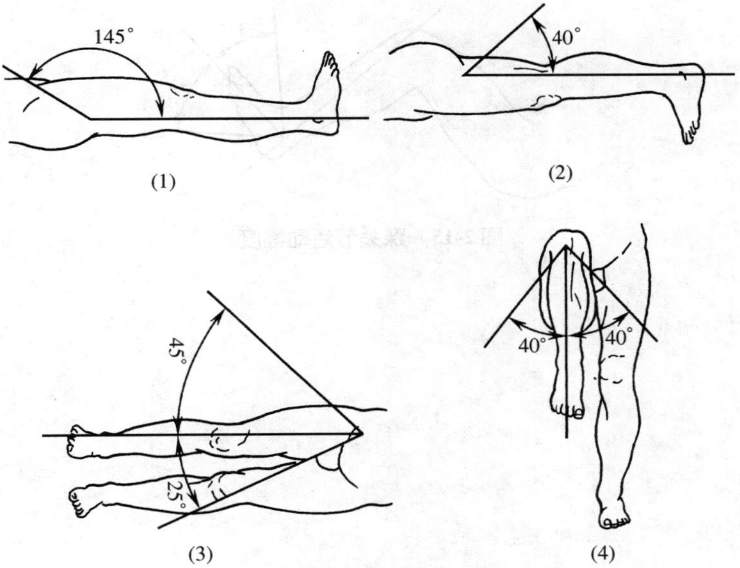

图 2-13　髋关节活动幅度

（1）屈曲　（2）后伸　（3）内收与外展　（4）内旋与外旋

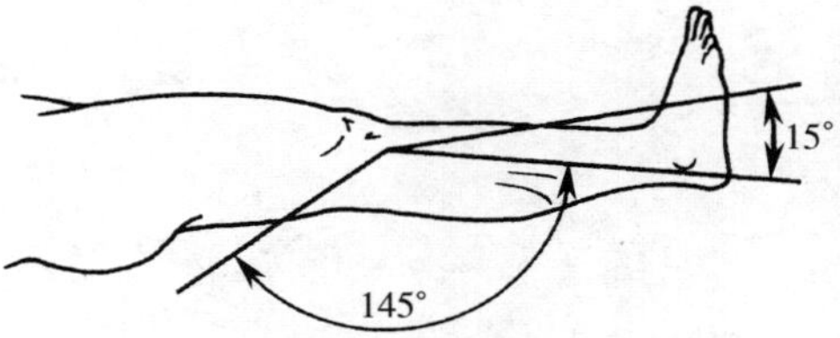

图 2-14　膝关节活动幅度

过伸 15°。旋转：当膝关节屈曲 90°时，小腿可做轻度内、外旋。

踝关节〔图 2-15〕屈伸：背屈 35°，跖屈 45°。

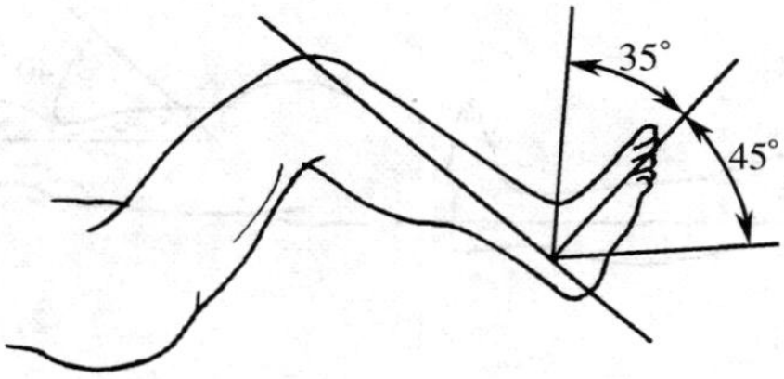

图 2-15　踝关节活动幅度

第三章 手 法

手法是正骨科外治法的一种方法，它可单独施行，也可配合其他方法。骨折或脱位损伤，必须用手法进行整复，方能恢复其正常的解剖位置（骨折一般要求断端对位，对线良好，脱位要求关节复位），然后再进行捆绑固定、功能锻炼、药物治疗，争取达到预期的效果，即使扭、挫而引起的伤筋疾患，适当的运用手法，使其筋骨复旧，气血调和，也可取得佳效。所以，手法是正骨科四个基本治疗方法（手法、固定、功能锻炼、药物治疗）之一。故《医宗金鉴·正骨心法要旨》中说："手法者，诚正骨之首务哉。"

所谓手法，就是把脱位的关节进行复位，断裂的骨骼使其复完，筋位不合的使其合顺。总之，使骨与关节、筋位恢复其正常的解剖位置和生理功能，这些具体的操作方法统称为手法。

手法的运用是以正确的诊断为基础的。在手法操作过程中，要做到心中有数，就必须对病情有足够的了解，即熟知人体的正常结构，又对具体病变有充分的了解，才能根据不同性质的损伤，选择适宜的手法。所以说："盖正骨者，须心明手巧，既知其病情，复善用夫手法，然后治自多效。"

由于损伤的不同，各种手法的配合与操作也就因之而异，对于骨折的整复，要选用接骨八法，即：推、拿、续、整、接、掐、把、托；整复脱位，要选用上骱八法，即：提、端、捺、正、屈、挺、扣、捏；对各种伤筋疾患，就要采用舒筋八法，即：拔、戳、捻、散、捋、顺、归、合。

手法是以医者临床操作的具体动作来命名的，对某种损伤的处理，往往不只是用一二种方法，而是把几种手法组合起来运用，因为临床上，骨折、脱位、伤筋的损伤往往合并出现。骨折、脱位，必要有伤筋。骨折、脱位也往往合并出现。如踝部骨折常合并距骨脱位，肱骨外科颈骨折合并肩关节脱位。所以，骨折、脱位、伤筋的 24 个手法也不是孤立的，而应相辅相成，联合运用。骨折复位时，一定要用牵引，即拔法，而拔是舒筋八法之一。始疗伤筋时，又经常运用推法、拿法。推、拿又是正骨八法内容。所以，临床运用不可拘泥。在临床上，有些手法不是医者一人所能完成的，往往需要一二名助手协助才能完成。所以要求医者与助手，都必须熟知病情，熟习治疗方案及操作要领，这样才能心中有数，同心协力，既知要领，又习变通，施术有神，治自多效。

接骨八法、上骱八法、舒筋八法是治疗骨折、脱位、伤筋损伤的基本手法，除此之外，还有按、压、挤、抖、顿、摩、叩击、拍振、点穴等手法，如何有选择地进行组合，也要根据具体病情而定。所谓“一旦临症，机触于外，巧生于内，手随心转，法从手出”。而且要“心手相应”，“法之所施，使患者不知其苦”，要达到这样高的水平，除掌握熟练的手法基本功外，还必须多临床，勤操作，积累一定的临床经验，方能得心应手。

手法的操作要稳、准、敏捷、用力均匀、动作连贯。并且要“外柔内刚”，力量所施当轻则轻，当重则重，切忌猛力、暴力。如对骨折或关节脱位进行整复时，两助手要“缓缓用力拔伸”，在力量逐渐增加后，再进行“大力相对拔伸”，医者要掌握时机，察觉骨折断端或关节已经活动时，再用力使手法。这样方能取得事半功倍的效果。

第一节 接骨八法

对有移位的骨折进行整复，运用接骨八法，即：推、拿、续、整、接、掐、把、托。它包括了助手和医生的拿伤方法。

在操作过程中，要求医生和助手精神集中，手法操作既轻又稳又准，所谓“心无外慕，势若擒龙”。轻，是手法操作前要有充分的准备，施术过程中要小心谨慎，用力恰到好处，禁用暴力。所谓稳、准，即操作准确、有力果敢，避免不必要的动作，这样才能做到一次手法而达到满意的复位效果。避免因手法不当，加重伤情。即是一次无创伤性复位。

把托　把与托是指助手的拿伤姿态而讲的，为骨折整复之始，或骨折手法整复进行捆绑固定时助手的动作。它是进行手法整复的准备阶段，同时也为医者进行手法整复或捆绑固定创造条件。它具有固定伤肢的作用，适用于四肢骨折。

一般地讲，位于肢体近端者称为把，而位于肢体远端者则称托。例如：在整复前臂骨折时，一助手双手固定前臂近端一把，另一助手用一手握住伤臂的手腕，用另一手与伤臂的手掌相合，并握住其拇指固定远端一托〔图3-1〕。

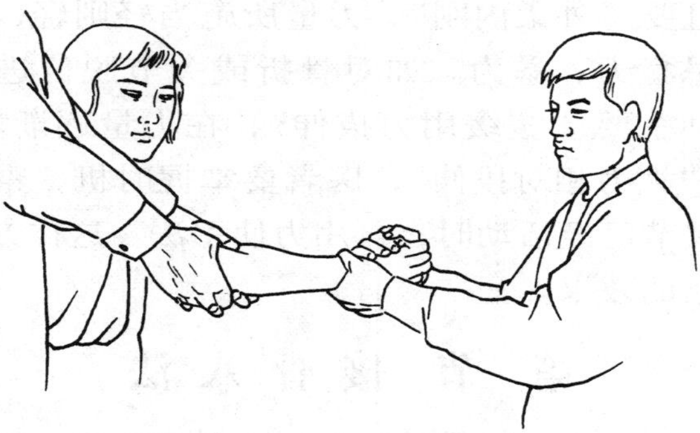

图 3-1　整复前臂骨折的把托法

同样在整复小腿骨折时，位于小腿近端的叫把，而位于肢体远端的叫托〔图 3-2〕。

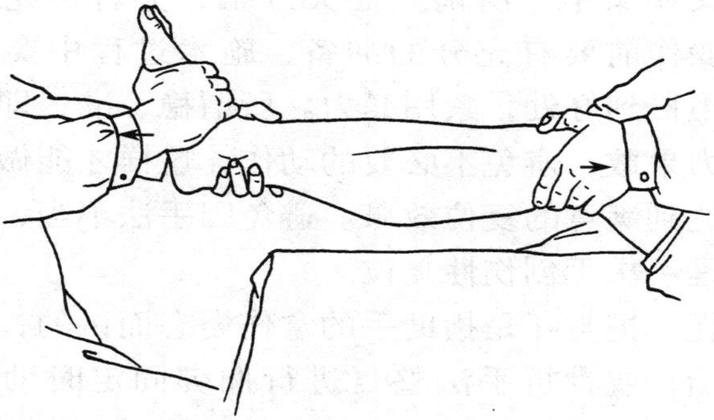

图 3-2　整复小腿骨折的把托法

拿掐　拿与掐是医者施用手法时的拿伤方法之一。就是用手拿住骨折的两断端，用整个手掌来拿伤叫拿，用两个或几个手指来拿伤叫做掐。拿法要求把力“灌”满整个手掌，多用于四肢形状粗大骨骼的骨折，例如臑骨、末躯骨骨折〔图 3-3〕。

掐法则要求把力“灌”在指尖，多用于形体细小

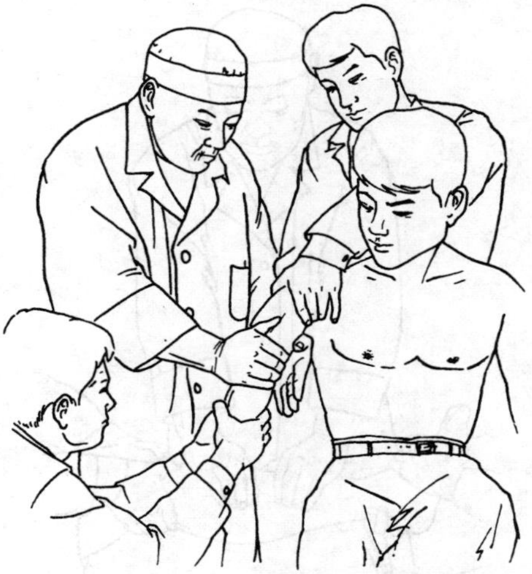

图 3-3　整复臑骨骨折的拿法

和身体浅表部位的骨折，如血盆骨骨折、骱骨骨折、胫骨骨折、掌骨与跖骨骨折等等〔图 3-4、3-5〕。

推　骨折对线尚不满意，或两断端仍然有错位、成角移位，必须使用推法，使“歪者复正”，所以，推法

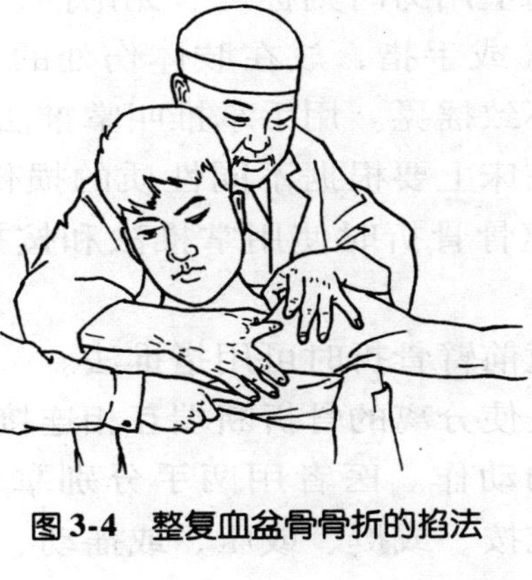

图 3-4　整复血盆骨骨折的掐法

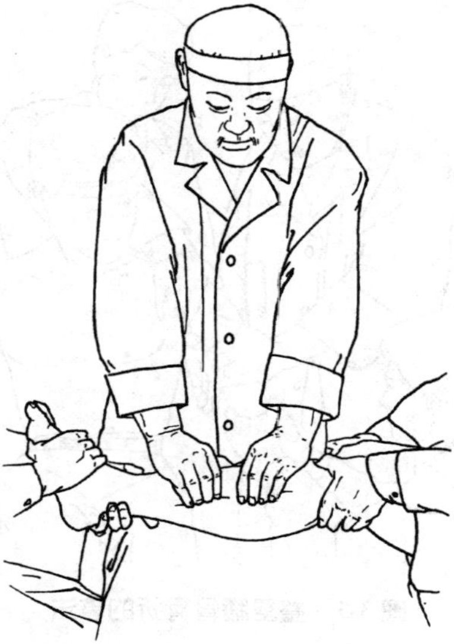

图 3-5　整复骱骨骨折的捣法

是矫正骨折移位畸形的一种方法。

应用推法时，医者所用的力是与骨骼长轴互相垂直的，若是左右向用力则称推，如果由上向下用力则称按，而自下向上用力时则称挺。无论推、按、挺，都要用另一手掌（或手指，放在肢体伤处的对面“迎住”，使肢体固定不致摇晃。用手掌推叫掌推法，若用手指推叫指推法，临床上要根据不同性质的损伤来灵活选用。例如整复末躯骨骨折时使用掌推法和按挺法〔图 3-6、3-7〕。

整复儿童前臂骨折时可用指推法。

接续　是使分离的骨折断端互相连接起来，它包括了许多微细的动作。医者用两手分别拿住骨折的两断端，或推、或按、或挺、或压、或摇动、或旋转、或归

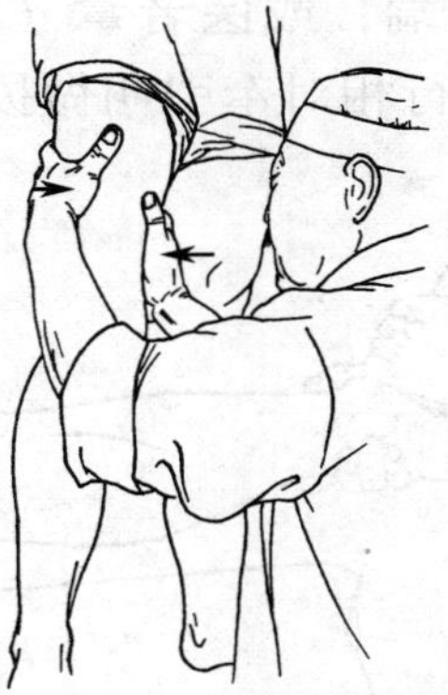

图 3-6　整复末躯骨骨折的推法

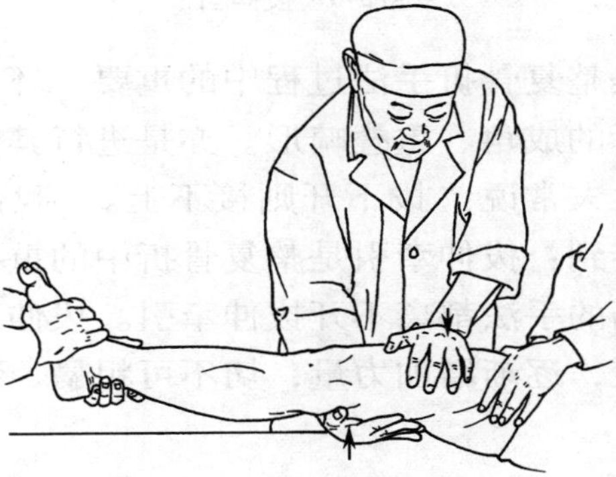

图 3-7　整复末躯骨骨折的按挺法

挤，要"细心徐徐接之"才能使"断者复续"。

整　并不是一种单独的手法。指的是骨折经医者运用推、按、续等手法后，使"歪者复正，岗者复平，塌者复起，断者复续，碎者复完"，恢复其骨体的完整。

【按】　除正骨八法外，拔伸牵引是整复骨折的重要手法。是在把托的基础上加上拔伸的意义，即助手把、托肢体近远两端，或医者拿（掐）住骨折两断端后，沿骨骼长轴进行相对牵引叫做拔伸〔图3-8〕。

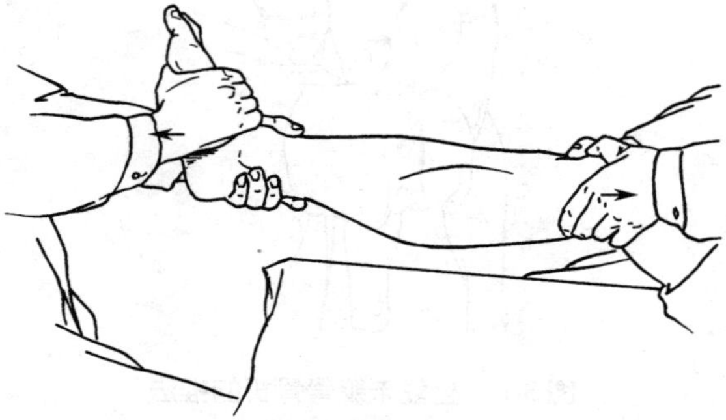

图3-8 拔伸图

拔伸是整复骨折手法过程中的重要一环，主要是用来矫正骨折的成角、重叠畸形。亦是进行其他手法的基础。刘老大夫常说："拔不开则接不上。"我们在临床实践中也体会到：拔伸牵引是整复骨折中的重要手法，同时脱位伤筋的手法都离不开拔伸牵引。拔伸牵引时力量应均匀和缓，逐渐增加力量，切不可粗暴、猛烈，以免加重伤情。

第二节 上骱八法

脱骱即关节的脱位，脱了骱的关节必须用手法进行整复才能复位。根据各关节的类型不同，所选用的手法亦异。上骱手法是：提、端、捺、正、屈、挺、扣、捏。

"骨错则筋挪"，往往因脱位而引起筋肉的损伤，故在进行整复关节脱位之前，先在关节周围用舒筋手法，如：捻揉、捋顺等手法轻轻地进行按摩，使筋肉松弛。若对陈旧性脱位进行整复时，整复前2～3天，除进行手法按摩舒筋外，还需要用腾洗药进行腾洗。克服因筋肉的收缩与僵硬而带来的阻力，是整复关节脱位的关键。所以在整复关节脱位时，要依据筋肉的收缩和僵硬的程度，而决定手法所用力的大小，一般讲，新鲜脱位所用的力小，陈旧性脱位所用的力大。

提端　提法与端法是整复关节脱位的一种连续性的手法动作。提、端法是一种欲合先离因势利导的手法。关节脱位后，脱出的骨端，往往被痉挛的关节囊、筋肉固定在异常位置上，不可能直接推入骨窠，就像被"锁住"一样。复位时，先顺畸形方向牵引，克服痉挛，即"解锁"，使骨端从痉挛的关节囊，筋肉中解脱出来，才能顺利地复入骨窠。例如：整复下巴掉与膀掉时所用的提端法〔图3-9、10〕。

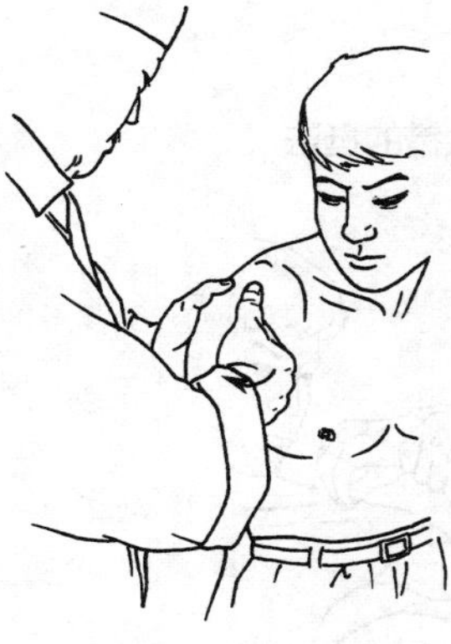

图3-9　整复膀掉的提、端法

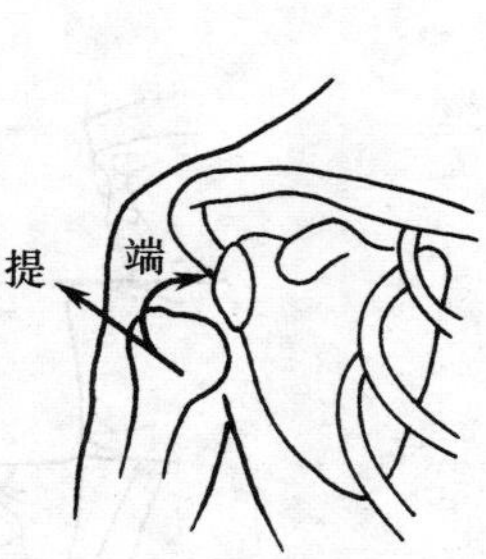

图3-10　整复膀掉提端方向示意图

捺正　关节脱位后，骨头或脱向上下方，或脱向前后方，整复时要根据不同损伤部位及骨头移位的方向，运用各种手法，从异常的位置，捺至正常的位置上来，称为捺正。

屈挺 屈法与挺法是使已经脱出的关节进行被动的屈伸活动，来达到整复脱位的目的。例如：整复肘骱脱位时，先进行拔伸牵引，使肘骱挺直，然后再进行屈曲〔图 3-11、12、13〕。

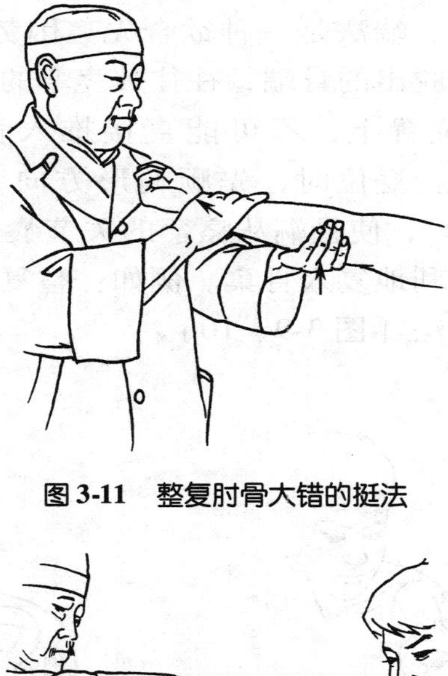

图 3-11 整复肘骨大错的挺法

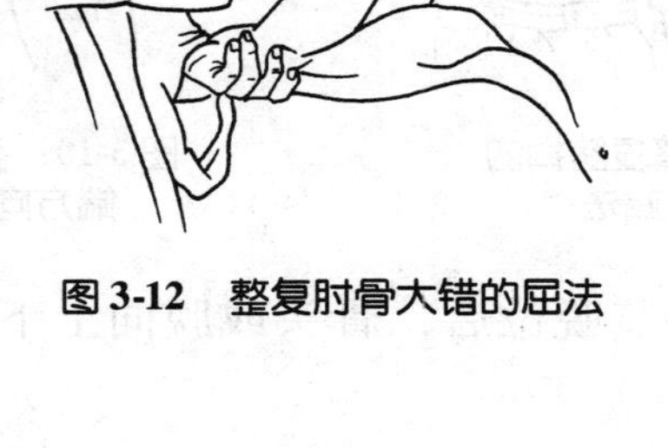

图 3-12 整复肘骨大错的屈法

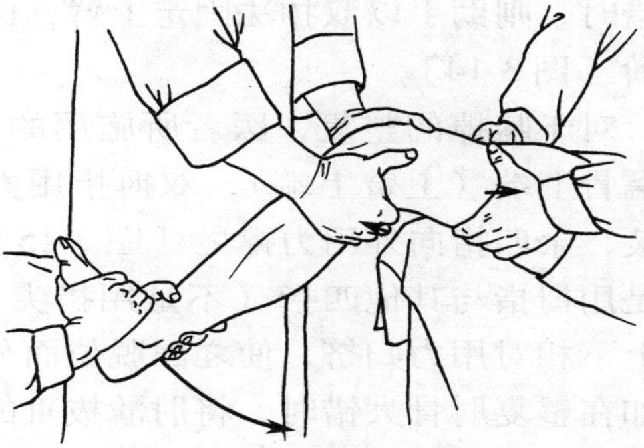

图 3-13　整复膝骱大错的屈挺法

扣捏　扣法与捏法是在整复关节脱位时，助手或医者固定伤肢或擒拿伤骱的方法。运用于四肢关节的脱位。

扣法有两种：一种是双扣法，用双手拿住伤骱的上端，以虎口部位用力向内围拢，固定伤肢勿使摇动，例如整复肘骱脱位时，助手用双扣法固定臑骨下端；另一种是单扣法，助手用一手拿住伤骱上端固定不动，或医者用一手拿住伤骱，以虎口部位用力向内围拢，例如整

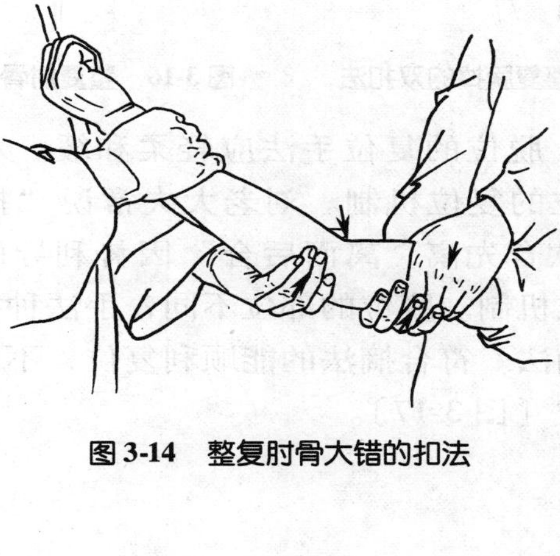

图 3-14　整复肘骨大错的扣法

复肘骨大错时，则助手以双扣法固定上臂，医者施单扣法拿住伤骱〔图 3-14〕。

此外，对于膀掉的整复，医者所施用的双扣法是：双手拿住臑骨上端（上臂上端），双拇指用力扣住肩头部位的硬棱，余四指向外用力撑之〔图 3-15〕。

捏法是用拇指与其他四指（不是用指尖），在伤骱内外侧或上下相对用力归挤，使之因脱位而分离的骨头合拢。例如在整复肘骨大错时，将肘骱拔直的同时，医者在伤骱的内外侧用捏法，使已经和臂、昆骨上端分离的肘骱合拢〔图 3-16〕。

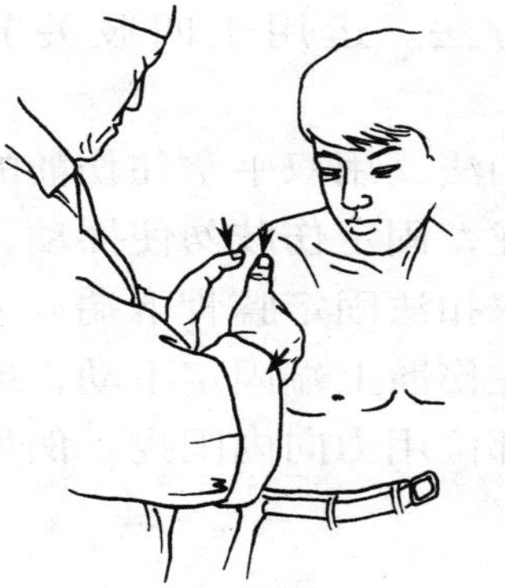

图 3-15　整复膀掉的双扣法

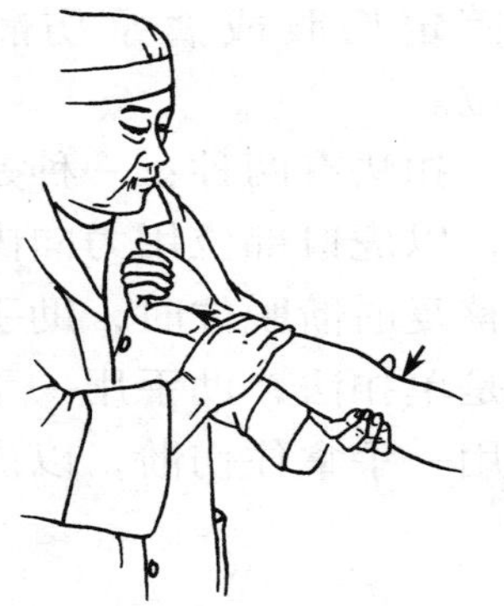

图 3-16　整复肘骨大错的捏法

【按】　脱位的复位手法应轻柔和缓。八法主要是应符合脱位的复位机制。刘老大夫常说“摘”法，摘法即是“欲合先离，离而后合”因势利导的意思。摘法符合复位机制。脱位的部位不同，手法种类很多，但都离不开摘法。符合摘法的能顺利复位，不符合的就不能顺利复位〔图 3-17〕。

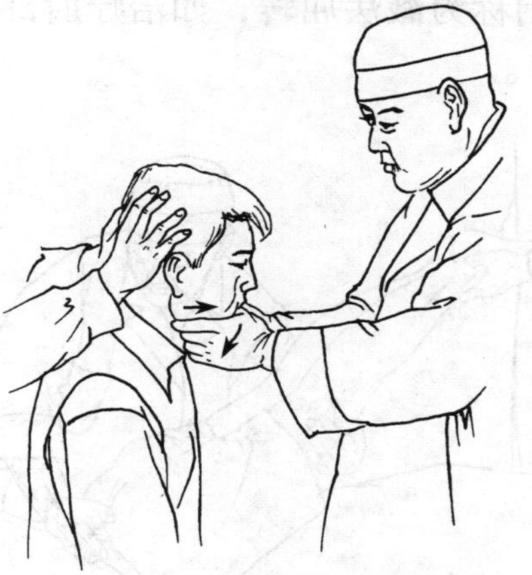

图 3-17 整复下巴掉的摘法

第三节 治 筋 八 法

筋骨的损伤分新鲜性伤筋、陈旧性伤筋以及骨折或脱位后引起的筋位不合等，均可选用适当的治筋手法进行治疗。治筋八法为拔、戳、捻、散、捋、顺、归、合。所谓“按摩舒筋，复其旧位”。陈旧性伤筋手法用力可重些，新鲜性伤筋所施手法用力要轻，骨折与脱位后所引起的筋肉损伤，所施手法更要轻柔。有谓“筋喜柔不喜刚”，即使是单纯性伤筋疾患，在施用舒筋手法时，也要“轻柔绵软，外柔内刚”，力量由轻逐渐加重，使感觉渐次传入深层，而患者并不感觉皮肉疼痛。舒筋八法如下：

拔戳 拔法是使肢体或关节做被动伸展的相对牵引动作。戳法即戳按的意思，用手指或手掌在所伤处用力按压。戳法与拔法连续运用称为拔法戳按，如腰部伤筋所用的绷吊法即是拔法戳按的一种〔图 3-18〕。戳法与屈法连续运用称为戳法屈转，如治疗肘部伤筋的戳法屈转〔图3-19〕。

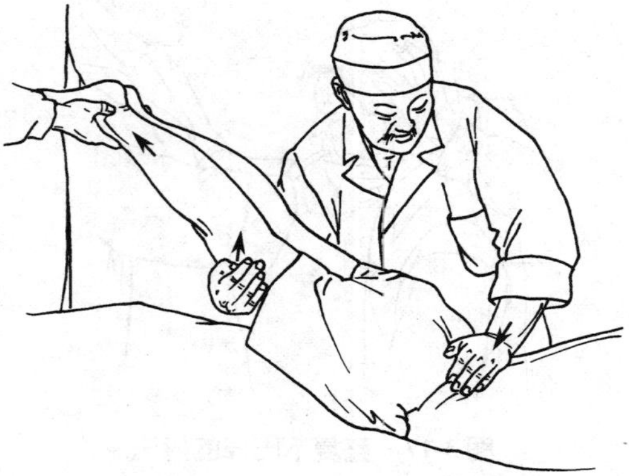

图3-18　腰部的拔法戳按

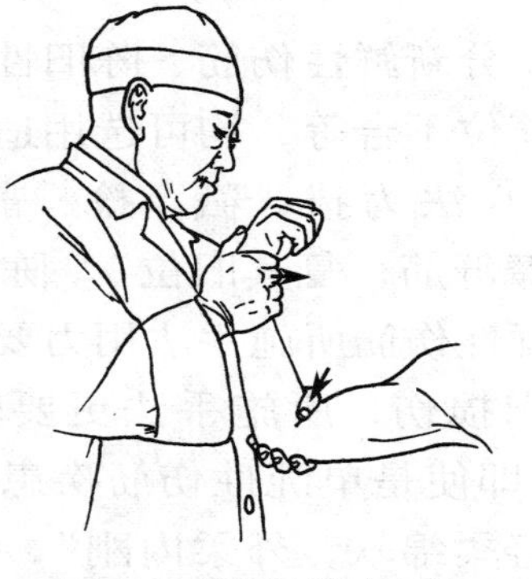

图3-19　肘部的戳法屈转

此外，又可依据医者施用戳法的部位，分为掌戳法、指戳法等数种。

捻散　捻即揉捻，医者用指腹或整个手掌，或用大、小鱼际，或掌根等部位，在患者身体各个部位上做均匀、和缓的揉捻动作。揉捻时的力量由轻至重，使感觉由皮肤而渐达深部筋肉层。散法实际上是做快速的揉捻动作，其所用的力及作用范围比捻法要大些〔图3-20〕。

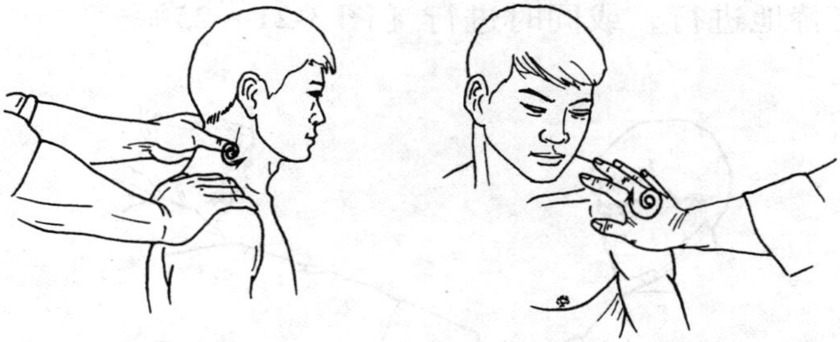

(1)　(2)

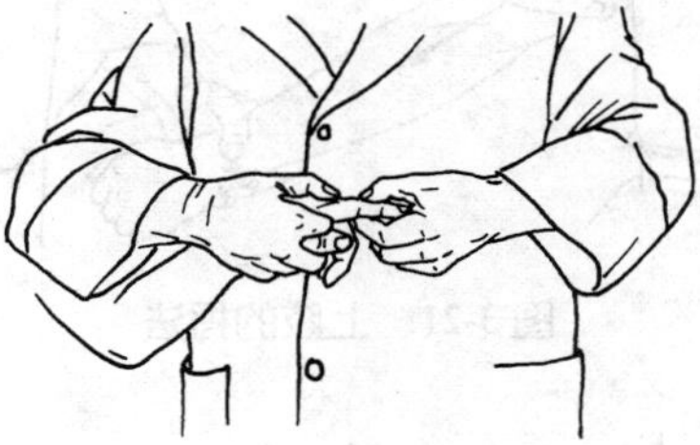

(3)

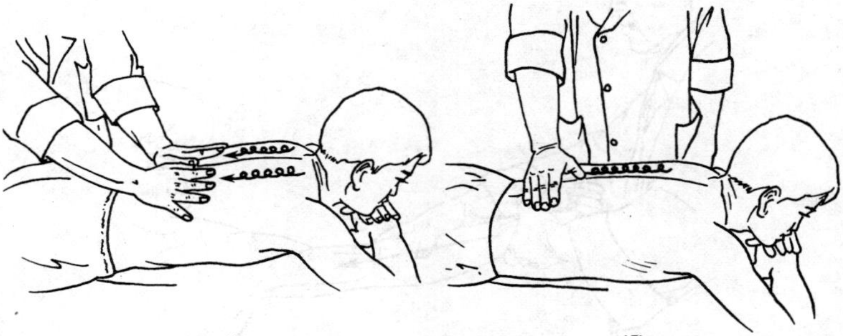

(4)　(5)

图3-20　捻散法

(1)颈部　(2)肩部　(3)指骱　(4)背部双手捻散法　(5)背部单手捻散法

捋顺　由肢体的近端捋向远端称为捋。多用于肢体的外侧；由肢体的远端推向肢体的近端称为顺，多用于肢体的内侧。捋顺两种手法经常连续运用，如在治疗肩、肘、膝等部位的筋肉损伤时，捋、顺两种手法就连续交替地进行，或同时进行〔图 3-21 ~25〕。

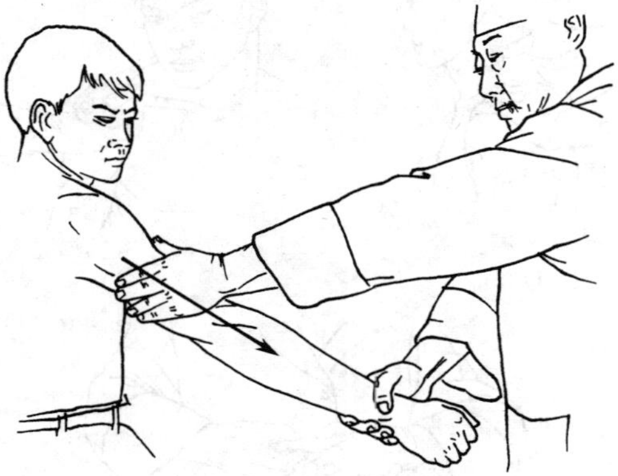

图 3-21　上肢的捋法

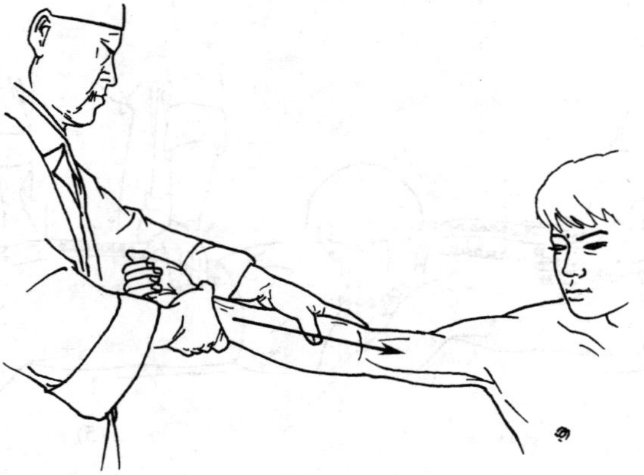

图 3-22　上肢的顺法

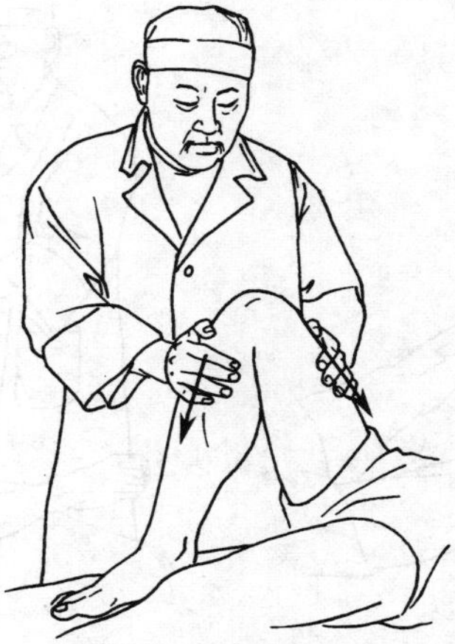

图 3-23 腿部屈膝捋顺法

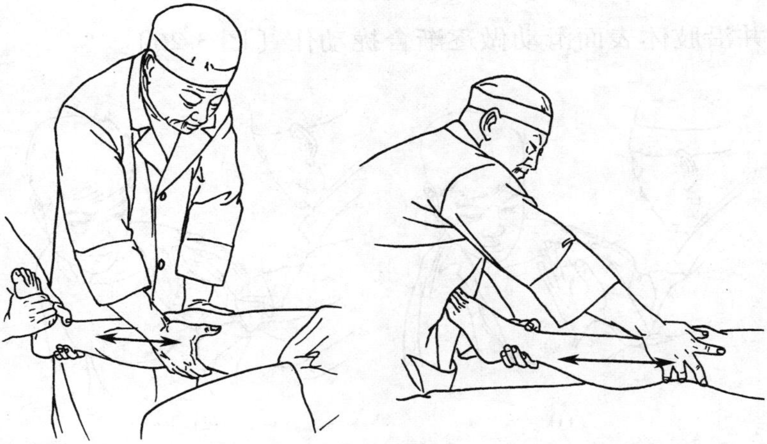

(1) (2)

图 3-24 伸膝的捋顺法
(1) 双手法 (2) 单手法

归合 归是用两手掌（或两手指）相对归挤，而合则是在归挤的同时，两手掌（或两手指）稍向上提，

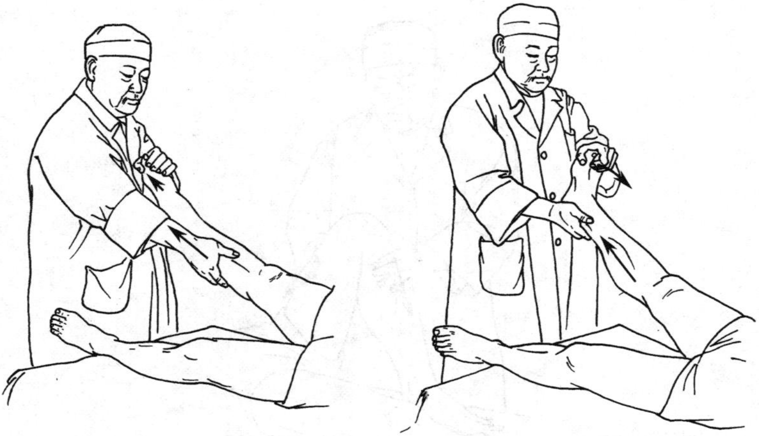

(1)　　(2)

图 3-25　小腿的捋法
(1) 足跖屈　(2) 足背屈

并沿肢体表面滑动做逐渐合拢动作〔图 3-26〕。

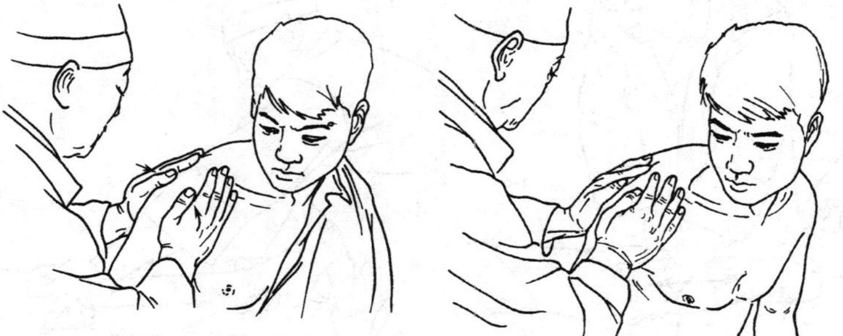

(1)　　(2)

图 3-26　肩部的归合法
(1) 归法　(2) 合法

【按】 舒筋的手法很多，以拔、戳、捻、散、捋、顺、归、合八法最常用。

一般在施术前，要有一定准备，如先用点穴法，以疏通局部气血，解除局部肌肉的痉挛及止痛。点穴法是以局部取穴和远端取穴相配合，由近及远，循经取穴。如肩周炎，点天宗、肩髃、臂臑、曲池、合谷、内外关等。

摇晃法是施术前准备，又和施术相紧密联在一起的一种手法，即医者拿住肢体的远端，以关节为轴，使肢体作被动的回旋环转动作及屈伸运动。兹将各主要关节的摇晃手法分述于下：

1. 颈部：患者正坐方凳，医者两手抱住患者头颅，向上提起，做回旋环转运动〔图 3-27〕。

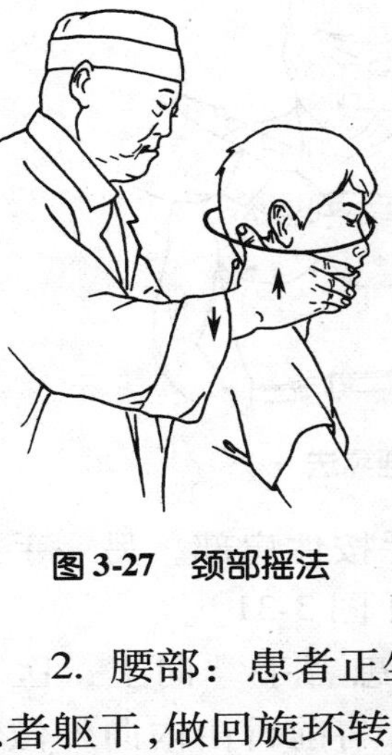

图 3-27　颈部摇法

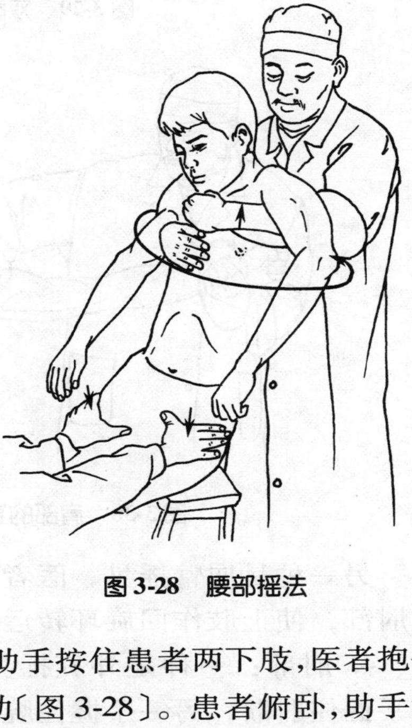

图 3-28　腰部摇法

2. 腰部：患者正坐，助手按住患者两下肢，医者抱住患者躯干，做回旋环转运动〔图 3-28〕。患者俯卧，助手拿住两小腿，医者一手抱住双下肢进行摇晃〔图 3-29〕。

3. 肩部：一种是直臂摇晃，医者一手按住患者肩部，一手握住前臂下端，使上肢做回旋环转运动〔图 3-30〕。

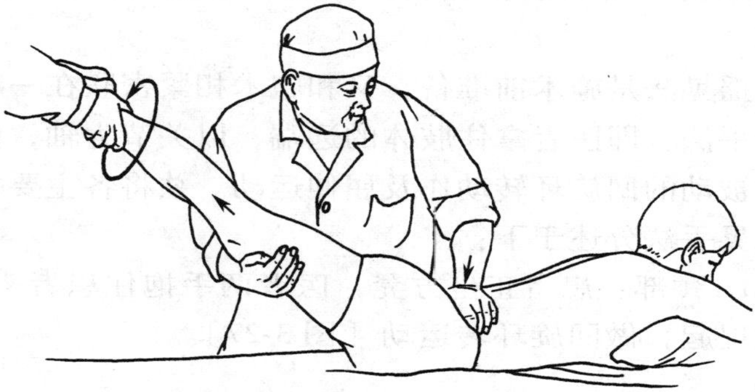

图 3-29　双腿摇法

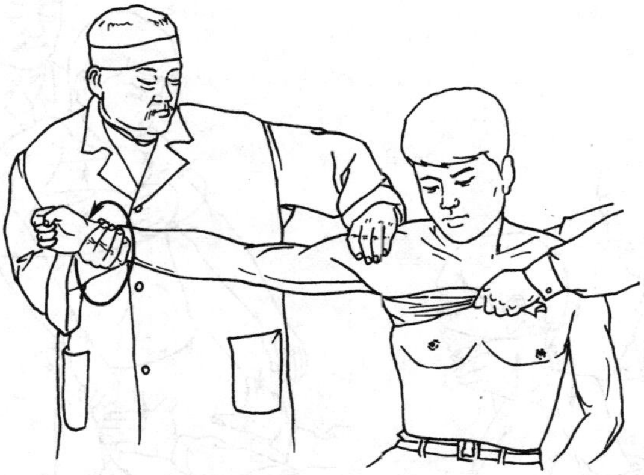

图 3-30　肩部的直臂摇晃法

另一种是屈臂摇晃，医者一手按住肩部，另一手握住肘部，使上肢作回旋环转运动〔图 3-31〕。

4. 肘部：一种是外旋摇晃，患者手掌向上，医者一手握住肘骱，另一手握住腕部，将前臂由内向外做环转摇晃〔图 3-32〕。

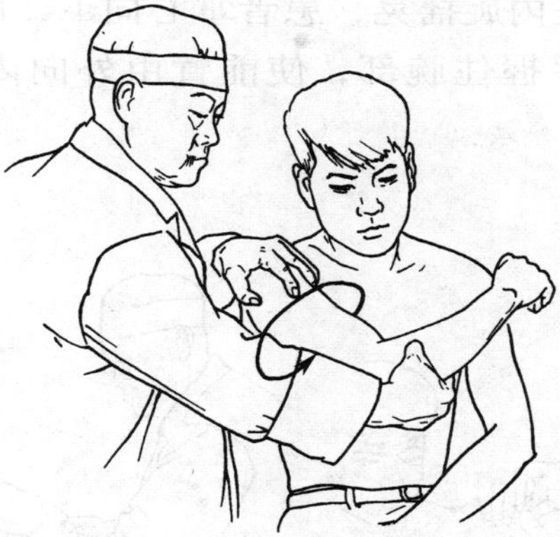

图 3-31　肩关节屈肘摇晃法

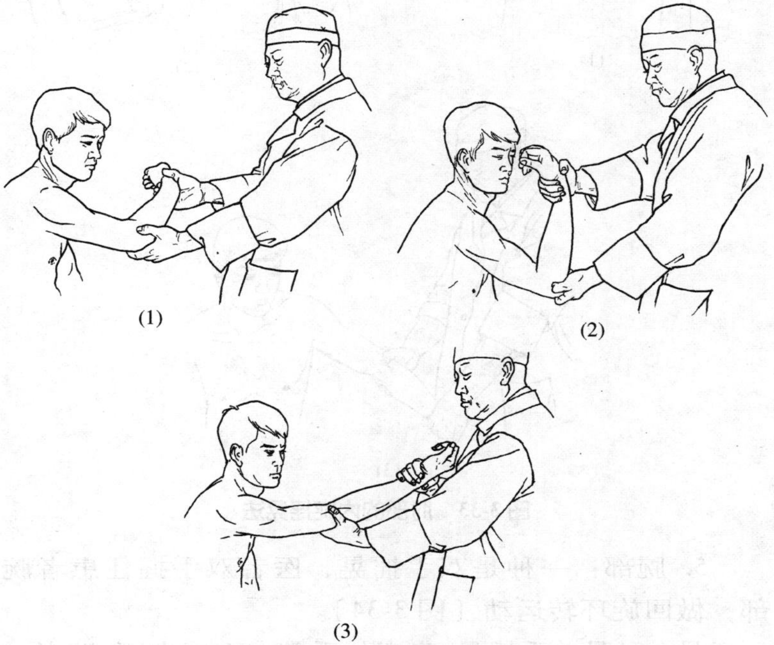

(1)

(2)

(3)

图 3-32　肘部的外旋摇晃法

另一种是内旋摇晃，患者掌心向下，医者一手握住肘骱，另一手握住腕部，使前臂由外向内做环转摇晃〔图3-33〕。

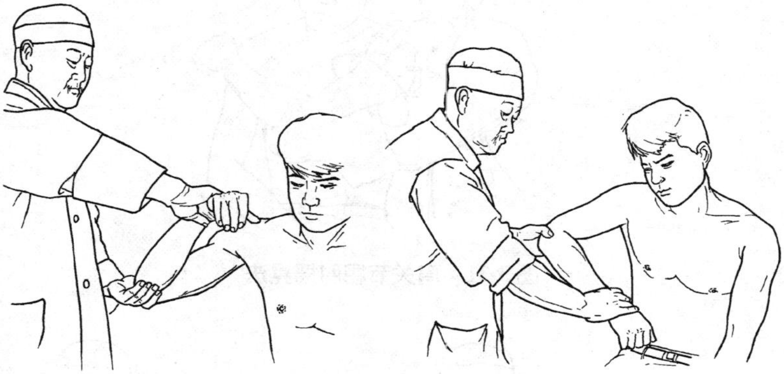

(1)

(2)

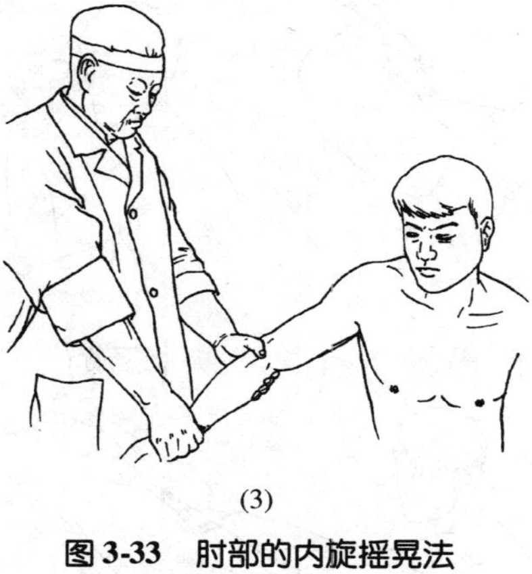

(3)

图3-33 肘部的内旋摇晃法

5. 腕部：一种是双手摇晃，医者双手握住患者腕部，做回旋环转运动〔图3-34〕。

另一种是单手摇晃，患者的手掌向上或向下，医者一手握住腕部，另一手握住4指，做回旋环转运动〔图3-35〕。

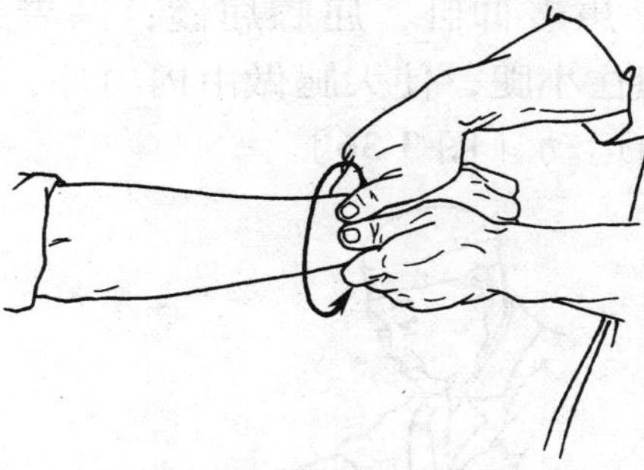

图 3-34　腕部的双手摇晃法

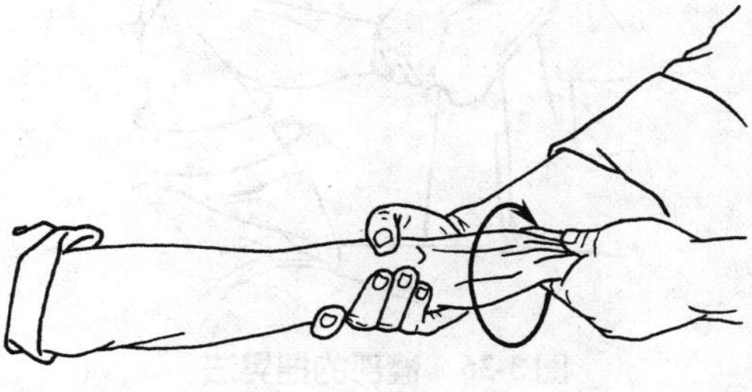

(1)

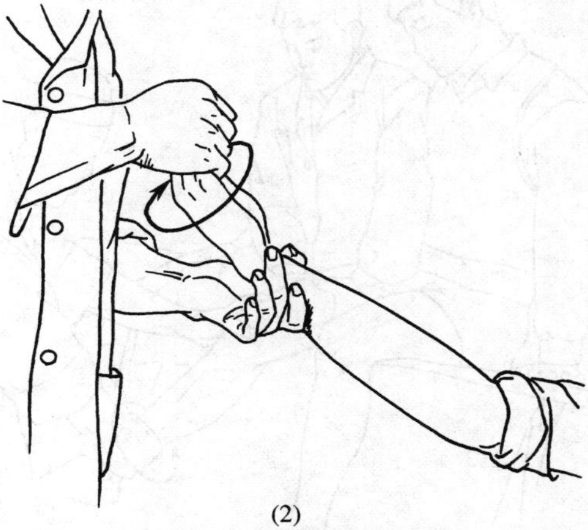

(2)

图 3-35　腕部的单手摇晃法

6. 胯部：患者仰卧，屈膝屈髋，医者一手扶住膝部，另一手握住小腿，使大腿做由内向外，或由外向内的环转，屈曲运动〔图3-36〕。

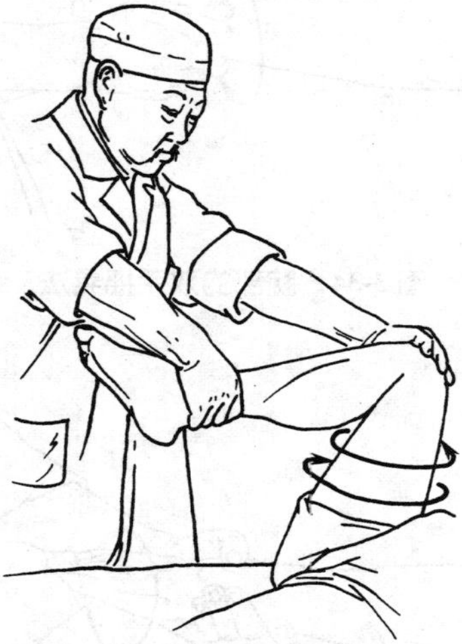

图3-36　髋部的摇晃法

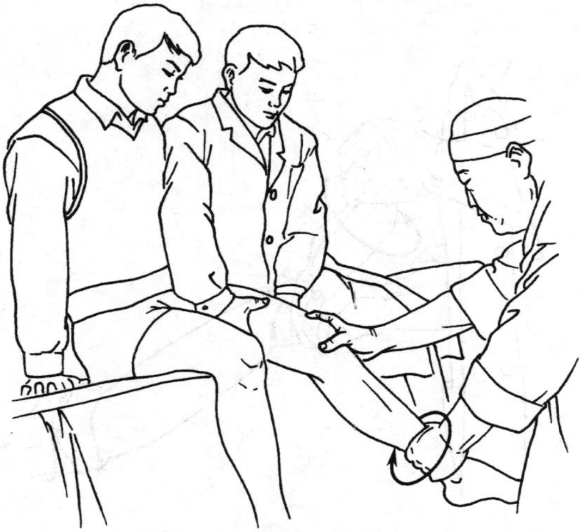

图3-37　膝部环转摇晃法

7. 膝部：一种是患者垂足坐在床边，医者用一手拇、食两指由外侧圈住膝盖骨，使小腿在回旋环转运动〔图 3-37〕。

另一种是患者仰卧，膝微屈，医者一手握住膝部，另一手握住小腿下端，使小腿做回旋环转运动〔图3-38〕。

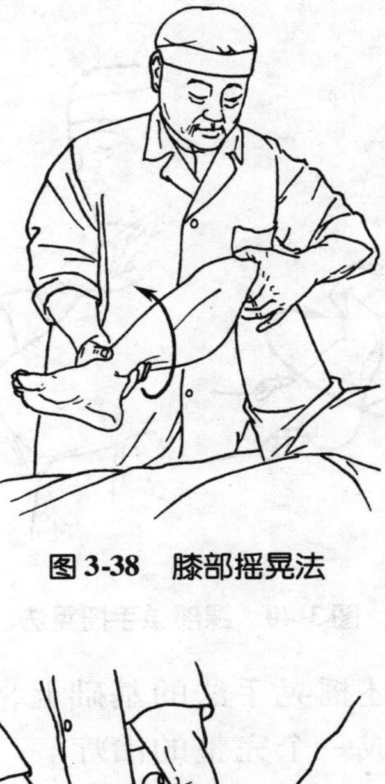

图 3-38　膝部摇晃法

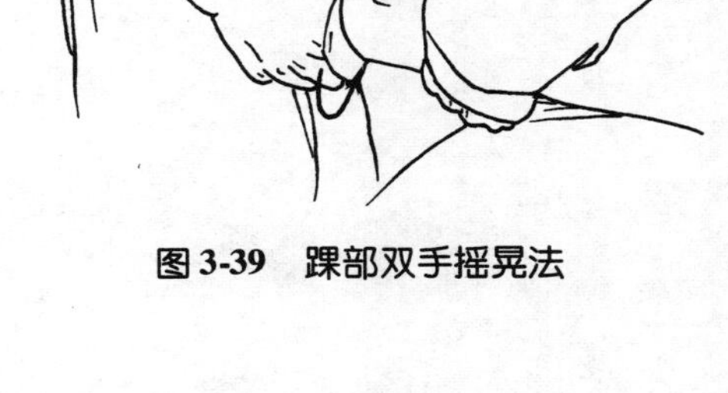

图 3-39　踝部双手摇晃法

8. 踝部：一种是双手摇晃法，患者将小腿旋前或旋后，医者双手拇指在上，余4指在下，拿住踝部，使足做回旋动作〔图3-39〕。

另一种是单手摇晃法，医者一手握住小腿下端，另一手握住足前掌，使足做由内向外或由外向内的回旋环转运动〔图3-40〕。

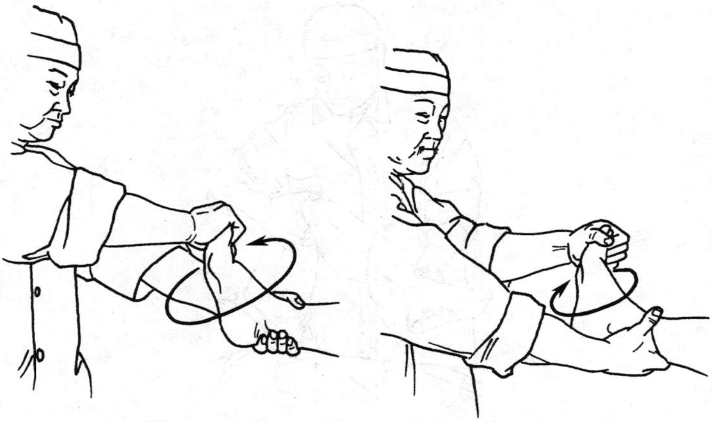

(1) (2)

图3-40 踝部单手摇晃法

一般的在上述摇晃手法的基础上，结合而进行八法之手法，从而完成一个完整的治疗。

第四章 固定用具

骨折或关节脱位经整复后，需要用一定的制动物，如木板、纸垫等进行捆绑固定，把这些直接用来做固定用的制动物，或做辅助固定用的制动物如托板、靠背架等，统称为固定用具。

捆绑固定又称为夹缚固定。妥善的捆绑方法，能够使已经整复后的骨折，持续保持良好的位置而不再移位。如果骨折经手法整复后仍未达到完全满意的对位时，在一定的情况下，也可借助于捆绑方法而逐渐得到矫正，以弥补手法的不足。骨折在合理坚固的固定保护下，早期进行损伤肢体的功能活动锻炼，能使损伤的修复与肢体功能活动的恢复同时进行。对于关节脱位，捆绑固定有防止复脱的作用。

捆绑要根据损伤的部位，严重程度及类型，选择适当的固定用具。例如桡、尺骨双骨折时，内层要用分骨垫；胫骨骨折时，内层只用两个纸牌；若胫、腓骨双骨折时，则用三个纸牌。一般四肢骨折在最外层均要附两块木板。对脊柱骨折除内层用对头垫外，外层尚须以通天木或腰柱木捆绑固定。

捆绑时要有一定的规律。捆绑方法一般分作内、中、外三层。紧贴于皮肤的称内层，多用纸牌、纸垫等纸制的用具；中层与外层则多选用木制的用具，如中层用木夹板，而最外层则用木托板等。同时，捆绑要由内至外逐层进行。

捆绑时松紧要适宜，过紧则阻碍气血畅行，发生肿胀、麻木，甚至由于固定用具的压迫而发生溃疡；过松则容易使已经得到整复的骨折再度移位。所以在捆绑时，要根据伤处情况，选择适当的用具。要求捆绑平整，层次分明，能够有效地固定断端，而且要松紧适度。在捆好后用手捏挤时，要有明显弹性。

若骨折发生在骨体中段时，则捆绑时所用的木夹板长短不能超过两端关节。在近关节处骨折时，虽然捆绑时包括其邻近关节在内，但固定的时间要适当缩短，早期加强关节自动性功能活动的锻炼，防止关节强直后遗症的发生。

在制作固定用具时，可以因地制宜，就地取材，其形状、大小、长短、厚薄、宽窄也要根据病人的具体情况而定。

第一节　木制固定用具

取材以柳木为最佳，因其体轻而且富有弹性，并且容易制作成各种形状的木夹板与托板。

夹板类

1. 长夹板：长1尺~1尺2寸，宽1寸~1寸5分，厚1分。适用于四肢肢体骨折的中层固定。

2. 短夹板：长5~6寸，宽4~5分，厚半分。适用于四肢肢体骨折，多用于内层或中层固定〔图4-1〕。

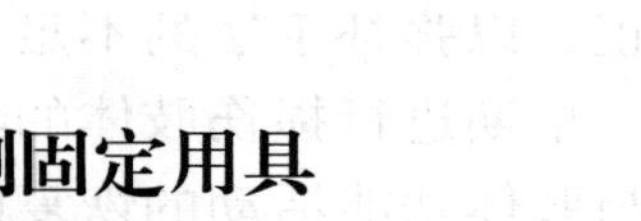

图4-1　夹板

3. 木帘板：用长5~6寸，宽3~4分，厚半分的夹板5~6块，在每块夹板的两端各凿一小圆孔，借线带连索而成。适用于四肢各部位的骨折，多用于内层或中层的固定〔图 4-2〕。

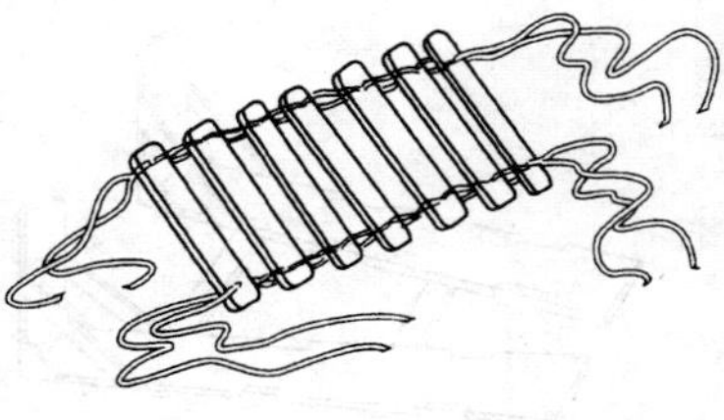

图 4-2　木帘板

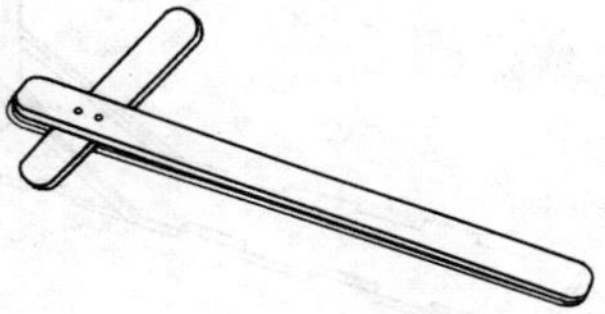

图 4-3　十字板

4. 十字板：将 1 块短夹板垂直夹在 2 块重叠的长夹板的一端而制成。适用于胫、腓骨骨折中、外层固定〔图 4-3〕。

托板类

1. 手托板：一般手托板长 1 尺 3 寸，宽 4 寸 5 分，厚 3 分，其一端钉一个小木橛，板中有四个孔，穿以线带。适用于上肢骨折或脱位的外层固定〔图 4-4〕。

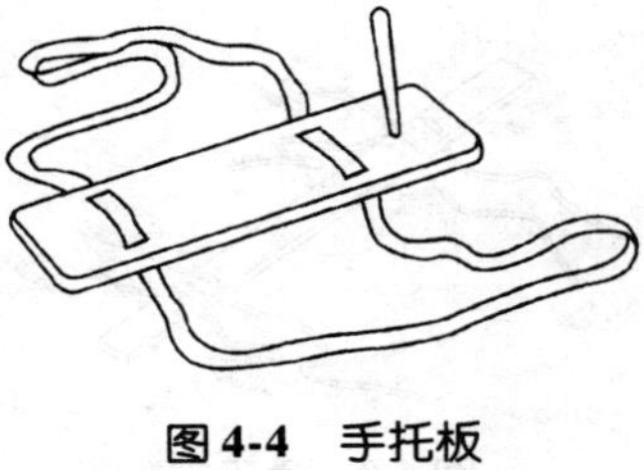

图 4-4　手托板

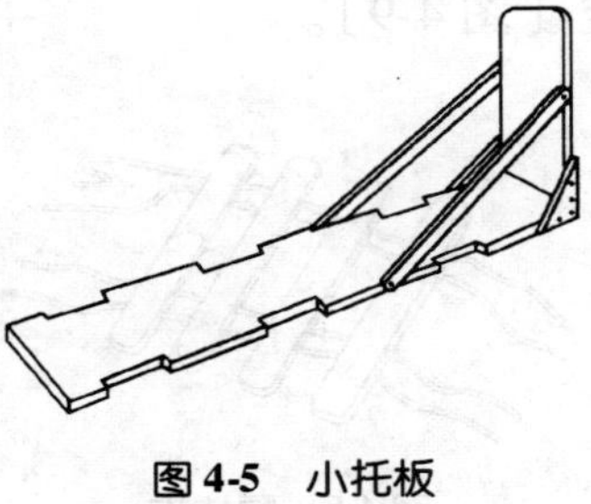

图 4-5　小托板

2. 小托板：长 1 尺 8 寸，上端宽 5 寸 5 分，下端宽 4 寸，厚 5 分，在下端垂直钉一足形或长方形木板。适用于小腿骨折的外层固定〔图 4-5〕。

3. 大托板：将小托板上端延长至臀纹下，即为大托板。适用于下肢诸骨折的外层固定〔图 4-6〕。

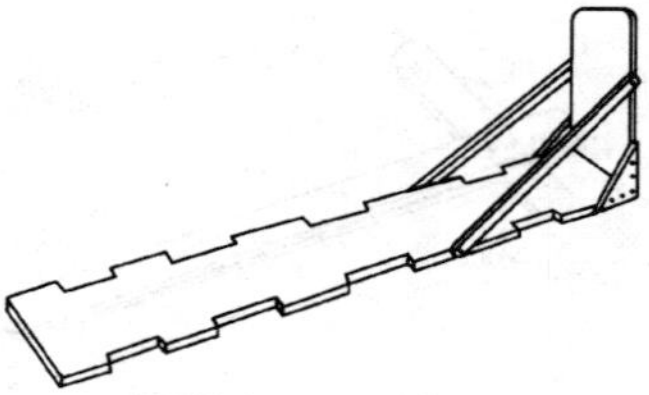

图 4-6 大托板

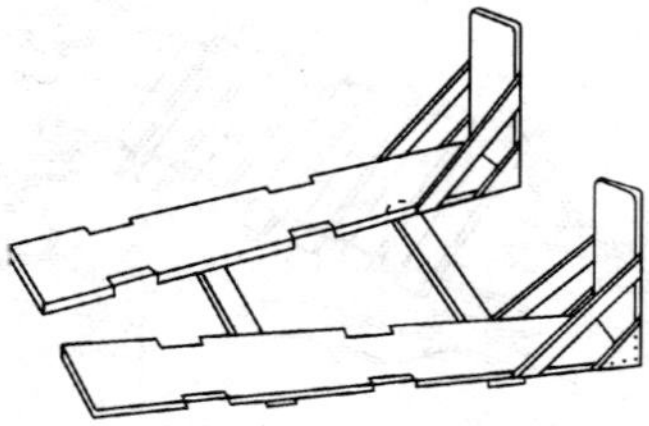

图 4-7 人字板

4. 人字板：将两个大托板用横板连成人字形。适用于胯骨劈头及末躯骨上端骨折外层固定〔图 4-7〕。

5. 腰柱木：宽 1 寸 5 分，厚 6 分，长短须上至背骨第 7 节，下至八髎骨，两端各横穿一孔，用线带串连。适用于脊柱骨骨折的外层固定〔图 4-8〕。

6. 通天木：宽 2 寸，厚 1 寸，长短须上至背骨第 1 节，下至腰骨第 5 节，在靠脊柱骨的一面挖成凹形，侧方凿 3 个孔，各穿一条线带。适用于脊柱骨折的外层固定〔图 4-9〕。

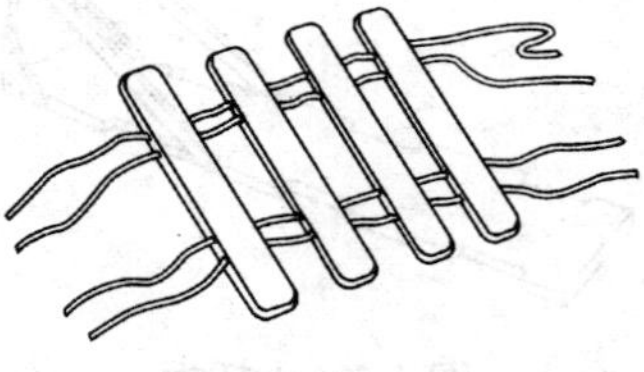

图 4-8 腰柱木

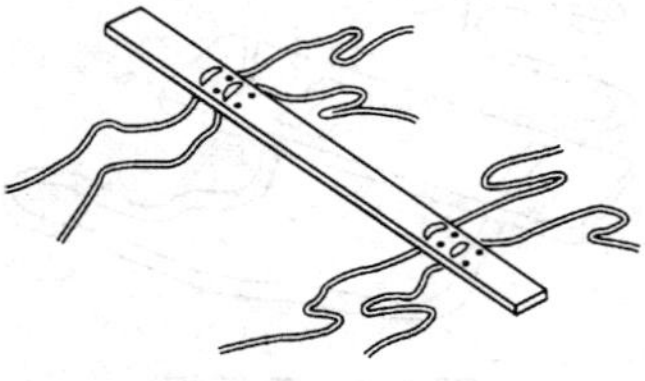

图 4-9 通天木

其他

1. 支腿架：高 8 寸，宽上端 7 寸，下端 5 寸，长上层自膝腘至足跟部以下，下层自臀纹至足跟部，应用时上面用绷带缠绕平整即可。适用于小腿骨折的外层固定〔图 4-10〕。

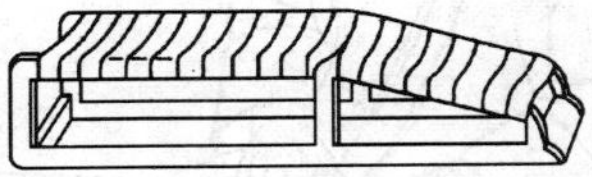

图 4-10　支腿架

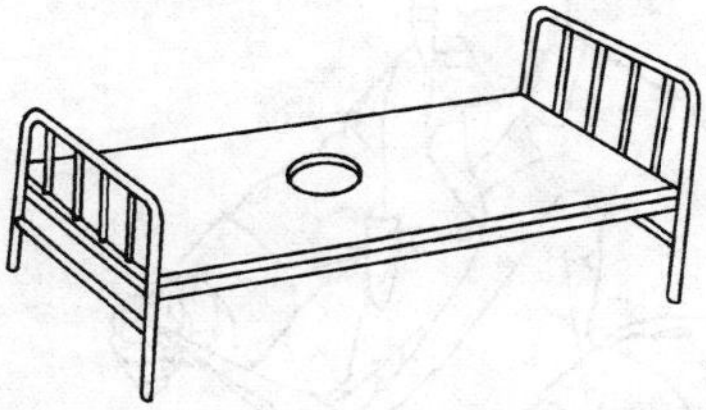

图 4-11　带孔床

2. 带孔床：即一般平板床，中间挖一圆孔。适用于下肢诸骨折的患者，满足在卧床休养时大小便护理之需要〔图 4-11〕。

3. 靠背架：供需要半卧位患者使用〔图 4-12〕。

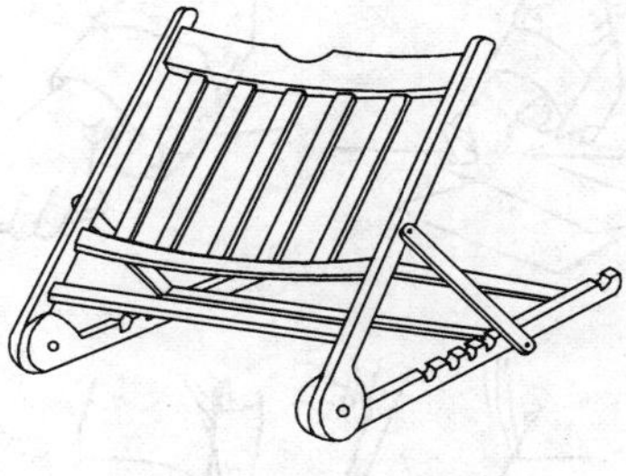

图 4-12　靠背架

第二节　纸制固定用具

取材以表心纸或原书纸为佳，折叠成不同形状的纸牌或纸垫。它的优点是制作简单、经济、轻便，根据不同部位的损伤可以随意剪裁成各种形状，而且捆绑舒贴，不影响气血的流通，不易发生压迫性溃疡。纸制固定用具的制作法如〔图 4-13）所示。

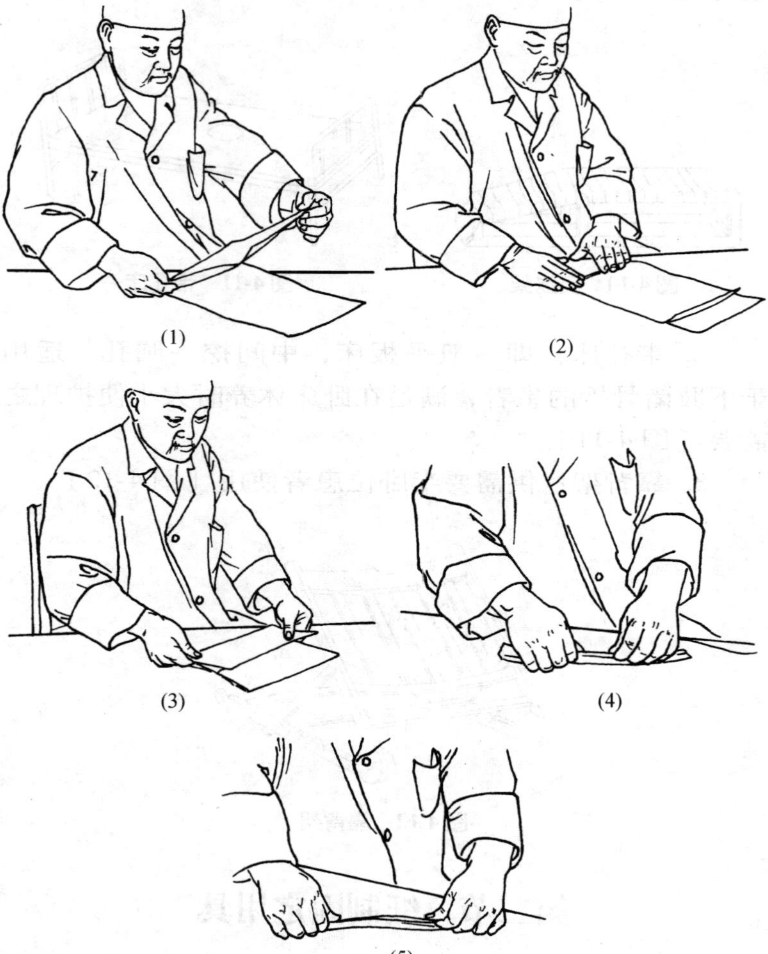

(1) (2) (3) (4) (5)

图 4-13　纸制固定用具的制作步骤

纸牌类

1. 分骨垫：分为大、小两种，大者长 3 ~4 寸，宽

3分。小者长1寸~1寸5分，宽2分。适用于臂骨、昆骨、骱骨、胫骨、掌骨及足掌骨骨折的内层固定。应用时将垫纵行放置在骨折处两骨中间，防止骨折断端错位或交叉畸形愈合。

2. 纸牌：可分为大、小两种，宽均为4分，大纸牌的长度要超过骨折端上、下各4寸，小纸牌的长度要超过骨折端上、下各2寸。纸牌应用时多以6~10个为1组，码匀后捆绑固定即可。适用于四肢骨折的中、外层固定。

纸垫类

1. 托垫：适用于四肢各部位骨折的固定，应用时将垫放置于伤处的下方。一般长7寸，宽度等于伤肢周径的1/3左右。两端剪成圆形或月牙形即可。在近关节部位骨折或关节脱位时所用的托垫形状各有不同〔图4-14〕。

（1）肩托：在托垫的1/3处，两侧各剪一三角形缺口，自缺口处折回，应用时放置在腋下。适用于肱骨上端骨折或肩关节脱位的内层固定。

（2）肘托：在托垫的1/3处，恰是肘尖部位两侧，各剪一三角形的缺口，两缺口之间剪一圆孔，长短须上至臑骨中段，下至臂、昆骨下端，适用于臑骨下端、鹅鼻骨、臂骨、昆骨骨折及肘关节错位的内、中层固定。

（3）足跟托：其形状似肩托，长短须上至骱、胫骨下1/3处，下至足掌心部位。适用于跟骨骨折或踝关节脱位的内层固定。

（4）脚托：形状及大小如脚底板。适用于足部诸骨折或脱位的内层固定。

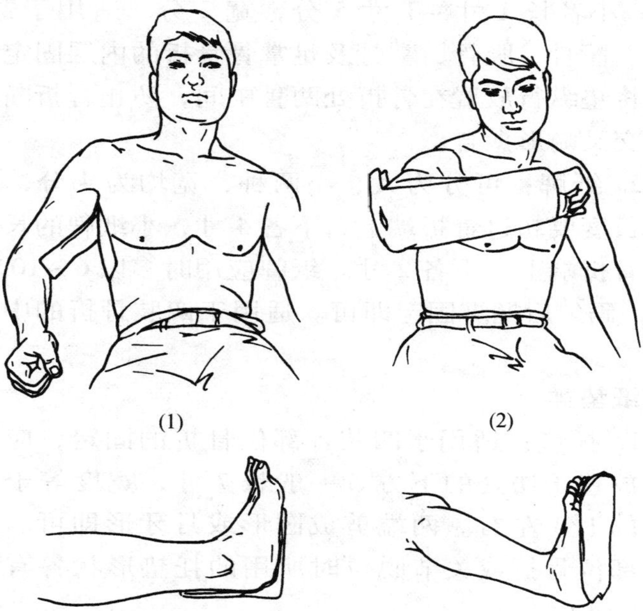

(1)　(2)　(3)　(4)

图 4-14　托垫的应用
（1）肩托　（2）肘托　（3）足跟托　（4）脚托

2. 夹垫：一般长 6 寸，宽度等于伤肢周径的 1/3 左右。应用时多以两个垫分别置于伤肢的两侧，夹住伤肢。适用于四肢各部骨折的内、中层固定。踝夹垫在夹垫的下端剪一圆孔。应用时将两个夹垫放在两踝处。适用于内、外踝骨折或踝关节脱位的内层固定〔图 4-15〕。

3. 盖垫：一般长 5 寸，宽度等于伤肢周径的 1/3 左右，应用时将垫放在伤处的上面。适用于四肢各部位骨折的内层固定〔图 4-16〕。

4. 其他：

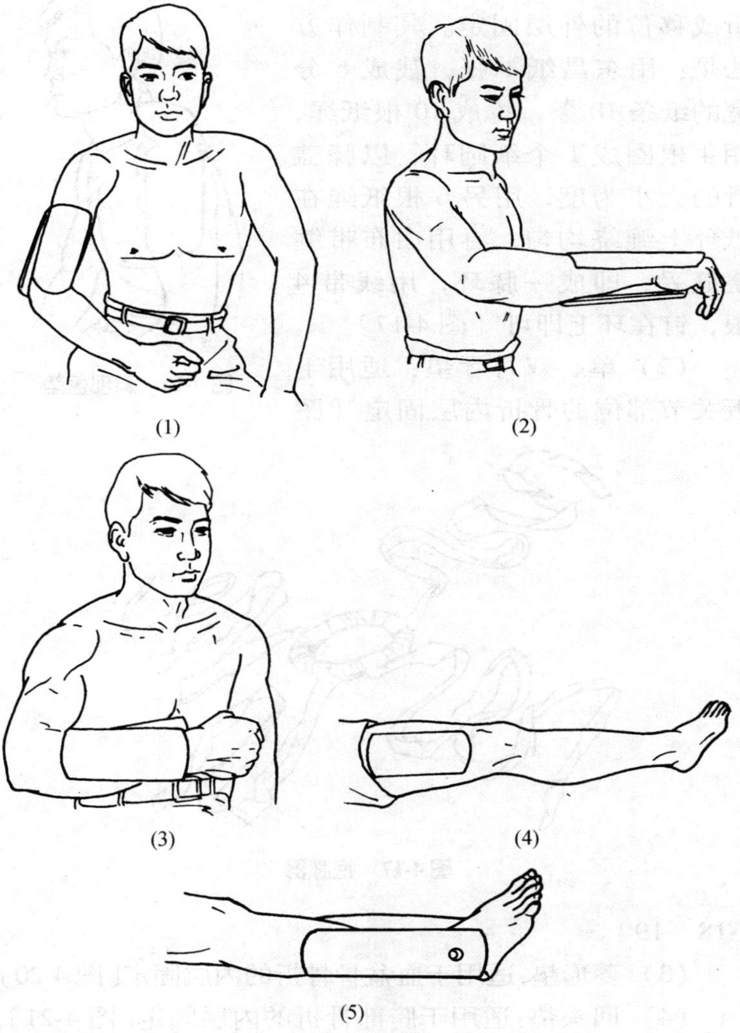

图 4-15　夹垫

（1）用于臑骨　（2）用于腕部　（3）用于前臂

（4）用于末躯骨　（5）用于小腿及踝部

（1）抱膝器：用于膝盖骨骨折或移位的外层固定。其制作方法是：用东昌纸 1 张，裁成 6 分宽的纸条 10 条，捻成 10 根纸绳，用 4 根圈成 1 个纸圆环，以膝盖骨的大小为度，用另 6 根纸绳在纸环上缠绕均匀，再用白布带缠绕缝妥，即成一膝环，用线带 4 根，钉在环上即可〔图 4-17〕。

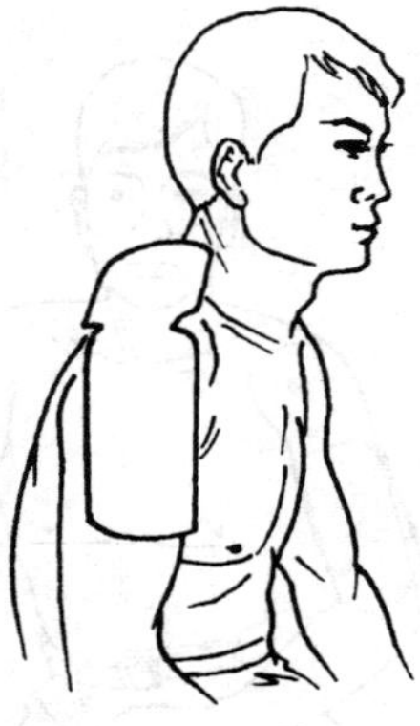

图 4-16　肩部盖垫

（2）单、双月牙垫：适用于近关节部位的骨折内层固定〔图 4-18、19〕。

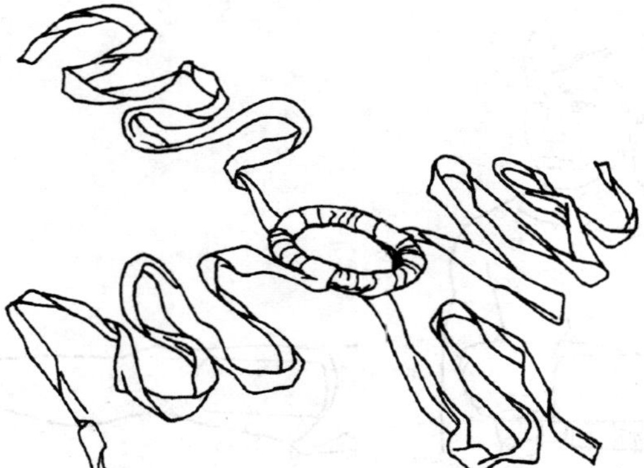

图 4-17　抱膝器

（3）菱形垫：适用于血盆骨骨折的内层固定〔图 4-20〕。

（4）回头垫：适用于胯部骨折的内层固定〔图 4-21〕。

（5）桥形垫：适用于膝部骨折的内层固定〔图 4-22〕。

（6）八卦垫：适用于踝部骨折的内层固定〔图 4-23〕。

（7）对头垫：适用于脊柱骨折的内层固定〔图 4-24〕。

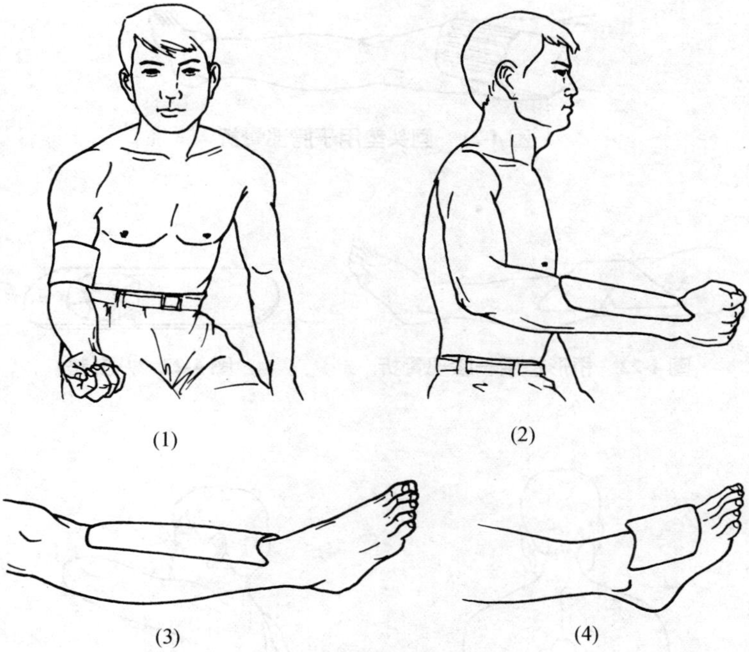

图 4-18　单月牙垫的应用

（1）用于肘部　（2）用于前臂部　（3）用于小腿部　（4）用于足部

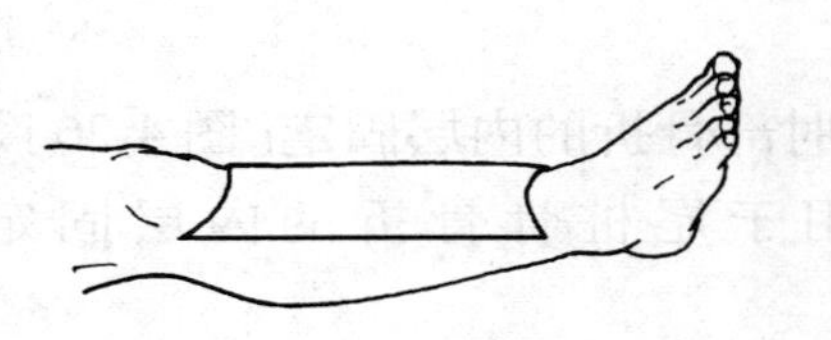

图 4-19　双月牙垫的应用

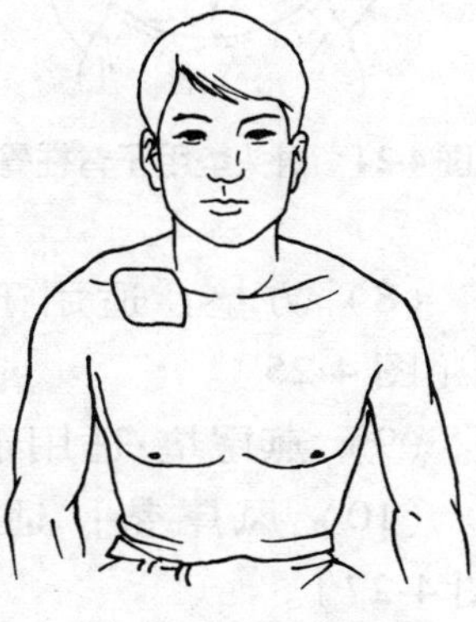

图 4-20　菱形垫的应用

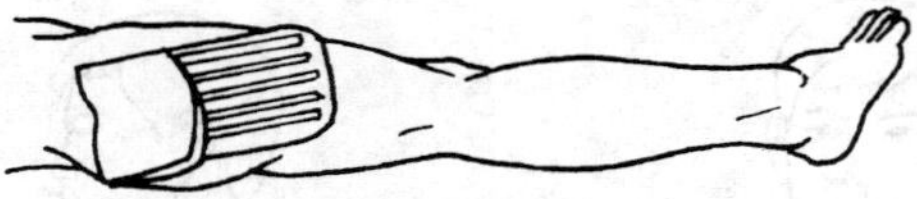

图 4-21　回头垫用于胯部骨折

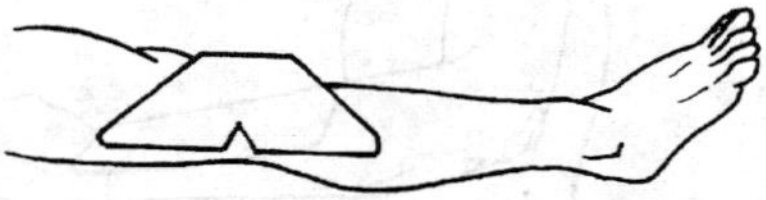

图 4-22　桥形垫用于膝部骨折

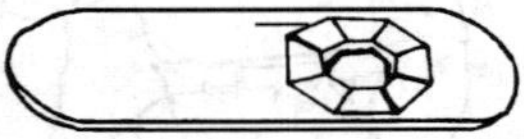

图 4-23　八卦垫

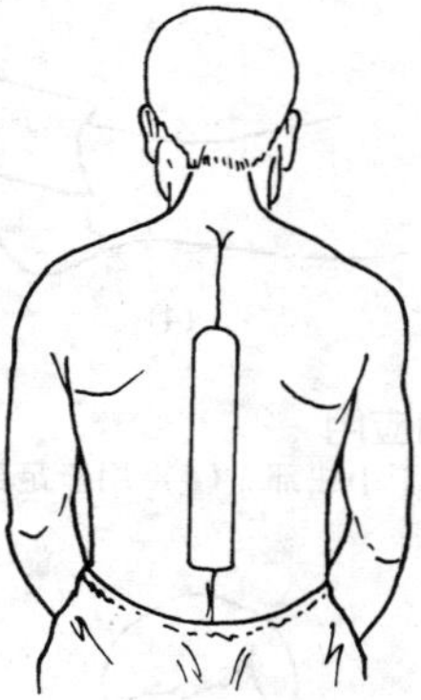

图 4-24　对头垫用于脊柱骨折

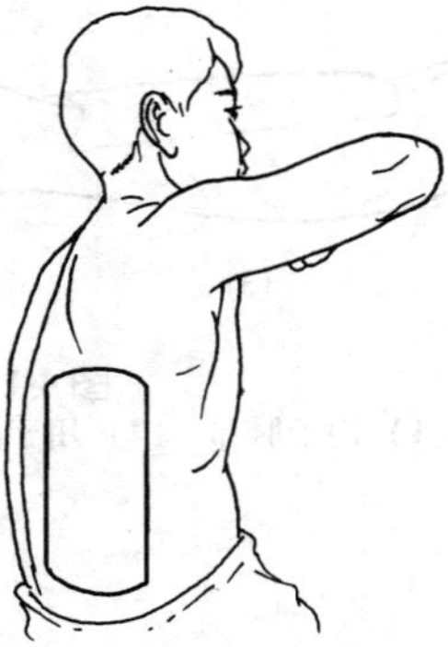

图 4-25　方垫用于肋骨骨折

(8) 方垫：适用于肋骨骨折和腰部伤筋的内层固定〔图 4-25〕。

(9) 燕尾垫：适用于肘部骨折的内层固定〔图 4-26〕。

(10) 凤尾垫：适用于尾桩骨骨折的内层固定〔图 4-27〕。

(11) 云头垫：适用于上肢邻近关节部位骨折和足

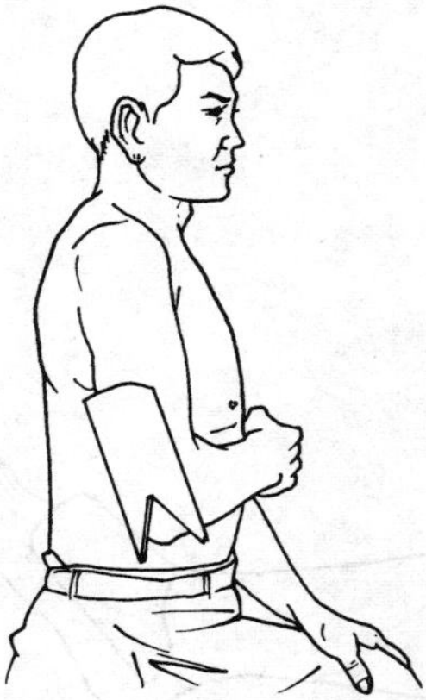

图 4-26　燕尾垫用于肘部骨折

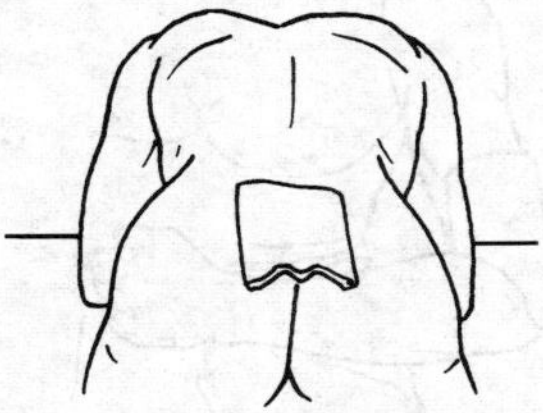

图 4-27　凤尾垫用于骶尾骨骨折

部伤筋的内层固定〔图 4-28〕。

（12）支锅瓦垫：适用于臑骨下绝折的内层固定〔图 4-29〕。

（13）条箍垫：适用于腕部骨折的内层固定〔图 4-30〕。

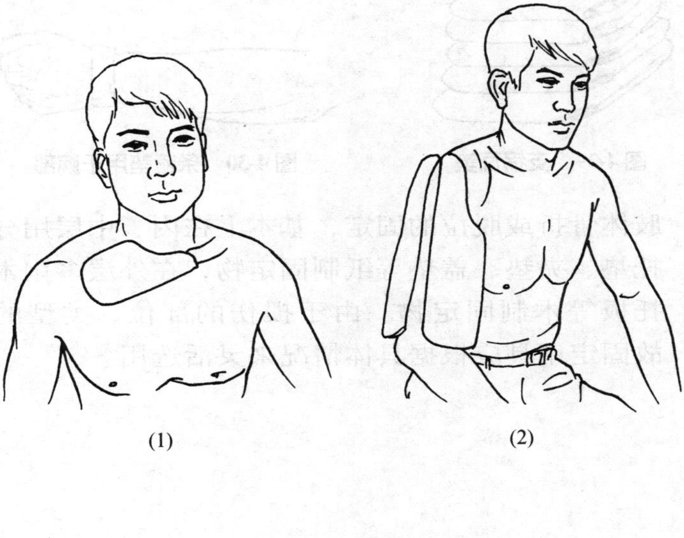

(1)　　(2)

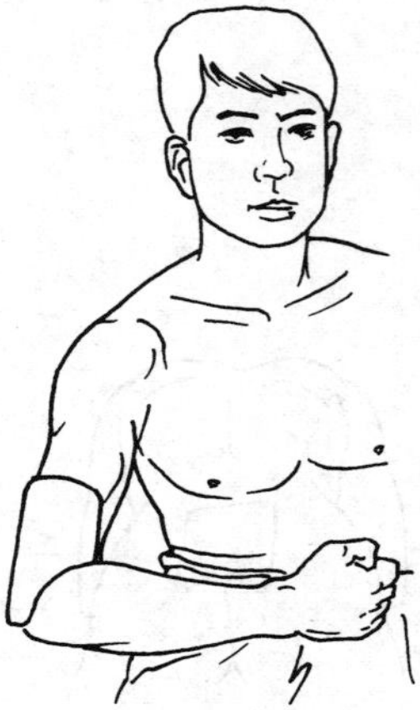

(3)

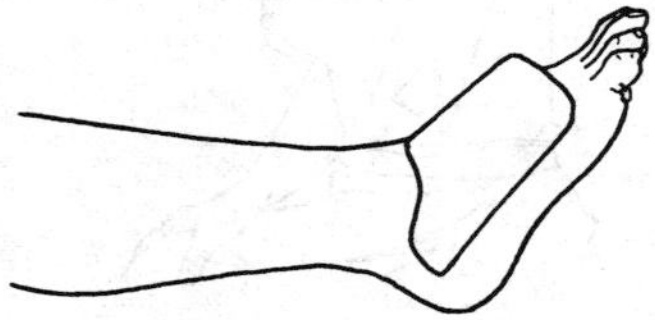

(4)

图 4-28　云头垫的应用

（1）在鸠骨离位中的应用　（2）在臑骨骨折中的应用　（3）在臑骨下骨折中的应用　（4）在踜踵骨离位伤筋的应用

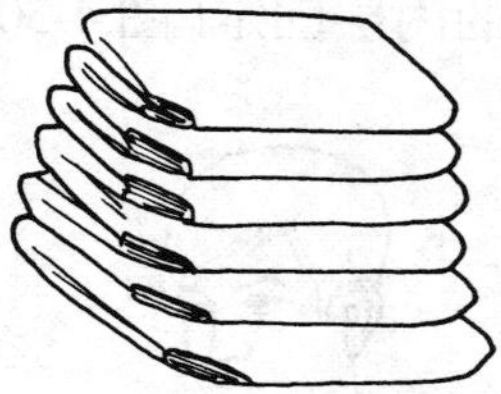

图 4-29　支锅瓦垫

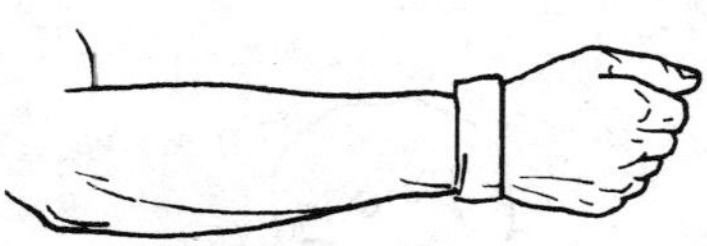

图 4-30　条箍垫用于腕部

肢体骨折或脱位的固定，基本上在内、中层用分骨垫、托垫、夹垫、盖垫等纸制固定物，在外层多用木夹板、托板等木制固定物。由于损伤的部位、类型的不同，故固定用具应根据具体情况来灵活选用。

第五章 用药概述

药物治疗与手法、固定、功能活动锻炼具有同样重要的意义。为正骨科四个基本治疗措施之一。

正骨科药物的运用与其他科一样，可分为内服药及外用药两大类，但由于正骨科具有其本身的特点，故在药物的具体运用上，又与其他科不同。一般来讲，“外损”偏重于手法，辅以药物的配合应用，可以减轻疼痛，加速愈期，而且有避免和控制在治疗过程中发生各种不良转变的作用；“内伤”则以药物治疗为主，尤其是内服药物，更是不可缺少的。

根据损伤的部位、性质以及轻重程度的不同，药物的运用也就不同。即使是同一损伤，也要根据人的年龄、性别、体质的强弱灵活运用。在损伤治疗的各个不同阶段里，所用的药物也不完全一样。

第一节 内服药

正骨科主要是治疗因外伤而引起的各种“伤筋动骨”疾患，而筋与骨都是靠人体的气血来滋润濡养的。无论“骨断筋伤”的骨折，或者“骨错筋挪”的脱位，都不是单纯的筋骨病变。所谓“肢体损于外，则气血伤于内，营卫有所不固，脏腑由之不和，岂可纯任手法”。要根据辨证施治的原则，选用适当的方药进行治疗。

损伤的初期以“瘀”、“痛”为其主要症状，治疗则以“祛瘀止痛”为主，因为“痛”是由于“瘀”而引起的，故“祛瘀”便成为这一阶段的重点。无论骨折、脱位、严重的扭挫伤，最好先选用几帖汤剂或适量的散剂内服。所谓“汤者，荡也”，“散者，散也”，其药效发挥迅速，短期内可达到祛瘀、消肿、活血、止痛的目的。由于损伤的部位、程度、受伤人的体质以及其兼症的不同，故在运用上也要灵活掌握。

四肢损伤瘀血作痛者，用桃红四物汤，上肢加桂枝、姜黄；下肢加川牛膝、五加皮。胸胁瘀痛者用复元活血汤，或加枳壳、郁金。若兼气滞作痛者，用和营止痛汤；若大便秘结，轻者用加减苏子桃仁汤，重者用桃仁承气汤、参黄散。

损伤最初是局部的红、肿、胀、痛，1～2 天后，往往瘀血散于皮下，肤色渐渐发青、发紫，甚至呈紫黑色。在瘀血消退时，则由紫转青，由青转黄。随着瘀血的消散，疼痛也即减轻。瘀血渐去则新血渐生，活血破瘀的药物要适当减少，本阶段当以“活血生新、调营养卫”为主要治疗方针。如骨折除服用少量接骨紫金丹外，血虚可配合生血补髓汤，气虚可配合和营养卫汤，气血双虚的可配合补气养血汤同用。如为脱位或扭挫伤，服正骨紫金丹，老人或体弱者可服补肾养血丸。

骨折整复后 10～15 天；脱位整复 7 天以后，局部肿胀已消退，疼痛也减轻。由于气血亏虚，损伤的筋骨尚未能完全修复，肢体的活动还不能很快恢复正常，需要养气血，培肝肾，强筋壮骨，可酌情选用补肾壮筋汤（丸）、补肾养血丸、补筋丸，舒筋壮力丸等方。若骨折后有梦遗滑精者，影响骨折断端的生长愈合，这是因为“肾主骨”，“伤骨必克肾”的缘故，急当补肾以涩精，用金锁固精丸。

总之，正骨科内服药物不外“祛瘀止痛”、“活血生新”、“调和营卫”、“培补肝肾”、“强筋壮骨”等剂，临床上要根据具体的症状，辨证施治，按原方适当加减，灵活运用。对于一些常见的扭挫伤疾患，也可以根据其局部症状，选用一般常用的验方，如舒筋壮力丸、七厘散等。

第二节　外敷药

外敷药有末药、膏药和药膏三种。

末药：亦即药粉，在皮肤损伤后用以止血，如金疮铁扇散、玉真散，都是将药粉直接撒在创面上，所以又称为“掺药”。

膏药：是指用油和章丹或蜜陀僧等含铅药物炼制而成的一种质地较硬的黑色药膏而言，应用时用火烤化，趁热贴于患处。除一些陈旧性肩、腰、腿部的损伤而又兼有痹痛者外，一般很少应用。常用的有虎骨膏、狗皮膏、金不换膏等。

药膏：在外敷药中，药膏是最常用的。根据炮制的方法不同，也可以把它分为两种：一种是预先熬制成膏状的，如乌龙膏、生肌玉红膏等，另一种是预先轧成药末，临用时用酒、醋或油调制成膏。如骨折整复后用酒调接骨散外敷，脱位整复后用酒调正骨散外敷，陈旧性伤筋用醋调化筋散外敷等。

药膏的用法，是将所用的酒或醋在药勺内温热，取适量的药末放入其中，调成糊状，趁热（不要太热，以防烫伤皮肤）涂于伤处，或预先摊在纱布上，贴于伤处。涂药时，一定要把药抹平，否则待药干燥后，会因凸凹不平的压迫而发生疼痛，甚至损伤皮肤。在换药过程中，如果发现由于敷药而引起皮疹时，不要继续使用，若遇皮肤娇嫩者，最好要用油（麻油或凡士林）调涂。

第三节 洗药、腾药

洗药与腾药均具有温经通络、活血化瘀、消肿止痛的功效。

洗药：多用于四肢，如前臂、小腿骨折及肘、腕、膝、踝诸关节脱位、伤筋疾患，所用的药物因损伤的部位不同而异。

腾药：所用的药物与洗药基本相同，但多用于肩、背、腰、髋等大关节处。腾药药力缓慢持久，逐渐由毛窍浸入，其作用较洗药为佳。施腾药时，用两个药袋轮换使用10次，其药力由皮而肉、而血、而筋、而骨地逐层传入，有谓："第一个药袋通皮，第二个通肉，第三个通血，第四个通筋，第五个通骨，第六、七、八、九、十个直达病处。"

注意事项：在应用洗、腾药时，都要注意局部和全身的保暖，特别是在用药后，更要慎避风寒，避免引起感冒，或局部发生皮疹。在施洗、腾药时，温度一定要调配适当，温度太低不能发挥药效，温度过高则会烫伤皮肤。

第六章 练功疗法

所谓练功疗法，是指肢体损伤经过治疗，在调养时所进行的各种功能活动锻炼而言。它是加速愈期，帮助肢体恢复正常功能活动所不可缺少的一个治疗环节。

骨折、脱位经过手法整复、固定、药物治疗，虽然在解剖形态上得到修复，但肢体的功能活动，往往需要相当一段时间才能恢复正常。若因捆绑固定方法不当，或固定日期过长，而遗留功能活动障碍的，临床上亦非罕见。

练功疗法不单单是一种辅助疗法，而是正骨科治疗损伤性疾患的一种不可缺少的治疗措施，与手法、固定、药物治疗占有同等重要的地位。练功疗法的进行，往往是从治疗的第一天就开始。

肢体的功能活动锻炼，包括肌肉、关节及整个肢体的各种自主运动。要衡量各种运动是否正常，就必须正确地掌握各个关节的正常活动幅度，所以，关节活动幅度的测量是正骨科检查的重要步骤之一。

根据损伤的部位及其性质的不同，在进行功能活动锻炼时，所采取的运动方式也就不完全一样。但无论采取什么样的运动形式，都必须强调在医者的正确指导下进行自主性功能活动锻炼，切忌粗暴、强硬的被动活动。在功能活动锻炼时要耐心、反复地进行，不能急于求效。尤其是骨折、脱位整复后的初期，各种活动都必须以不影响整复效果及不致引起剧烈疼痛为原则，动作一定要轻柔和缓。

第一节 颈 部

颈部各种功能活动锻炼的方法，适用于颈部因扭挫而引起的各种伤筋疾患、落枕及其颈项部错伤整复后等症，帮助恢复正常的功能活动。

进行锻炼时可采取站立位或正坐位。站立时两足分开与肩同宽，两手叉腰；正坐时两手叉腰即可。

与项争力势 头后伸看天，使前额尽量保持最高位置，然后还原；头前屈看地，闭口使下颌尽量紧贴前胸，然后还原〔图6-1〕。

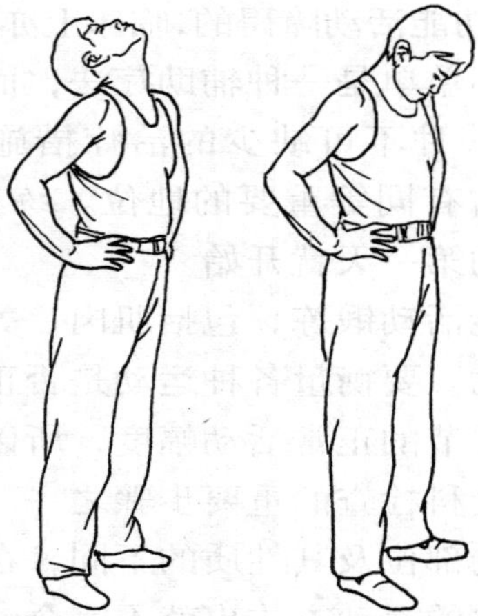

(1) (2)

图6-1 与项争力势
(1) 后伸 (2) 前屈

哪吒探海势 头颈伸向左前方，双目注视左前下方6尺许处，使颈部尽量保持伸长位置，然后还原；再使头颈伸向右前方，方法同前〔图6-2〕。

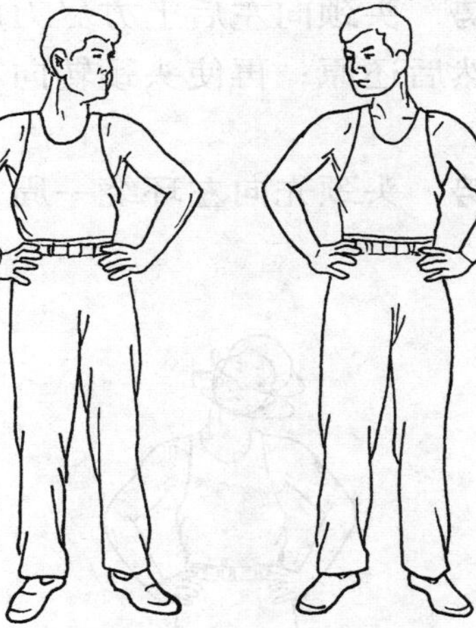

(1) (2)

图 6-2　哪吒探海势

（1）左前伸　（2）右前伸

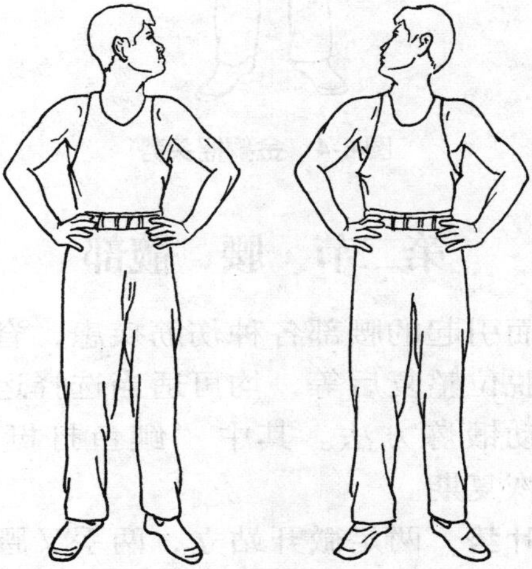

(1) (2)

图 6-3　犀牛望月势

（1）左后上方旋转　（2）右后上方旋转

犀牛望月势 头颈向左后上方尽力旋转、双目视左后上方天空，然后还原；再使头颈转向右后上方，方法同前〔图6-3〕。

金狮摇头势 头颈先向左环绕一周，再向右环绕一周〔图6-4〕。

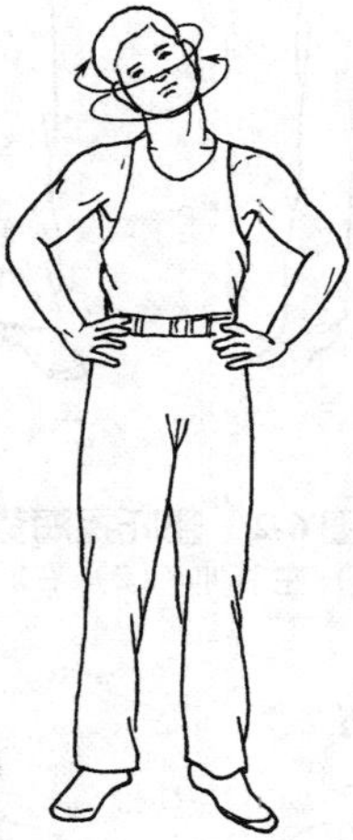

图6-4 金狮摇头势

第二节 腰、髋部

因外伤而引起的腰部各种伤筋疾患，脊柱骨折恢复期，髋关节脱位整复后等，均可适当选择运用腰髋部的各种功能活动锻炼方法。其中“鲤鱼打挺”则多用于脊柱骨折的恢复期。

风摆荷叶势 两足微开站立，两手叉腰。使躯干先向左右侧屈，再向前后屈伸，做小幅度的弯腰动作〔图6-5〕。

两手攀足势 两足分开比肩稍宽，两手掌心向上托

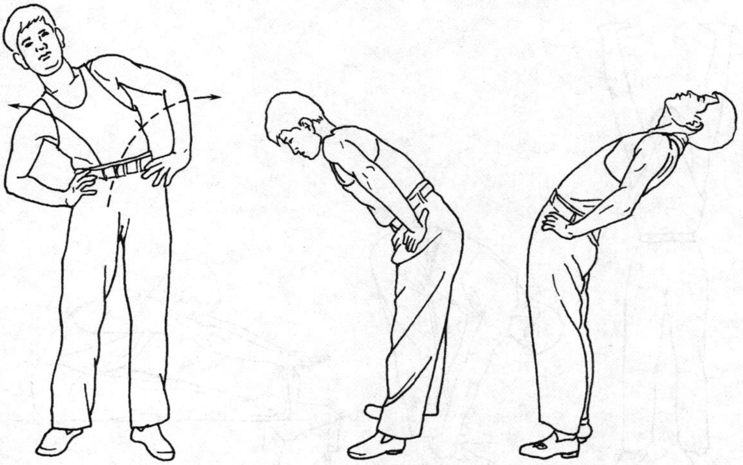

图6-5　风摆荷叶势
（1）侧屈　（2）前屈　（3）后伸

平。练时两手先上举（名双手托天），再向前弯腰，双手攀双足踝部，然后还原。此势也可以正坐，两腿伸直，双手托天后再攀足尖〔图6-6〕。

浪里荡舟势　两足分开比肩稍宽，两手叉腰。做腰部环转运动，先向左环转一周，还原，再向右环转一周，还原〔图6-7〕或两手上举做腰部环转运动亦可。

摇头摆尾势　两足分开比肩稍宽，膝关节半屈曲，两手分别按在两膝上，先将躯干向左侧屈，还原，再向右侧屈，还原〔图6-8〕。

鲤鱼打挺势　俯卧两腿直伸，两手贴在身侧。同时抬头后伸，及双下肢直腿后伸，使腰部尽量背屈〔图6-9〕。

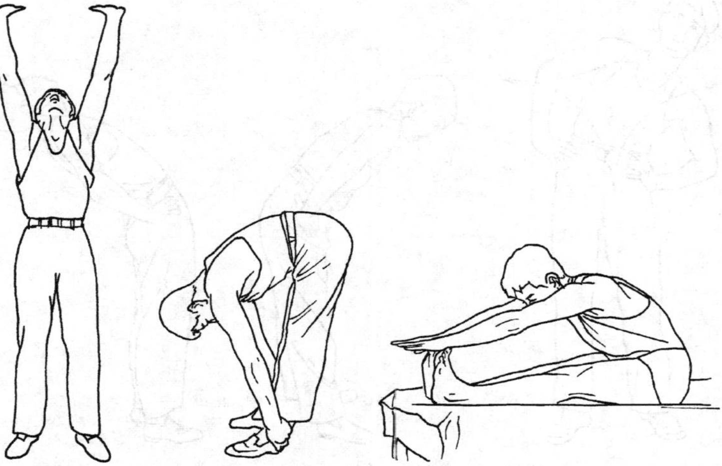

(1) (2) (3)

图 6-6 两手攀足势

（1）双手托天 （2）双手攀踝（立位） （3）双手攀足尖（坐位）

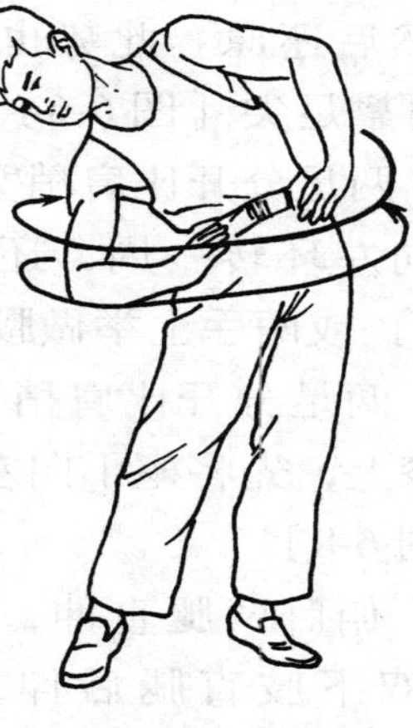

图 6-7 浪里荡舟势

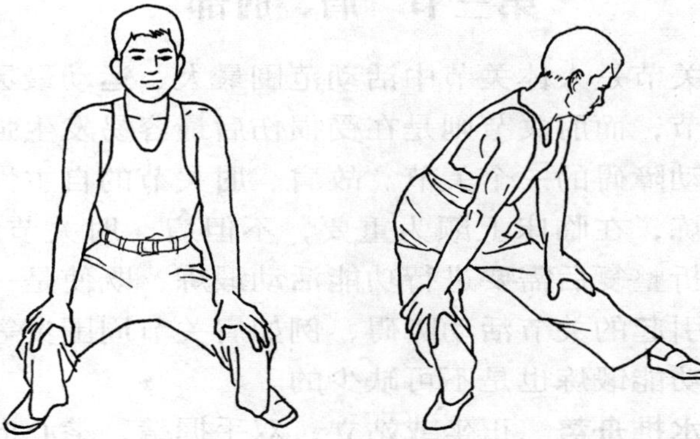

(1) (2)

图 6-8 摇头摆尾势

(1) 双手扶膝 (2) 侧屈

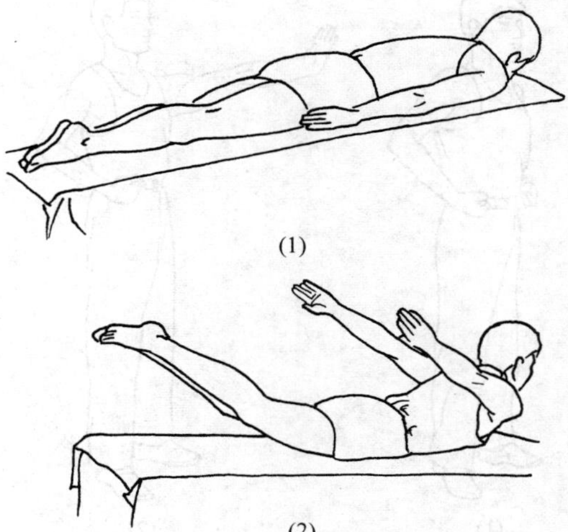

(1)

(2)

图 6-9 鲤鱼打挺势

(1) 伏卧 (2) 后伸

第三节　肩、肘部

肩关节是人体关节中活动范围最大、运动最灵活的一个关节，而肘关节则是在受损伤后最容易发生强直或功能活动障碍的一个关节。故肩、肘关节的自主性功能活动锻炼，在临床上颇为重要，不但肩、肘关节脱位，肱骨骨折整复后需要进行功能活动锻炼，既使是一些伤筋疾患引起的关节活动障碍，例如肩关节周围炎等，肩关节的功能锻炼也是不可缺少的。

顺水推舟势　正坐或站立，双手握拳，拳心向上置于胁下。右（或左）手立掌，掌心朝外，向正前方推出，然后还原〔图6-10〕。

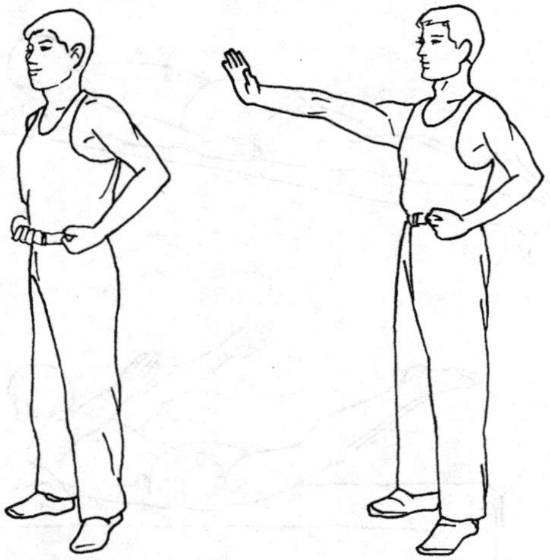

(1)　　(2)

图6-10　顺水推舟势

（1）握拳置于胁下　（2）推出

仙人推碑势　两足分开与肩等宽站立，两手握拳，拳心向上置于胁下，躯干向右（左）旋转，右（左）手立掌，掌心朝外，向右（左）前方推出，然后还原〔图 6-11〕。

单手托天势 正立，两手握拳，拳心向上，置于胁下。右（左）手变掌向上方托出，然后还原〔图 6-12〕。

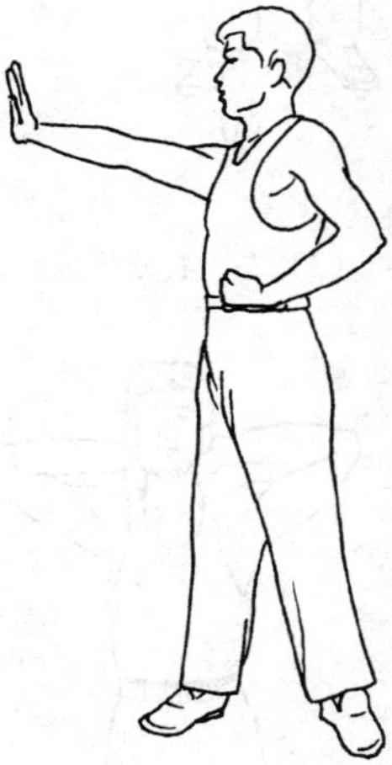

图 6-11 仙人推碑势

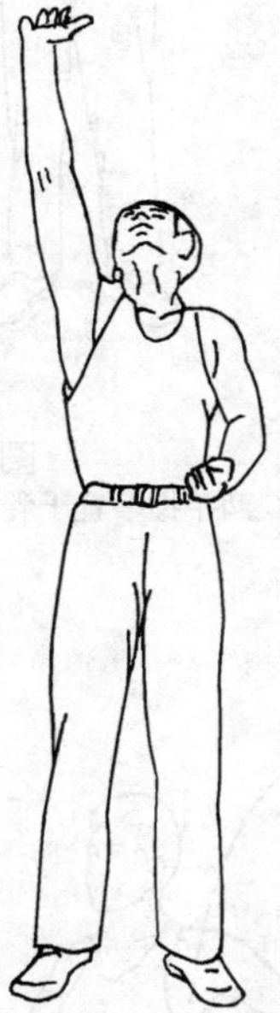

图 6-12 单手托天势

野马分鬃势 两足分开与肩等宽站立，或正坐，两手握拳，掌心向上置于乳下。先将两手张开向正前方水平伸出，再翻手使掌心向下，两手即向左、右分开，然后还原〔图 6-13〕。

车轮还转势 两足分开比肩稍宽站立（或正坐），一手叉腰，另一手握拳，做肩部环转运动，先向前环转三周，再向后环转三周〔图 6-14〕。

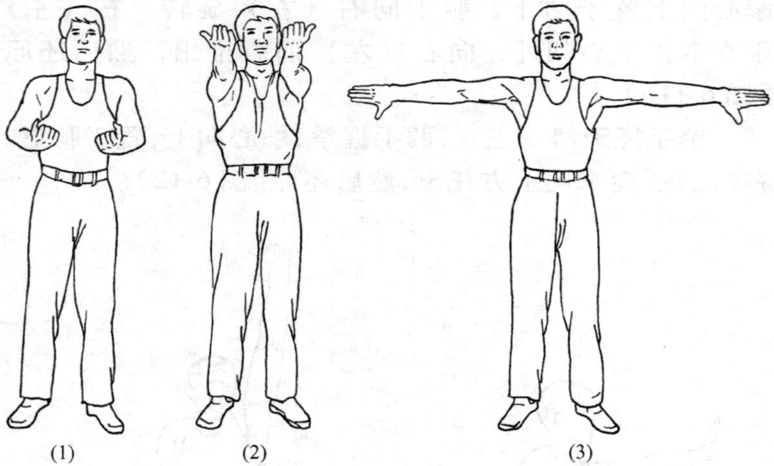

图 6-13．野马分鬃势
（1）两手握拳置于乳下 （2）向前方伸出 （3）左、右分开

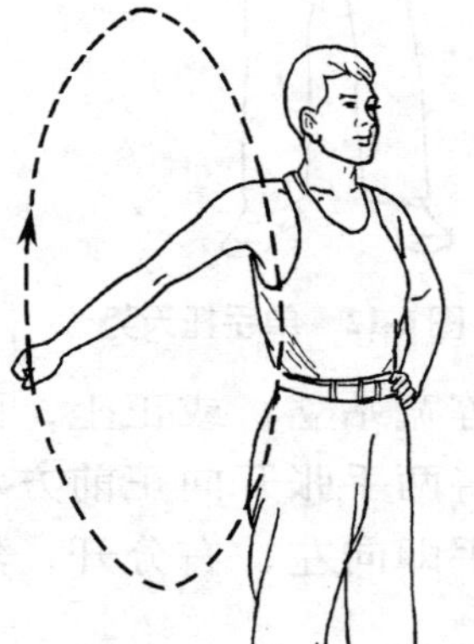

图 6-14 车轮环转势

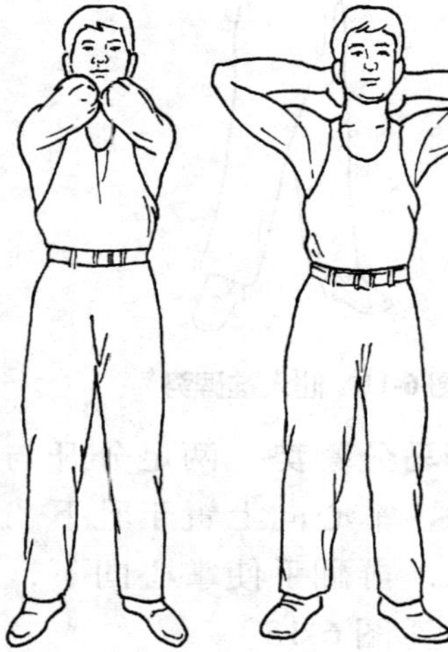

图 6-15 大鹏展翅势
（1）内收 （2）外展

大鹏展翅势 贴墙站立或正坐，两手插指抱在头后，先使两肘关节尽量内收，再使两肘关节尽量外展贴墙〔图 6-15〕。

蝎子爬墙势 两足分开，面对墙壁站立，双手五指张开扶在墙上，五指用力缓缓向上爬行，使上肢高举，然后五指再用力缓缓向下爬行归回原处〔图 6-16〕。

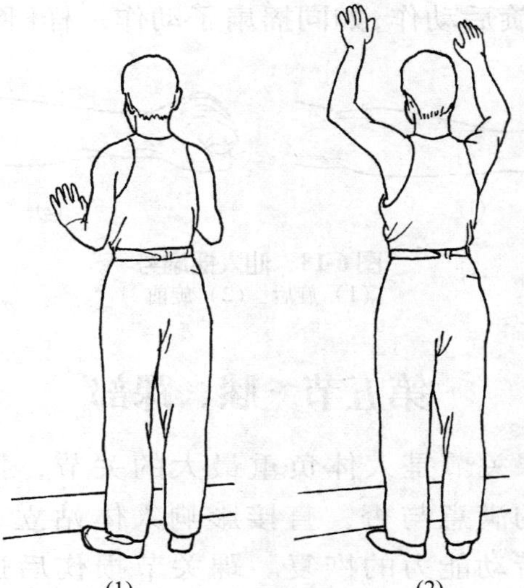

图 6-16 蝎子爬墙势
(1) 双手扶墙 (2) 爬向高举

第四节 腕 部

腕部功能活动的锻炼多用于桡、尺骨骨折，腕部伤筋等疾患，在肩、肘关节以及肱骨损伤等疾患治疗的早期，也鼓励患者做腕部的功能活动锻炼。

抓空增力势 即五指屈伸运动，先将五指伸展张开，然后用力屈曲握拳〔图 6-17〕。

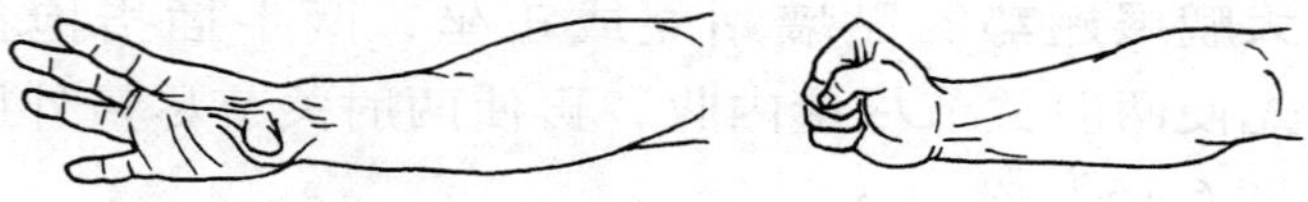

(1) (2)

图 6-17 抓空增力势
（1）伸展 （2）握拳

仙人摇扇势 屈肘，上臂贴于胸侧，手握拳。前臂反复做旋前，旋后动作，如同摇扇子动作一样〔图 6-18〕。

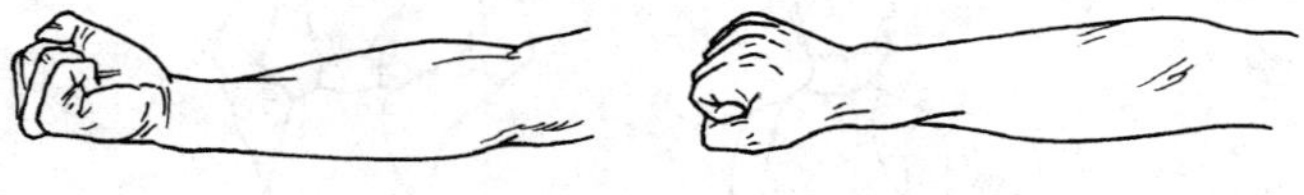

(1) (2)

图 6-18 仙人摇扇势
（1）旋后 （2）旋前

第五节 膝、踝部

膝、踝关节是人体负重最大的关节，损伤后功能活动恢复的满意与否，直接影响人体站立、步态的姿势，以及劳动能力的恢复。踝关节损伤后遗留功能活动障碍者，在临床上也比较多见。故适当的功能活动锻炼，对膝、踝关节功能活动的恢复起着重要的作用。

蹬空增力势 仰卧或正坐均可，做踝关节反复屈伸活动，先极度背屈，再用力下蹬，进行跖屈或屈曲髋、膝关节，向斜上方进行蹬足动作〔图 6-19〕。

坠举千斤势 仰卧两腿伸直，伤肢做直腿抬举动作。抬举能达90°时，在踝部系砂袋进行直腿抬举，重量 1～1.5 公斤渐增至 5 公斤以上〔图 6-20〕。

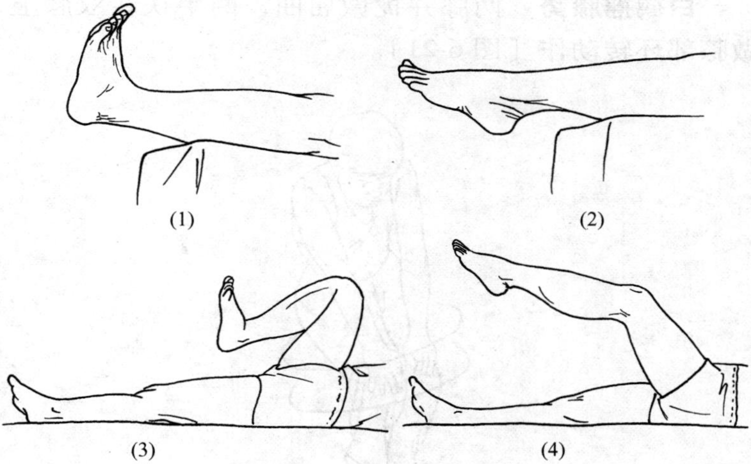

图 6-19　蹬空增力势

（1）足背屈　（2）足跖屈　（3）髋、膝关节屈曲　（4）蹬足

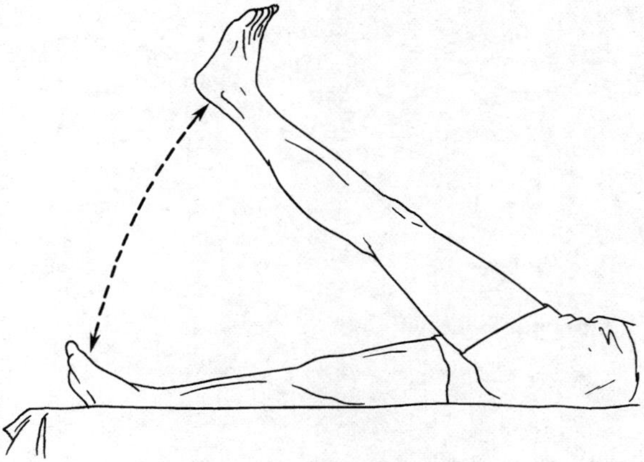

图 6-20　坠举千斤势

白鹤摇膝势　两膝并拢微屈曲，两手扶在双膝上，做膝部环转动作〔图 6-21〕。

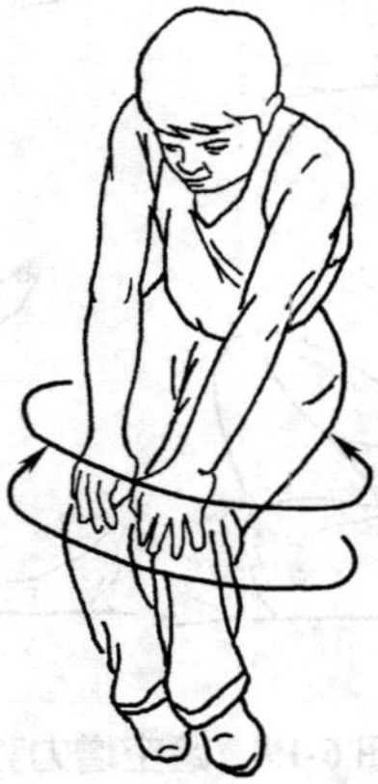

图 6-21　白鹤摇膝势

下　篇

第七章　骨　　折

骨折是指由于外伤而引起的骨或软骨的断裂，破坏了骨的完整性、连续性的一种损伤。

引起骨折的原因很多，根据骨折时所受暴力的性质，分为直接暴力和间接暴力两种。直接暴力是指外力直接作用于躯体，受力部位发生骨折，如打击、压砸、碰撞等外力所造成的骨折。间接暴力所致骨折，是指因跌仆、负重、扭转等外力作用于躯体，通过力的传导，在远离受力部位所造成的骨折。

根据骨折的形状，分为齐折（螺旋形或横形骨折）、斜折（斜形骨折）、劈折（纵形骨折）、碎折（粉碎形骨折）等数种。这些骨折，因为骨体完全断裂，连续性完全丧失，故又称完全骨折。骨骼尚保持部分连续的骨折，如小儿骨体柔软，受外伤多发生青枝骨折，以及空骨（管状骨）的惊纹骨折（裂隙骨折）等，称不完全骨折〔图 7-1〕。

骨折的发生均有明显的外伤史，而且疼痛剧烈，局部肿胀，严重者常有青紫色瘀血斑，散于皮下，肢体正常活动功能丧失。但脱位、软组织损伤也有这些症状，所以很难单纯据此对骨折进行确切的诊断。然而如见到肢体明显的畸形、异常活动，或出现骨擦音者，则根据

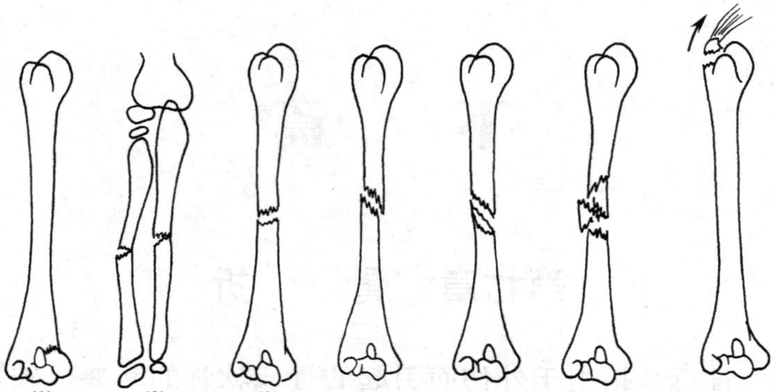

图 7-1　骨折类型
（1）裂隙骨折　（2）青枝骨折　（3）横断骨折　（4）斜形骨折
（5）螺旋形骨折　（6）粉碎性骨折　（7）撕脱骨折

其中一二个症状，即可诊断为骨折。

由于造成骨折外力的性质、力的大小、骨折的部位、以及患者体质的强弱、年龄、性别的不同，骨折所表现的症状、体征也就各不相同。如儿童骨骼多发生青枝骨折，骨折后肿、痛均不严重。成人则多发生完全性骨折，骨折后，肿胀、疼痛严重，皮下常有瘀血斑。又如儿童（尤其是 1 ~ 2 岁的幼儿），发生锁骨骨折时，其家属对损伤的原因及受伤的姿势，往往叙述不清，骨折的症状也多不明显，其特有症状是患儿不让托扶腋下将其抱起，抱则哭闹。儿童肱骨外科颈骨折时，肿胀、疼痛均不明显，但若让患儿抬举伤肢时，因伤肢不能自主抬举，常借助于身体的倾斜，将患肢“悠起”。成人肱骨外科颈骨折时，不但肿、痛严重，而且肩关节功能活动完全丧失，整个上肢因瘀血而呈青紫色，甚至遍及腋部及胸胁。老年人，尤其是老年妇女，在跌倒或遭受轻微扭转外力时，常发生股骨颈骨折。骨折后肿、疼均不剧烈，但伤肢却不能自主抬高，足部外旋。

骨折一经确诊，应争取时间，及早予以复位，并力求一次达到满意的复位。复位后，再将其固定于正确的位置上。骨折固定，要根据年龄长幼、骨骼的大小、骨折的部位，来选用适当固定器材，如纸垫、纸牌、分骨牌、木板等。尤其在骨大肉厚处，如肱骨、股骨发生骨折，固定器材一定要牢固、有力，方能起到良好的固定效果。

捆绑固定后，夏季2~3日，冬季4~5日后，将制动物松解，或用接骨止痛腾药熨敷，或更换外敷药后重新固定。注意松开固定时，一定要有助手把托牵引，保持断端稳定，以免断端再度移位。若固定后捆绑过紧，影响血运，疼痛肿胀剧烈者，应及时松解固定物，或重新捆绑，以防意外。

骨折用药，一般外敷接骨散，内服接骨紫金丹。若肿胀严重，为了避免皮肤起水泡，可暂不敷药。并可用活血祛瘀的汤药，促进瘀血吸收，使肿胀尽快消退。骨折后期，可服补肾壮筋、舒筋壮力的丸药，并可用腾洗药。

调养是否适宜，直接影响骨折愈合的迟速和功能活动的良劣，以及是否遗留残疾。所以捆绑固定后，在不使断端再度移位的前提下，应积极鼓励患者进行关节、肌肉的功能活动锻炼，以利于气血流通，促进骨折的早日愈合，避免日后留存关节僵硬的后遗症，气血温则流通，寒则凝滞，因而损伤的肢体，应注意保暖，并应禁食寒凉食物。

特别是老年人骨折后，除注意其骨折局部症状外，更要密切注意患者的全身情况，及时发现合并症及并发症，及时处理，以防不测。

第一节 鼻梁骨骨折（鼻骨骨折）

鼻位于面部中央，上为鼻梁，下为鼻柱。内有三角形暗硬骨1块。鼻端有准筋1道。

【病因】 如有跌打，碰撞，必有鼻梁塌陷；如有拐碰，必有鼻柱歪斜。

【临床表现】 伤后鼻梁塌陷，或左右歪斜。鼻部肿痛、青紫，鼻腔出血，呼吸不畅。触摸伤处或呈下陷，或呈左右歪斜。若出血不止者，头晕目眩，肢倦神昏，疼痛连及脑髓者，则为危症。

【治疗】

1. 手法：提挺整复法。

（1）鼻骨塌陷：若鼻腔出血不止，先以新汲冷水淋激头顶，再洗净鼻腔内血水，然后施术。

患者正坐或仰卧，医者站在患者的侧方，右手持细竹筷一对，竹筷末端裹洁净纱布，将食指夹在竹筷中间，使竹筷分开，并用拇、中二指擒住，随将竹筷轻轻插入鼻孔（约一寸），向前提挺；同时用左手拇、食二指拿住鼻准向下推戳，使塌陷之骨复平〔图7-2〕。

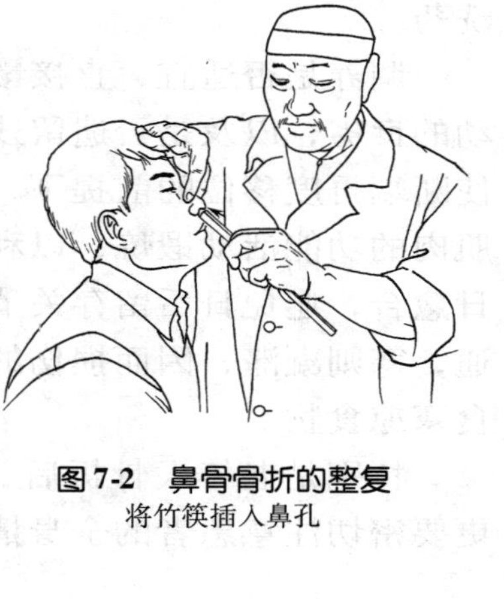

图7-2 鼻骨骨折的整复

将竹筷插入鼻孔

（2）鼻骨歪斜：患者正坐，头稍向后仰。助手站在患者背后，双手扶住头部。医者用右手持竹筷，轻轻插入鼻孔内，向前提挺，左手拇、食二指拿住鼻部。如鼻骨向左侧歪斜者，则拿鼻之手向右推之捺正；如鼻骨向右侧歪斜者，则拿鼻之手向左推之捺正。待伤处微作响声，畸形消失，即已复原〔图 7-3〕。

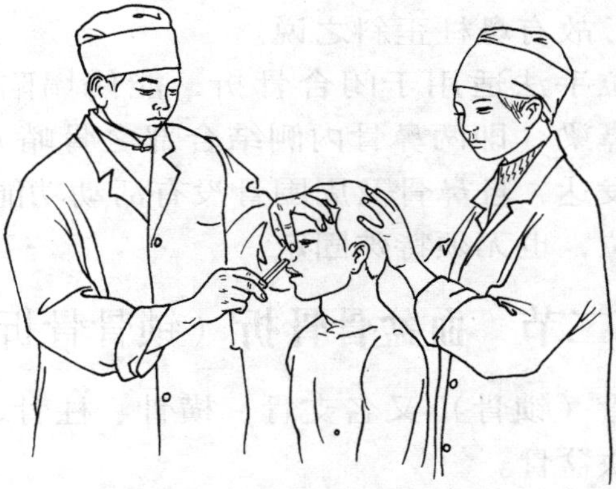

图 7-3　鼻骨歪斜的整复

2. 捆绑：复位后不稳定者，用消毒纱布填塞鼻腔，以防移位。

3. 用药：外敷接骨散，以香油或蜂蜜调敷，内服接骨紫金丹。如鼻腔出血者，可在复位后，急煎元归汤服之，从药渣中挑出玄参片，外蘸血余炭，堵塞鼻孔则能止血（玄参煎煮之后，体积膨胀，且玄参质地松软，即能堵塞鼻孔，起到压迫止血的目的，又不会损伤鼻腔，效果很好）。

4. 调养：前七日只许仰卧，不可左、右侧卧，慎避风寒，忌食生冷油腻食物。

【按】　鼻骨左右各 1 块，为长方形骨板，构成鼻腔上壁的一部分，鼻骨上接额骨，较厚，鼻骨下较薄，骨折多发生于下1/3处，两鼻骨内侧缘相接成鼻骨间缝，其后和鼻中隔软骨相接；正文中暗硬骨系指鼻中隔软骨；准筋1道，指3块不发达的鼻肌，其作用可使鼻翼煽动。

正文中所谓拐碰是指暴力来自鼻部侧方，造成一侧鼻骨骨折，故有鼻柱歪斜之说。

本复位手法适用于闭合骨折，能使塌陷之鼻骨复起，恢复鼻梁（即两鼻骨内侧结合部之骨嵴）的形态，因鼻肌不发达，且鼻骨及周围骨没有活动功能，故复位后极少移位，也无须特殊固定。

第二节 血盆骨骨折（锁骨骨折）

血盆骨（锁骨）又名支骨、横骨、柱骨、上交骨、锁子骨、缺盆骨。

血盆骨横量7寸，斜卧两肩前，为支肩之主骨，内端为鸠骨（锁骨胸骨端），外端为支骨（锁骨肩峰端），内端与胸前骨（胸骨）接交，外端与琵琶骨（肩胛骨肩峰）相连，之间各有暗硬骨1块，另有包骨筋1道，条筋1道。

【病因】 如有跌打，压砸，或由高坠下，肩部着地，或手掌撑地，可伤此骨，少年人此骨不折，也能挤弯。临症有塌折、岗折或有绝折。

【临床表现】 骨折后肩必缩短，伤臂垂下，只能前后活动，不能高举，高举必作疼痛。如有绝折，肩必耷拉，甚至步履难行，行走时以健侧之手托扶伤臂，身体向患侧歪斜，伤及脉络，额冷脉绝，手凉指僵，是为危症〔图7-4〕。

【治疗】

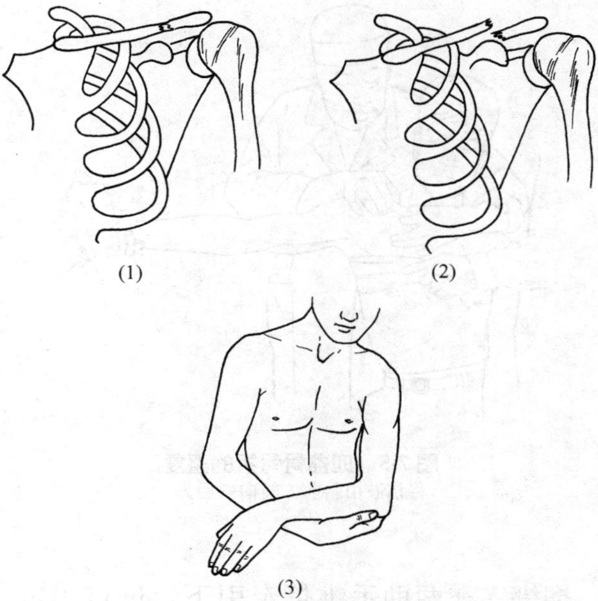

图 7-4　血盆骨骨折

（1）无移位　（2）移位　（3）伤肩下垂

1．手法：患者正坐凳上（若为儿童则由家长抱住，或坐在家长膝上）。第一助手站在伤臂的斜前方，用一手与患者伤臂的手掌相合，并握住拇指，另一手握住腕部；第二助手站在健侧，用布巾兜在伤腋下，向健侧用力牵引。

医者站在患者背后，用双手拇、食指分别掐住两断端。

施术时，嘱助手缓缓用力拔伸，第一助手握住伤臂，由斜前方慢慢转向斜后方〔图 7-5〕。

此时断端有移动感觉，若为凸折用戳按法，凹折用挺托法，细心徐徐接之，使凸者复平，凹者复起，断者

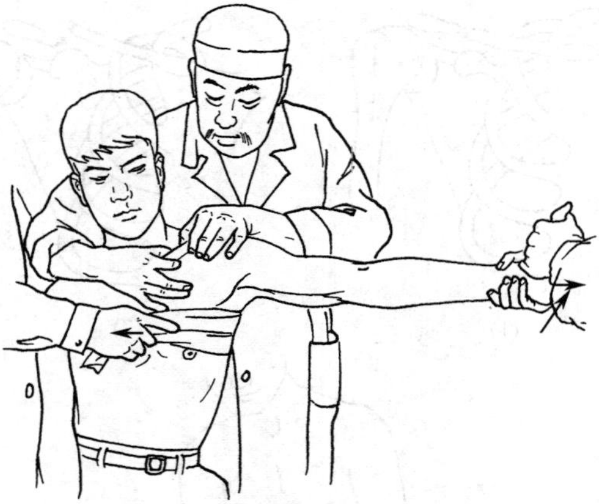

图 7-5　血盆骨骨折的整复
将伤肢由斜前方转向斜后方

复续。

2. 捆绑：在两助手维持牵引下，进行固定，用鸭蛋形棉球一个，钉在双头绷带上，将棉球垫在伤腋下，绷带十字搭肩，向健侧腋下缠绕，再经伤腋下兜住棉球，复十字搭肩缠绕，骨折处盖上菱形纸垫，缠妥后，用木板托住前臂，挎在胸前〔图 7-6〕。

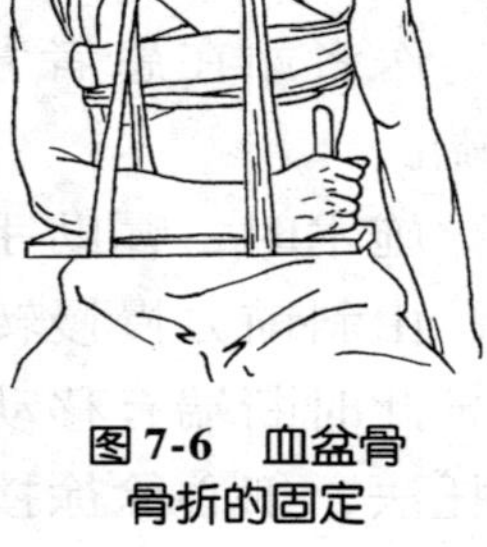

图 7-6　血盆骨骨折的固定

3. 用药：外敷接骨散，内服接骨紫金丹。早期肿胀较重，可服活血消肿汤药。

4. 调养：骨折复位固定后，7 日内睡眠时要半仰卧，练习"抓空增力"；7～14 日练习屈肘提臂；骨折愈合后练习抬肩，"车轮还转"、"野马分鬃"、"大鹏展翅”等动作。以恢复肩关节功能。儿童21日可愈，成人35日可愈。

【按】 锁骨为“S”形弯曲之长骨，横跨胸廓的前上部，水平位于颈根部，内侧为内外两端及中间部，锁骨骨干较细而弯曲，且位置表浅，易发生骨折。正文中暗硬骨指肋锁韧带和肩锁关节的韧带，肋锁韧带分为前后两层，其间夹有滑囊液，临床带见胸锁关节下方隆起，疼痛之病变，为滑囊炎，刘老大夫称之为暗硬骨离位伤筋。包骨筋指胸锁乳突肌的止点，条筋是锁骨间韧带，喙锁韧带。

锁骨骨折诊断并不困难，治疗中复位也比较容易，只是缺乏良好的外固定来维持对位。目前外固定方法甚多，都不能维持满意的位置，且有些固定方法给病人带来痛苦较大，大多数锁骨骨折，最终虽然是畸形愈合，但良好的功能大多不受影响，故用手术固定的方法，达到解剖对位的意义不大。正文中的这种固定方法，限制了肩关节的活动及一部分胸式呼吸，减轻了疼痛，同时腋下的棉球又可将肩关节向外支开，保持了锁骨的长度，棉球质地软，也不会对腋下的神经、血管造成损伤，病人比较舒适，是个比较好的固定方法。

第三节 胸前骨骨折（胸骨骨折）

胸前骨（胸骨）又名髑骭骨、龟子骨、胸膛骨，位于胸前正中，形长而扁，由鸠、骭、蔽、髑、膺、坎六块小骨组成，之间各有一块软骨相隔。两侧与肋软骨相联接，胸肋环抱，护其内脏。胸前骨有包骨筋1道，外有条筋5道，内有抱筋2道。

【病因】 如有跌打、压砸、碰撞，或有仆坠，而伤其骨。

【临床表现】 胸前骨骨折后，轻者无错位，局部肿胀疼痛，呼吸时疼痛加重，重者疼痛难忍，起卧困难；若损伤内脏、呕血咯红，呼吸短促，呃逆战栗者，则为危症，如日久失治，胸前高起，面黄肌瘦，体倦痰喘者，乃为瘀血稽留，邪热内蓄，则成痰火痨症。

医者循胸骨自上而下触摸，辨明是属凹折或是凸折。如是凹折，则患者佝偻难仰，俯首不起，其骨塌陷；如是凸折，患者只能挺胸坐、立，其骨隆起。

【治疗】

1. 手法：提端法。

（1）凹折：患者正坐凳上。助手蹲在患者前方,用双手分别按住患者两腹股沟部。医者站在患者身后,用双臂穿过患者两腋,抱住患者,左手持毛巾,准备堵患者口鼻,右手掌扶按在胸骨伤处,将患者轻轻摇晃6～7 次。

用提端法将患者向上提起，并使其后仰，令患者深吸气后，用毛巾捂住患者口鼻。用医者之胸压患者之背，令患者前屈，同时速撤双手，以双手用力挤按患者两肋〔图 7-7〕。

自胸骨沿两肋向后，用捋、顺法按摩舒筋。以上手法可再重复一次。

（2）凸折：手法同上。在用提端法将患者提起后，不堵口鼻,速撤左手,用手掌戳按凸起处,同时医者胸部贴于患者背部,使患者向前屈,所凸之骨即可复平〔图 7-8〕。

若骨折无移位时,可以直接外敷药物,进行捆绑固定。

2. 捆绑：按胸骨长短做一长方形纸垫，钉在双头绷带上，将纸垫盖在伤处，围胸肋缠绕，然后经双肩缠妥，扣住即可。

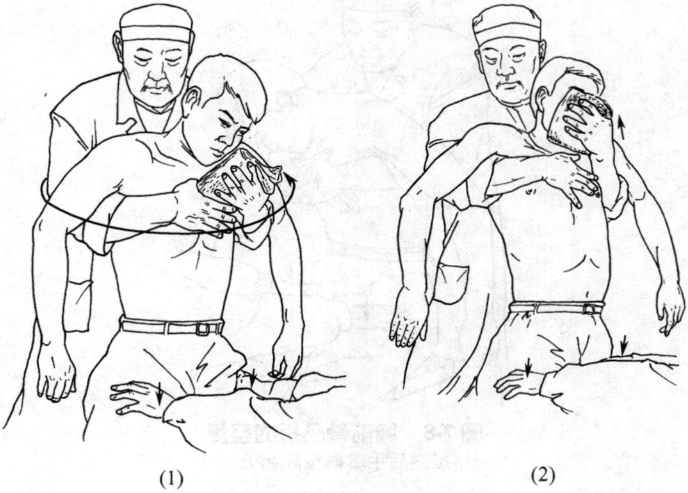

(1)

(2)

(3)

图 7-7　胸前骨凹折的整复

（1）将患者轻轻摇晃　（2）用提端法提起

（3）双手掌同时用力挤按两肋

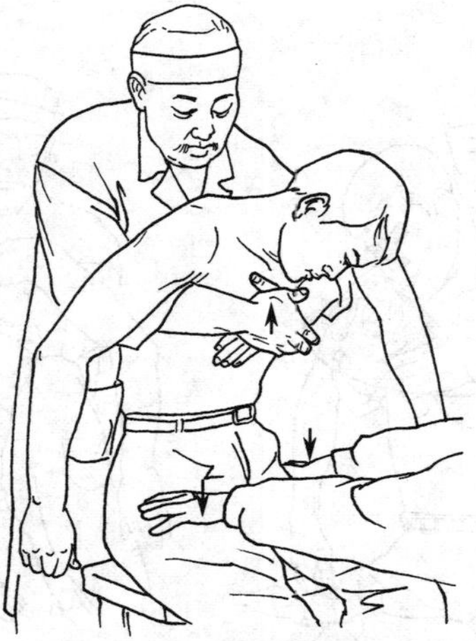

图 7-8　胸前骨凸折的整复
提端后手掌戳按隆起处

3. 调养：整复后前 7 天，要半卧位休养，每日以活血祛瘀腾药熨敷，再用前法捆绑固定，忌食生冷、油腻、辛辣等刺激食物。

【按】 胸骨由胸骨柄、胸骨体及剑突三部分组成，中间借纤维软骨联接，包骨筋指胸肋关节韧带；条筋、抱筋指辐射韧带。

胸骨骨折多见横形，下骨折段重叠移位于上骨折段的前方，胸骨后的骨膜，因有胸内韧带附着，不易发生断裂。

胸骨骨折多因直接暴力所致，往往伴有内脏损伤，症状一般均较严重，施行手法定要慎重。

第四节　肋骨骨折

肋骨在脊梁骨（脊柱）与胸前骨（胸骨）之间，

左、右共12对，构成胸廓，有保护内脏作用。

肋骨形弯而扁，其前方借助肋软骨与胸前骨连接，1~6肋的肋软骨，直接与胸前骨相连接，7~10肋的前端借人字骨（肋弓）与胸前骨相接，11、12肋游离，称浮肋，又名小肋、季肋。前肋有包骨筋12道；后肋有包骨筋12道。

【病因】 如有跌打、压砸，碰撞则伤其肋。前、后挤压致伤者，多见凸折；跌打、碰撞致伤者，多见凹折，凹折者难治。骨断3根，必有险症〔图7-9〕。

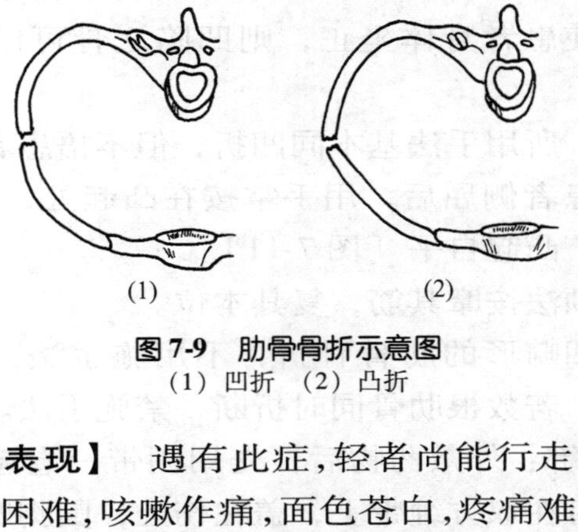
(1) (2)

图7-9 肋骨骨折示意图
(1) 凹折 (2) 凸折

【临床表现】 遇有此症，轻者尚能行走，重者卧床不起，呼吸困难，咳嗽作痛，面色苍白，疼痛难忍，手扶患处，斜身站立。凹折者身体向患侧歪斜；凸折者身体向健侧歪斜。检查时，医者双手拇指轻轻按压，如有明显疼痛，即是伤处。再用双手平掌，前、后相对归挤，双拇指扣在患处，可闻骨音，即为骨折。折口向内则为凹折；折口上努则为凸折。若数根肋骨同时折断，患者不能平卧，亦不能翻身，动则疼痛剧烈，骨音明显。如一骨多断骨折，断端往往随呼吸而浮动。若内脏受损，呼吸不足以息，唇紫鼻扇，心烦咯血者，则为危证。

【治疗】

1. 手法：提端法。

凹折：患者正坐凳上。助手蹲在患者前方，用双手分别按住两腹股沟部位。医者站在患者身后，双前臂由患者两腋下穿过，双手扶在胸前，并用一手持清洁毛巾，准备堵患者口鼻。

将患者轻轻摇晃6~7次，用提端法将患者向上提起，令患者深呼吸后，用毛巾捂住患者口鼻，如左肋受伤，使患者向右侧屈之；如右肋受伤，则向左侧屈之。

随即撤捂口鼻之手，两手分别挤按折断处的前后端，同时使患者身体坐正，则凹陷之骨可以复平〔图7-10〕。

凸折：所用手法基本同凹折，但不捂患者口鼻，用提端法使患者侧屈后，用手掌按在凸起处，向下戳按，其骱作声，凸起自平〔图7-11〕。

用捋顺法按摩其筋，复其本位。

无凸凹畸形的肋骨骨折，不用施手法，可直接敷药，捆绑。若数根肋骨同时折断，禁施手法。

2. 捆绑：外敷药物后，先用绷带一卷缠住，再将方形纸垫钉在双方缠带上，盖在伤处，围胸廓缠妥即可〔图7-12〕。

3. 调养：睡眠时要半卧位，饮食禁忌生冷、油腻，并要少食多餐。

【按】 肋骨解剖今古相同，其前后肋包骨筋系肋间肌。正文中所述为单纯闭合性肋骨骨折，用本手法治疗，效果良好。本法固定，能限制胸壁呼吸运动，使骨折断端减少移动，达到减轻疼痛目的。对多发或多段骨折者，常因反常呼吸导致呼吸效能减低，全身缺氧，阻

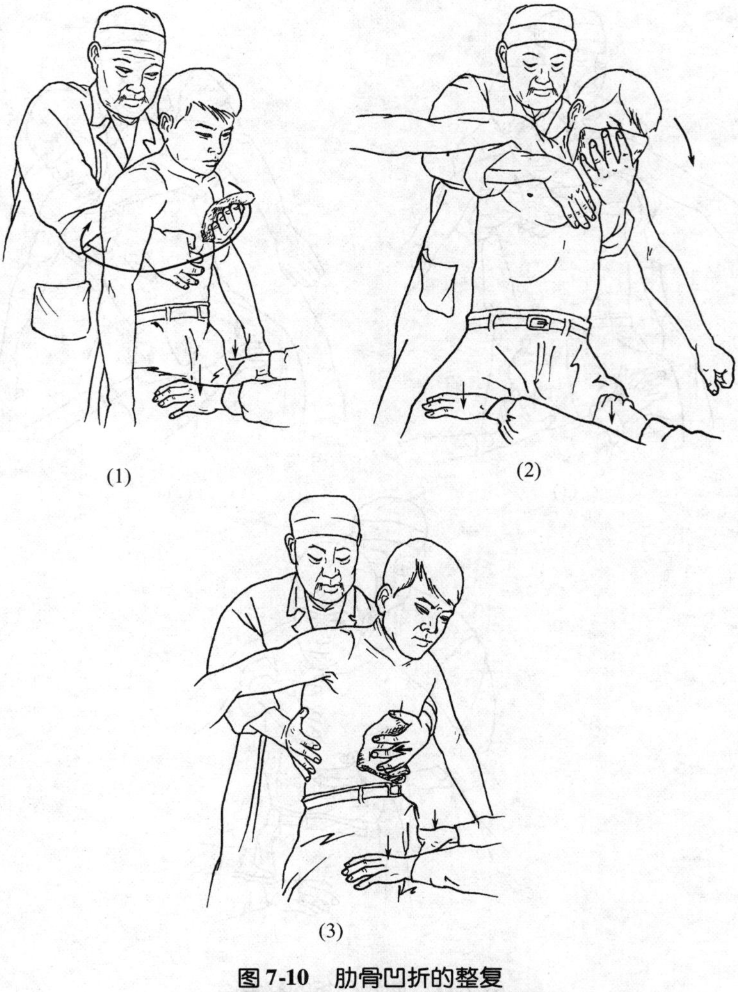

(1) (2) (3)

图 7-10　肋骨凹折的整复

（1）摇晃后提端　（2）保持提端力量并侧屈，并堵其口鼻　（3）挤按前后肋

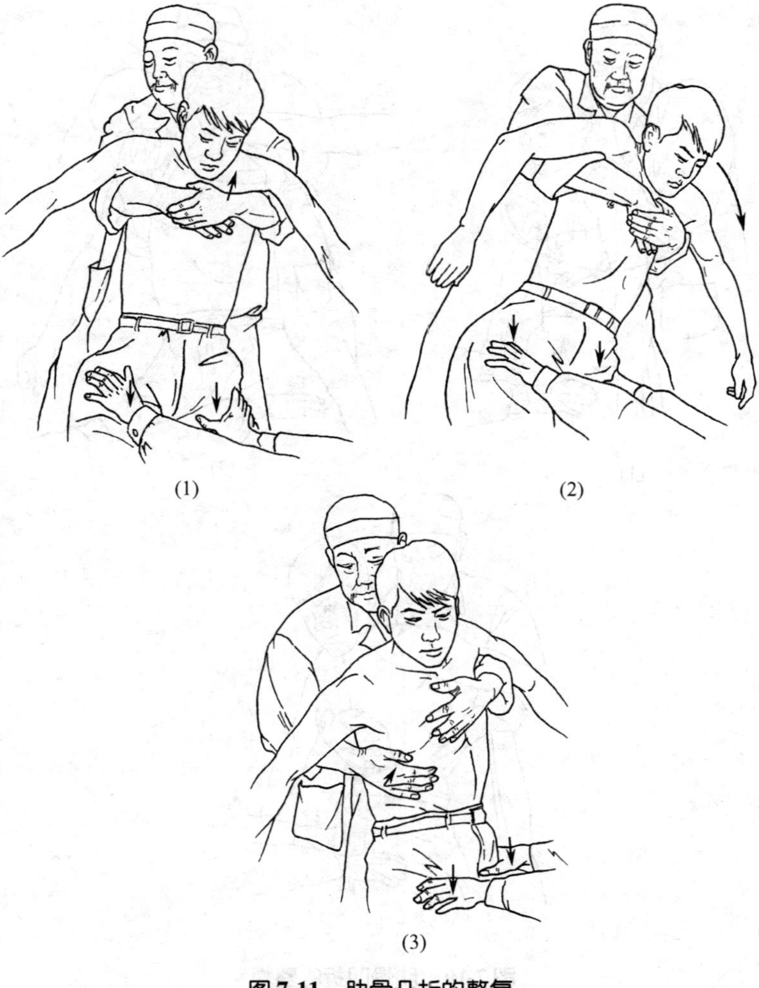

图 7-11　肋骨凸折的整复

（1）摇晃后提端　（2）保持提端力量并侧屈

（3）手掌戳按

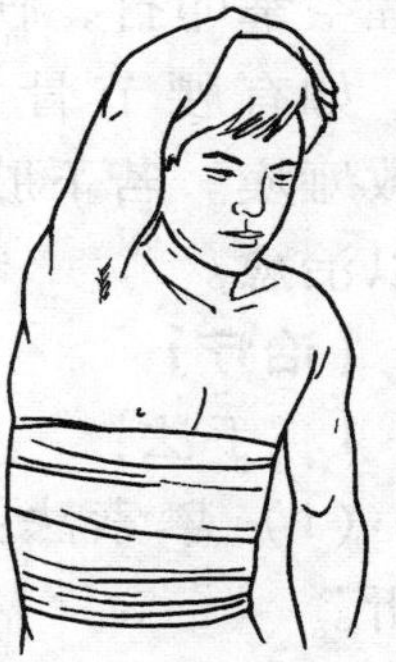

图7-12　肋骨骨折的固定

碍静脉回流，影响循环。本固定方法，可达到消除胸壁浮动，纠正胸廓内陷之目的，且适用于任何年龄、任何季节，较胶布固定为好。

第五节　脊梁骨骨折（脊柱骨折）

脊梁骨（脊柱）一名脊骨，又名膂骨，人体中部之主骨也。其上载左、右琵琶骨，下连左、右胂肋骨，两旁架诸肋骨。上 7 节为背骨，中 7 节为腰骨，下 7 节为尾尻骨。脊梁骨每节之间各有软骨 1 块，共 23 块，有包骨筋 24 道，包棘筋 21 道，背脊两侧有大板筋两道，大板筋外侧左右各有伸、屈筋一道。

【病因】　如有跌仆或由高坠落时，臀部或足跟着地，可致脊梁骨骨折。多发生在上 7 节和中 7 节，严重者可造成下肢瘫痪。

【临床表现】

遇有此症，腰背疼痛难忍，卧床不起，翻转困难，腰痛牵连少腹，咳嗽或深呼吸时疼痛加重。

检查时可见脊骨塌、岗，或有歪斜〔图 7-13〕，医

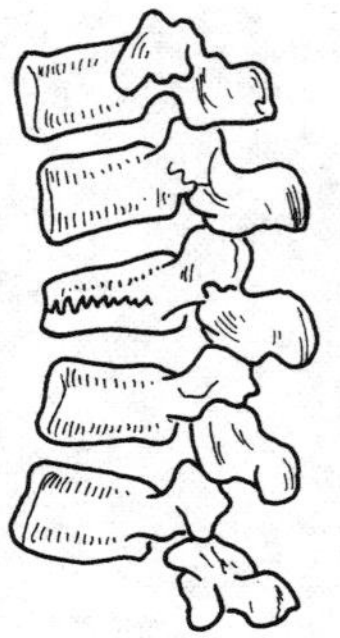

图 7-13　脊梁骨骨折示意图

者握空拳叩打，伤处疼痛加重。

如有腰节骨大错者，必伤脊髓，可致瘫痪。若下肢麻痹，二便失禁者，难以治愈。

【治疗】

1. 手法：

（1）攀索法：适用于上 7 节背骨骨折。

两助手架起患者，使患者站在攀索架的砖上（每足下各垫 3 块砖），两手握住攀索横梁，并用布带将患者两手缚在横梁上。

将患者两足下之砖一块块撤除，使患者身体逐渐悬空。

嘱患者肌肉放松，医者站在患者侧方，先以拇食二指由上而下触摸各节棘突，检查是否有左右侧方畸形。找准伤处后，以一手大鱼际按在伤处，另一手按在胸、腹部相对位置处，双手用力相对归挤，并矫正其左、右侧方的畸形〔图 7-14〕。

（2）绷吊法：适用于中 7 节腰骨骨折。

患者俯卧床上。第一助手站在患者头前，用布巾一条横在患者项背部，并兜住两腋下，第二助手握住患者双足踝部，与第一助手相对用力拔抻。

医者站在患者侧方，用布巾一条横在患者腰臀部，并经两腹股沟兜住患者两大腿。用一手手掌按在所伤之处，另一手握住布巾。

嘱两助手缓缓用力相对拔伸，同时医者握布巾之手用力向上提起，使患者悬空，捂在伤处的手掌用力向下戳按〔图 7-15〕。

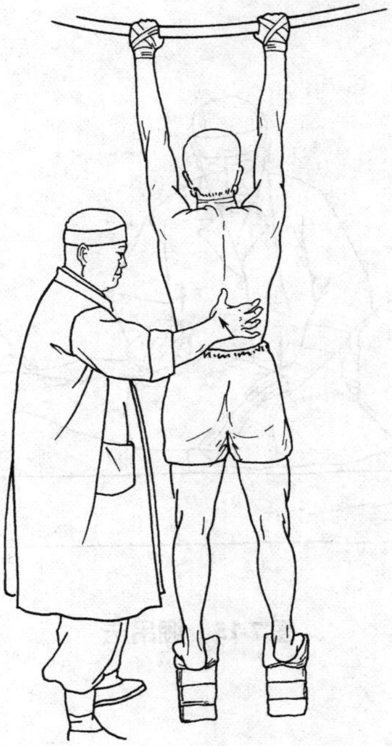

图 7-14 攀索法

2．捆绑：外敷接骨散后，用对头纸垫 1 个，钉在双头绷带上，盖在伤处，缠妥即可。

严重者可用通天木或腰柱木固定。

通天木用于背骨骨折：颈部先用绷带缠绕，以支持头部；再用通天木 1 副，内衬棉垫，盖在对头纸垫上，将线带缚住即可〔图 7-16〕。

腰柱木用于腰骨骨折：用腰柱木 1 副，缚在对头纸垫上即可〔图 7-17〕。

3．调养：睡眠时可将通天木或腰柱木撤除，只许仰卧及俯卧，不准侧卧，翌日起床，照旧缚妥。两周后撤除通天木或腰柱木，仍旧卧床休息。待疼痛基本消失

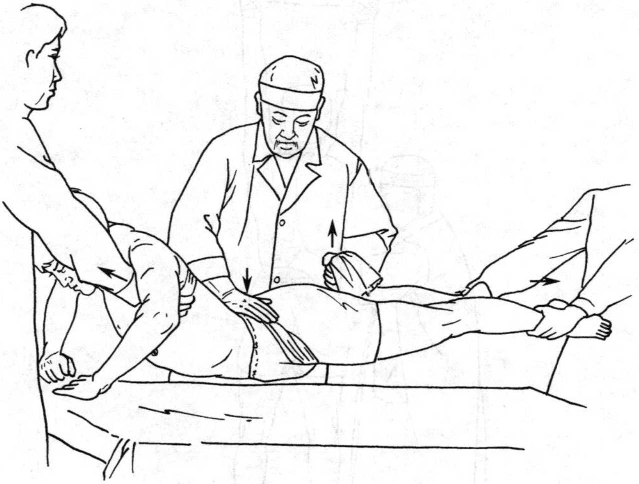

图 7-15　绷吊法

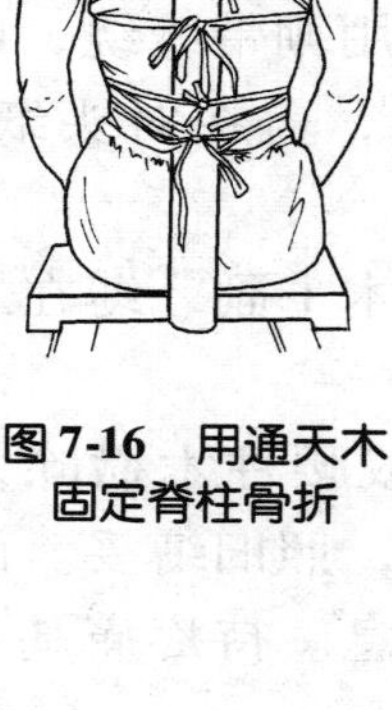

图 7-16　用通天木固定脊柱骨折

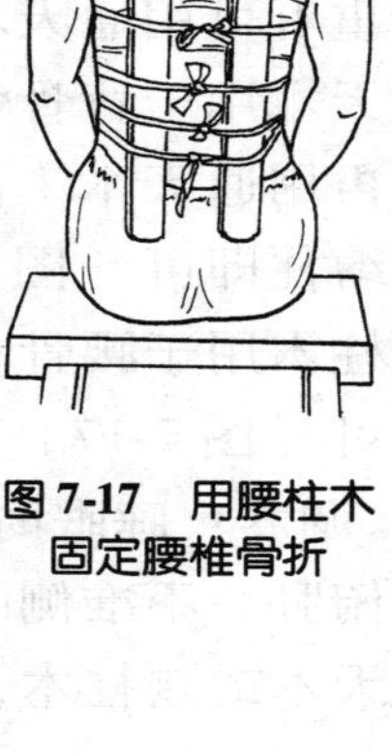

图 7-17　用腰柱木固定腰椎骨折

后，练习“鲤鱼打挺势”等腰背部自主性功能锻炼，并注意腰部保暖，一般两个月可愈。

【按】 本节正文所述脊梁骨骨折指单纯性胸、腰段椎体压缩性骨折。文中上7节为背、中7节为腰、下7节为尾尻骨的说法，与现代解剖不一致。其上7节相当于胸椎，中7节相当于腰椎，下7节为骶、尾椎。文中所指的暗硬骨与筋道，可参阅腰部伤筋的按语。

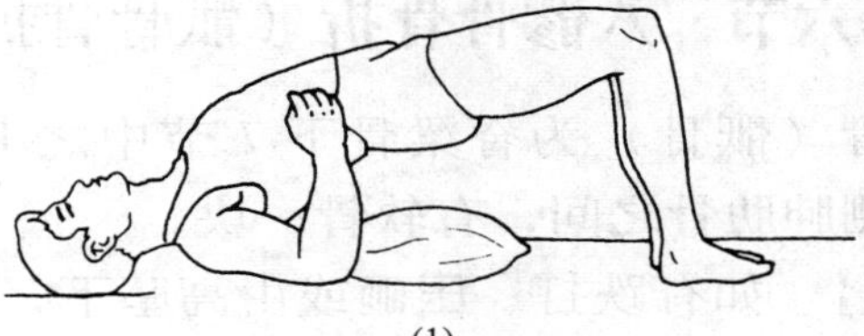

(1)

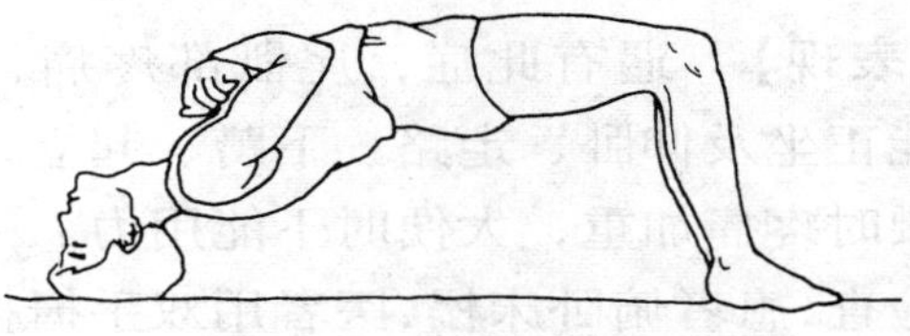

(2)

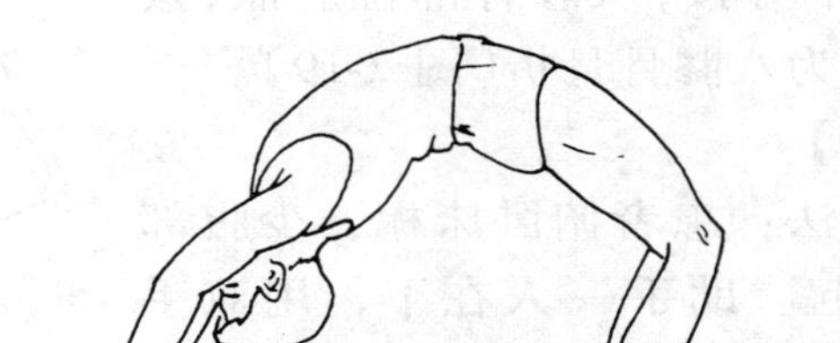

(3)

图7-18 脊梁骨骨折的练功疗法

（1）五点支撑 （2）三点支撑 （3）四点支撑

对脊柱损伤，应明确诊断后再用手法，必要时应通过X线照片检查。施行手法亦宜谨慎，不可鲁莽，以免加剧损伤。

目前临床上应用五点支撑、三点支撑、四点支撑的练功疗法很重要，可巩固手法之疗效〔图7-18〕。

通天木或腰柱木固定法，目前已改用钢背心或腰背支架，较之更为方便，但如无条件的地方，通天木固定仍不失为简便易行、效果良好的固定方法。

第六节　八髎骨骨折（骶骨骨折）

八髎骨（骶骨）为脊梁骨下7节中之上4节。八髎骨与两侧胂肋骨之间，有软骨一块。

【病因】 如有跌打、压砸或由高坠下，骶部着地，可伤此骨。

【临床表现】 遇有此症，尾骶部疼痛，有时牵扯腰部，不能正坐及仰卧、走路、下蹲、起立、翻身均感困难，弯腰时疼痛加重，大便时不能用力。

经医检查，患者俯卧床榻，医者用双手拇指从患者腰部开始向下寻按，八髎骨部位肿胀，按之痛甚，即为八髎骨骨折〔图7-19〕。

【治疗】

1. 手法：患者俯卧床榻，少腹部用枕头垫起。助手一人在下，用双手拿住患者双踝部；另一助手由背部用一布巾穿过两腋窝，由前腋下穿过，向上带之，两助手相对拔伸牵引，掤平不动。医者用拇指在伤处，相对归挤。归挤后，用拇指向下用力压按之，

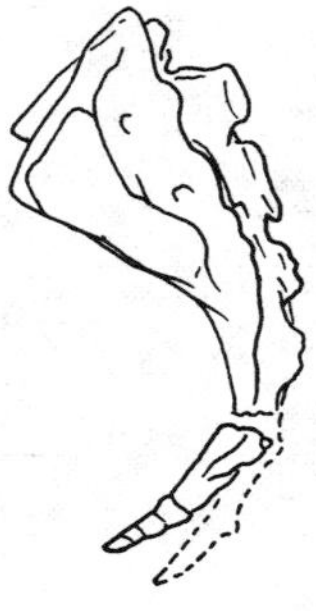

图7-19　八髎骨骨折示意图

疼痛减轻，即已复位〔图 7-20〕。

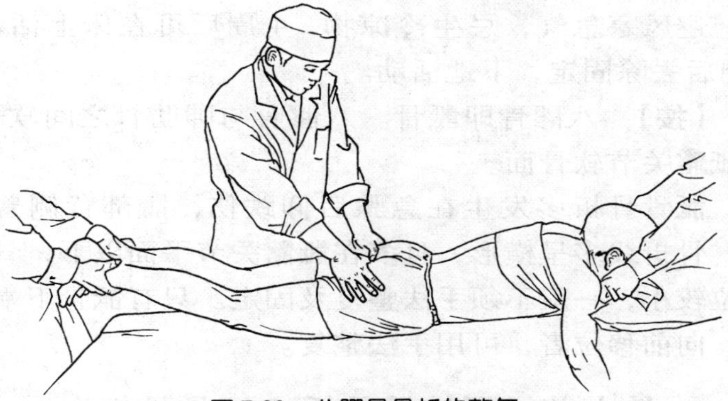

图 7-20　八髎骨骨折的整复

2. 捆绑：长方形纸垫 1 个，长 6 寸，宽 5 寸，纱布包好，双头带钉在当中，再备同样大小的棉垫 1 个。固定时先用软垫将病人腹部及大腿部垫好，骨盆部悬空。外敷接骨散后用单头绷带从腰部缠起，扣住两胯腋，十字搭患处，再用棉垫，最外放纸垫，用双头带缠绕同前。捆绑完毕，去掉腹部及大腿部垫物，将患者放平〔图 7-21〕。

3. 调养：睡眠时仰卧或俯卧，不能侧卧及坐起，次日打开固定物检查，如疼痛不减轻，仍用前法治之，

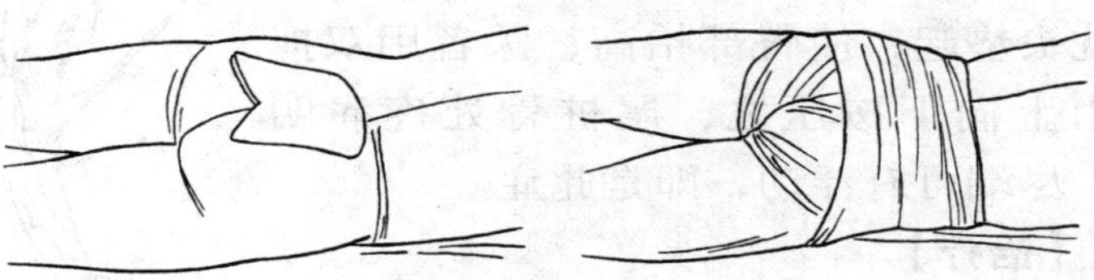

(1)　　(2)

图 7-21　八髎骨骨折固定法
(1) 纸垫的位置　(2) 固定外形

如疼痛已减轻，即用骨科腾药腾敷患处。腾敷后，照旧捆好。

避风寒急气，忌生冷凉物。4 周后可在床上活动，6 周后去除固定，下地活动。

【按】 八髎骨即骶骨。八髎骨与胂肋骨之间软骨，为骶髂关节软骨面。

骶骨骨折多发生在急骤后仰跌伤，骶部背侧着地时，骨折线多呈横形，且多在骶髂关节平面以下，骨折移位较小，一般不须手法整复及固定。只有骶骨下端骨折，向前移位者，可用手法整复。

第七节　尾桩骨骨折（尾骨骨折）

尾桩骨（尾骨）又名尾间骨、底端骨、撅骨、穷骨，俗称尾巴骨。此骨本是脊梁骨下 7 节之末 3 节，与臀骨（坐骨）成其鼎足，即坐之主骨也。

【病因】 如有跌打、蹾垫、臀部着地，可伤此骨。

【临床表现】 遇有此症，病人不能并腿直腰站立，亦不能正坐，行走时只能斜行，下蹲时疼痛，起立困难，只能侧卧，不能仰卧，腿不能伸直，若骨折向前移位严重者，大便截挡〔图 7-22〕。

检查时，令患者俯卧床榻，小腹部用枕头垫起，使臀部抬高，医者用双拇指由上向下按压之，尾桩骨处疼痛明显，尽端可有浮动，即是此症。

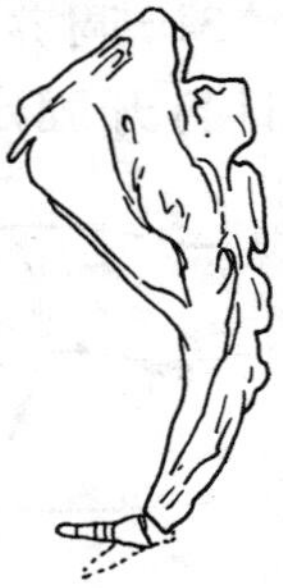

图 7-22　尾桩骨骨折示意图

【治疗】

1. 手法：患者趴俯床边，中衣脱下，小腹部垫一枕头。医者右手食指洗净，带上消毒指套，外涂石蜡油或凡士林，轻轻插入肛门，用左手掌大鱼际压住所伤之处，如有向左歪斜，则向右提之；如有向右歪斜，则向左提之；如有下塌，向上提之；如有上岗，左手大鱼际向下戳之，其骱作声，即已复位。将食指由肛门内撤出，施术完毕〔图7-23〕。

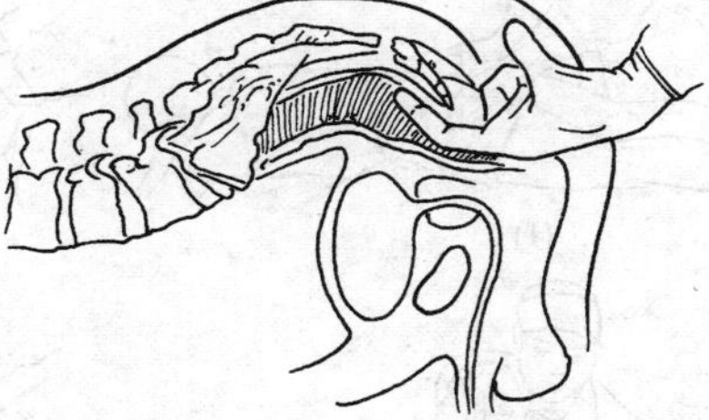

图7-23　尾桩骨骨折的整复

七日后，用归、挤、捋、顺法按摩骶尾部〔图7-24（1）〕。

再令一助手，双手拿患者双足踝部，向上提之，医者一手抱患者双膝，一手大鱼际在尾骶部用整戳法〔图7-24（2）〕。

最后令患者仰卧，双膝双髋屈曲，医者用一胳膊扶膝向下压之，一手大鱼际顶住尾骨骨折处，助手双手拿住患者双踝部，牵拉患者双腿，使之伸直，伸直之时，尾骶部在医者大鱼际上滚动一下〔图7-24（3）（4）〕。

2. 捆绑：用凤尾垫1个，盖住骶尾部，用绷带经腰部及两腹股沟部缠妥。

3. 调养：睡眠时要仰卧（可垫棉圈或气圈）或俯卧，保护骨折处，忌风寒急气，生冷凉物，固定21天。42天可能痊愈。

【按】　尾桩骨骨折即尾骨骨折。

无移位之尾骨骨折，不须特殊治疗，卧床2～3周即可，但在休养期间，应给润肠药物，以保持大便通畅。有明显移位者，可用手法整复。多数尾骨骨折，尾骨远端向前成角，畸形愈合，但不影响日后功能。如治

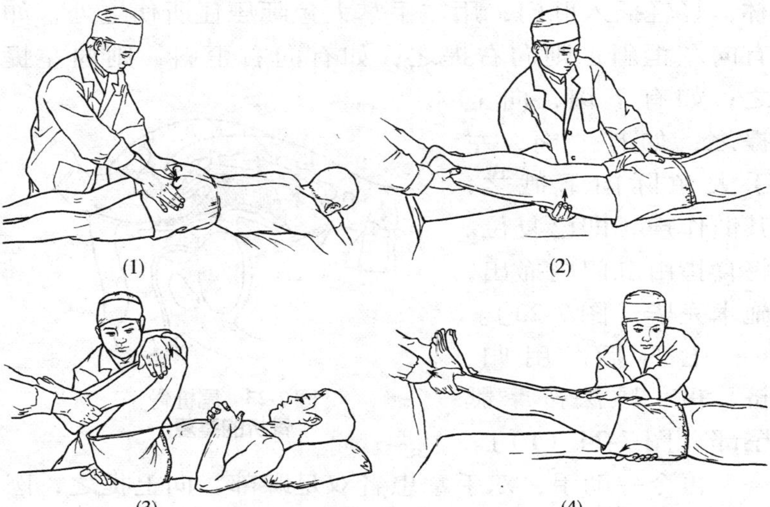

图 7-24 尾骨骨折舒筋手法

（1）揉捻舒筋 （2）戳按 （3）屈膝屈髋按压 （4）伸直

疗调养不当者，后遗局部隐痛，往往数月才愈。

尾骶部损伤，如无骨折、脱位，则系周围软组织挫伤。除正文中的第一种手法外，余手法皆可选用，效果也较为满意。

第八节 臑骨骨折（肱骨骨折）

臑骨（肱骨）形粗而长，为胳膊上段之独骨。臑骨长 1 尺 7 寸，其上头形圆似杵，称为肩端骨（肱骨头），与琵琶骨之肩髃骨（肩胛骨之关节盂），相交构成膀骱。其骱内有连代筋，外有吞口筋。骱周围有伸、屈、力、通筋及前、后等筋（又名三角筋）。诸筋上通琵琶骨，下达肘骱。臑骨下头形方而扁，与臂、昆骨上头组成肘骱，其间有暗硬骨内、外各 1 块。

【病因】 如有跌打、压砸、撅拧，或由高坠下，肩或肘或手着地，可致臑骨骨折。按其部位，可分为上绝折、中绝折、下绝折。跌打、压砸、碰撞必有碎折、齐折、绝折之伤；若为撅拧或由高坠下，必有斜折；如有拍振，因惊出纹，骨肉分离。

【临床表现】

1. 上绝折（肱骨外科颈骨折）：遇有此症，肩及上臂臃肿胀起，疼痛难忍不息，伤臂不能抬举，患者以健侧之手托扶伤臂。触摸伤处，可有前、后或左、右之凹、凸畸形，可闻骨擦音〔图 7-25〕。

2. 中绝折（肱骨干骨折）：骨折后，伤臂当即臃肿胀起，疼痛难忍不息，不能动转，动则疼痛加剧。上臂筋肉因骨折后，俱已收缩，可见伤臂缩短。摸诊时可有或凸或凹之畸形，可闻骨擦音，甚至胳膊活软、耷拉无力、手凉指僵或手指麻木〔图 7-26〕。

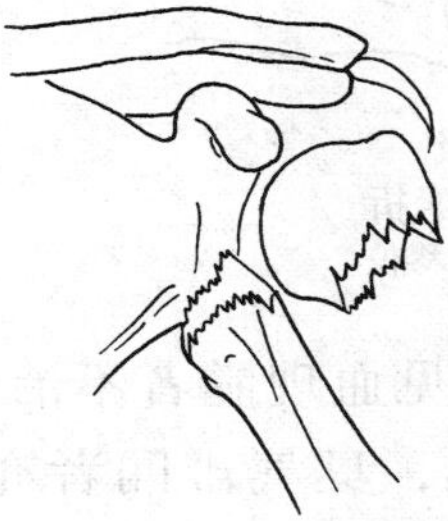

图 7-25 臑骨上绝折

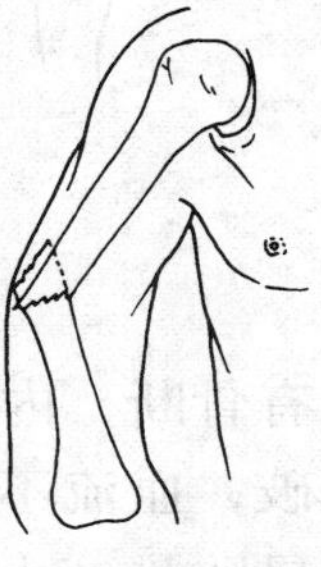

图 7-26 臑骨中绝折

3. 下绝折（肱骨髁上骨折）：遇有此症，肘部臃肿胀起，疼痛难忍不息，手凉指僵，肘部显宽，肘骱只能半屈曲位，不能伸直，不能动转，动则痛甚。检查时，医者一手托其肘，另一手用拇、食二指上、下、前、后触摸之，肘后凸起，肘前凹陷，骨擦音大小其声不一，甚者手指麻木〔图 7-27、28〕。

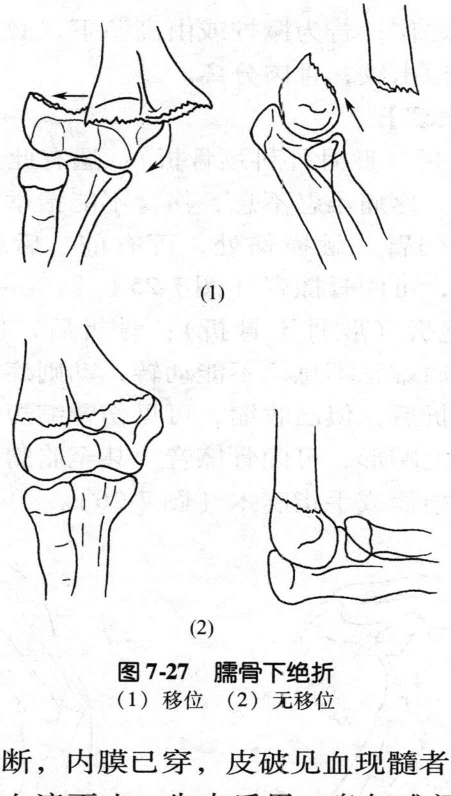

(1)

(2)

图 7-27　臑骨下绝折
（1）移位　（2）无移位

遇有骨断，内膜已穿，皮破见血现髓者不治；或有骨断皮破，血流不止，先赤后黑，臭气难闻者亦不治；或有零星败骨，小如米粒，大如指头，其骨已无生气，溃烂经年，必须摘除，如不摘除，终身之患。或有皮肉未破，内膜已穿，当时并无形迹，次日必现水泡。

【治疗】

上绝折

1．手法：患者正坐凳上。第一助手站在患者身后

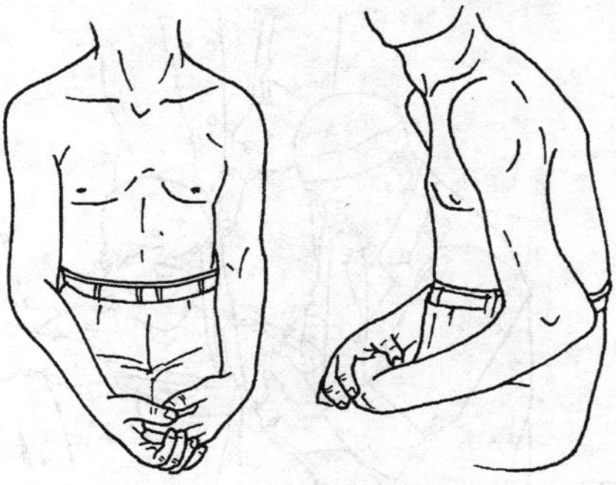

图 7-28　臑骨下绝折的畸形

预先放置的凳上，用布巾兜住伤腋下，向上牵引（提）；第二助手站在患者健侧，用布巾兜住伤腋下，向健侧水平牵引（带）；第三助手坐在伤侧地下，两手合掌握住伤臂的腕部，向下方牵引（垂）。医者站在伤臂后外方，用两虎口相对拿住上臂上端。

施术时嘱助手 3 人同时缓缓用力拔伸，第三助手在牵引的同时，轻轻摇晃上肢。待其断端活动时，医者在所凸之处施戳按法，凹陷之处用挺托法。待岗者复平，塌者复起，畸形消失，则骨已接续〔图 7-29〕。

2. 捆绑：撤第一助手，第二、三助手依旧搠平不动，外敷药物后施捆绑法、先用绷带由肩至肘缠绕，依次加肩部底托、肩部上盖、大云头垫及左、右夹垫，外附木板两块，高出肩部 2 寸，绕经健侧腋下，逐层缠妥，用 3 尺长线带 3 条缚住。木板托住前臂，挎在胸前即可。

3. 调养：睡眠时半卧位，不可撤板。整复后即日开始练习“抓空增力势”活动，一周后肿胀基本消退后，练习肘关节伸屈及肩部的轻微活动。35 日可愈。

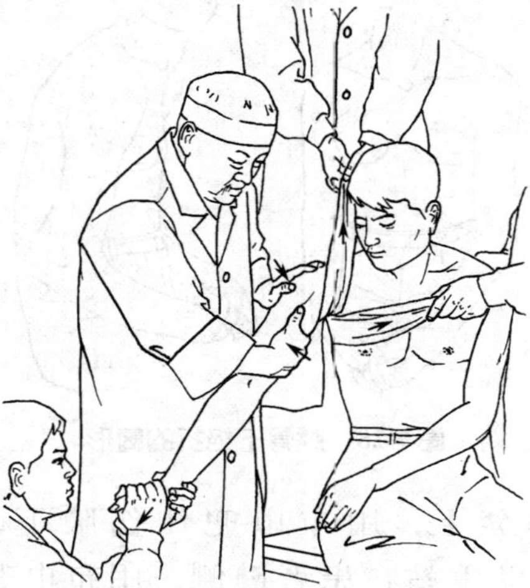

图 7-29 臑骨上绝折的整复
助手三人拔伸，医者施戳按法或挺托法

中绝折

1．手法：患者正坐凳上。第一助手站在健侧，用布巾兜在伤腋下，向健侧水平牵引；第二助手站在伤臂后方，双手拿住上臂上端，固定不动；第三助手坐在伤侧地下，双手拿住上臂下端，并与第二助手相对拔伸。

医者站在伤臂的后外方，双手相对合掌，拿住断端。嘱助手缓力拔伸，待骨折端已经活动时，在所凸之处施戳按法，凹陷之处施挺托法，使岗者复平，塌者复起。再用双手拇、食二指仔细寻按，徐徐接之，使断端复续，碎者复完〔图 7-30〕。

2．捆绑：医者仍用双手拿住断端处，两助手拔伸不可懈力，使伤臂屈肘后，敷药捆绑。用纸垫 3 个，分别放在肱骨干的前内、前外和后外方，绷带缠绕。外附纸牌 5 ~7 根（或木板 4 块），再用绷带缠紧，用线带 3

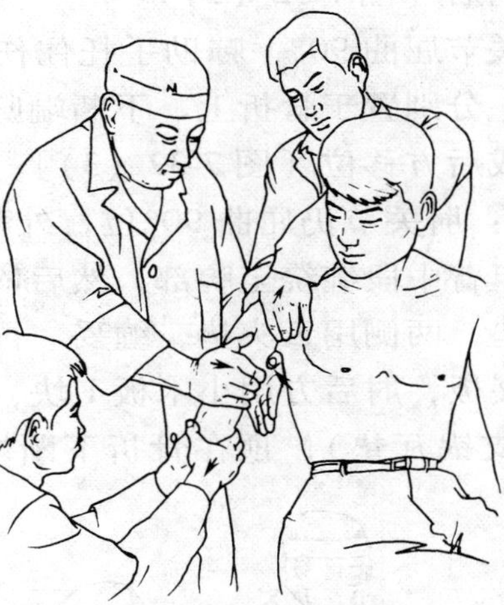

图 7-30　臑骨中绝折的整复

助手二人拔伸，医者施戳按法或挺托法

根缚住。木板托住前臂，挎在胸前即可〔图 7-31〕。

3．调养：同上绝折。

下绝折

1．手法：患者正坐凳上。助手站在患者伤侧，用双手拿住上臂。医者一手托扶肘部，另一手拿住腕部（伤臂掌心向上），与助手同时用力，相对拔伸。

托扶肘部之手用归挤法，矫正其向内或向外的侧凸畸形〔图 7-32（1）〕。

将伤肘关节屈曲，患者手指触及肩部，同时医者用食、中二指推骨折下断端向前，拇指戳按

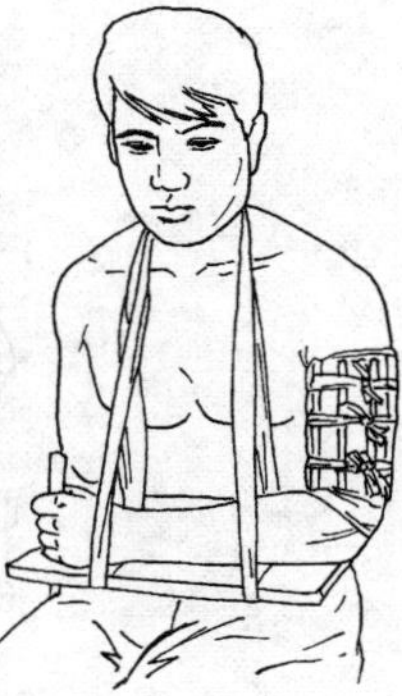

图 7-31　臑骨中绝折的固定

骨折上断端向后〔图 7-32（2）〕。

将伤肘关节屈曲 90°，嘱助手托住伤臂。医者再用两虎口相对，分别置于骨折上、下断端归挤，以矫正其遗留的侧方或后方移位〔图 7-32（3）〕。

2. 捆绑：肘关节仍屈曲 90°位，外敷药物后捆绑。先用绷带自上臂中段缠绕至腕部，然后依次于肘前方加月牙形上盖垫，两侧用云头垫，缠妥。再将肘关节两侧附两块小木夹板，肘后方用小木板 1 块，下端缠上一小棉垫（或用支锅瓦垫），顶在骨折下断端，绷带缠紧。

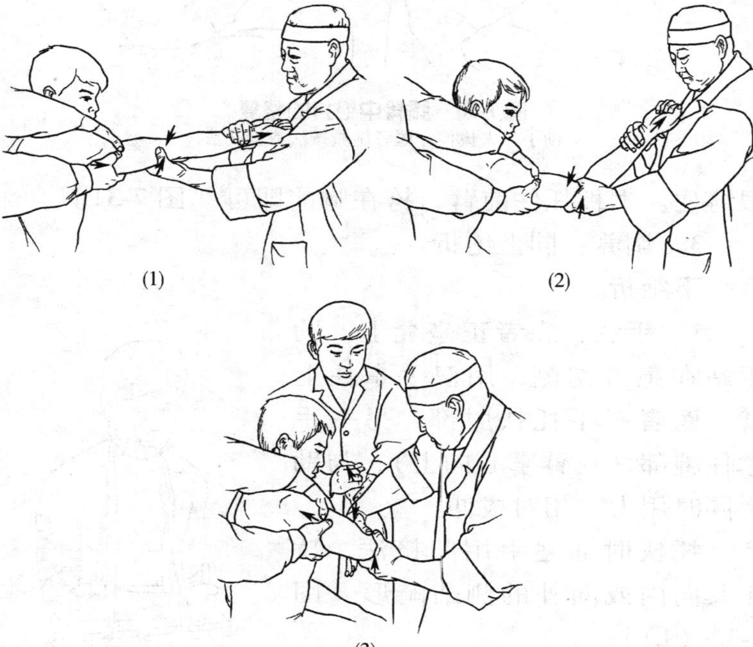

(1) (2) (3)

图 7-32 臑骨下绝折的整复

（1）相对拔伸，并左右归挤 （2）肘关节屈曲，将骨折下断端推向前 （3）伤肘屈曲 90°，用双虎口相对归挤

3 块木板皆超过肘下 1 寸，外用线带两根缚住。伤臂挎在胸前即可。

3．调养：整复后应密切注意伤臂的肿、痛及末梢血运。如肿痛严重，可略松解固定，或重新捆绑，如无异常，则整复后即日便可进行“抓空增力势”活动，1 周后局部肿胀消退，可开始练习轻度的肘关节伸屈活动。一般 3 周可愈。

【按】 臑骨骨折即肱骨骨折，其上绝折为肱骨外科颈骨折；中绝折为肱骨干骨折；下绝折为肱骨髁上骨折。正文中暗硬骨及筋道，详见膀缝及肘骱伤筋节按语。

肱骨外科颈骨折，好发于青少年及老年人。骨折后根据下骨折段移位方向，可分为内收和外展两种类型，临床诊断并不困难。但儿童的肱骨外科颈骨折，在检查时应仔细，因其肿胀往往不明显，患儿对压痛部位叙述不准确，但让患儿抬举患肢时，抬不起来，而往往借助于身体的倾斜将伤肢“悠起”，是一重要体征。老年人抬肩困难，应与肩袖损伤、肱骨大结节骨折相鉴别。仔细触诊，如肱骨外科颈部压痛明显；并有纵轴叩击痛，应考虑外科颈骨折。必要时可摄 X 线片确诊。

肱骨干骨折往往因上臂重力作用，使断端分离，造成迟延愈合，故外固定物重量宜轻。治疗肱骨干骨折时，牵引力量不要过大，应纠正成角、旋转、短缩和分离移位。轻度的侧方移位，不会影响良好的功能。应避免为追求解剖对位，而反复多次整复，造成不应有的损伤，反而失去良好的功能。

正文中所说胳膊活软无力，手凉指僵麻木，系指肱骨中下 1/3 骨折合并桡神经损伤而言。

肱骨髁上骨折常见于儿童。有移位者可分为伸展型、屈曲型两种。本节系指伸展尺偏型而言，即下骨折段向后、内方移位，故临床可见“肘部横宽，肘后凸起”。肱骨髁上骨折整复时应尽量作到一次成功，避免反复多次揉捏。并应将尺偏移位完全纠正，以免日后遗留肘内翻畸形。

正文中“皮破出血现髓”，指开放性骨折，单纯手法整复闭合治疗，不能奏效。开放性骨折治疗不及时，或治疗不当，招致感染，“血流不止，先赤后黑，臭气难闻”，形成创伤性化脓性骨髓炎，出现零星败骨（死骨），不除掉死骨，伤口不能愈合，应行病灶清除及抗感染治疗。

在肱骨髁上骨折病例中，早期软组织肿胀严重者，皮肤常有水泡形成。此时，不能作手法整复。不能整复或整复后骨折端不稳定者，可改用骨牵引法治疗或及时手术治疗。

肱骨髁上骨折后，出现手指麻木，提示有无血管损伤的合并症。肱动脉被骨折断端刺破者较少见，而多因损伤刺激而产生痉挛，或受到机械性压迫所致，故应注意检查桡动脉情况。若发现桡动脉搏动减弱或消失，就应引起重视。该部位骨折最严重之并发症为缺血性肌挛缩，其前驱症状为剧烈疼痛、桡动脉搏动消失、手指发绀、发凉、发麻，其中以持续疼痛为最早期症状。因此，一旦发现应立即采取措施，乃至手术探查，否则预后不良。缺血性肌挛缩一旦发生，会造成终身残废。

第九节　鹅鼻骨骨折（尺骨鹰嘴骨折）

昆骨上头为鹅鼻骨（尺骨鹰嘴），又名如意骨，俗称肘尖。鹅鼻骨有包骨筋一道。

【病因】 如有抻戳、撅拧，而伤其骨，或有跌仆时肘尖着地，可致鹅鼻骨破碎。

【临床表现】 遇有此症，肘后臃肿胀起，疼痛不息，肘尖显平，伸屈不遂，动则“咯吱”作声。如有破碎，伤肘不能伸直也不能翻转，以手仔细触摸，可见骨折裂缝〔图 7-33〕。

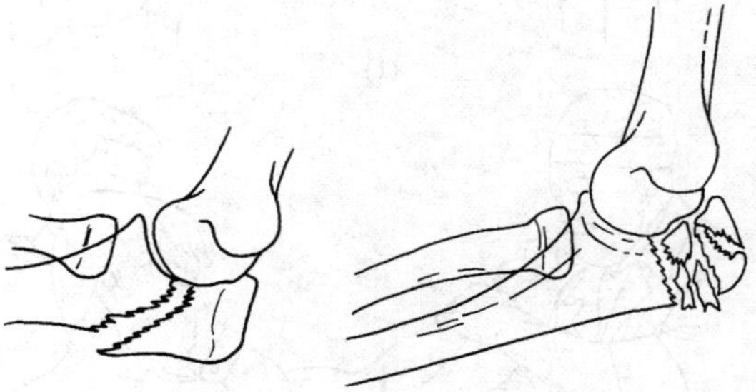

(1)　　(2)

图 7-33　鹅鼻骨骨折示意图

（1）横骨折　（2）粉碎骨折

【治疗】

1. 手法：患者正坐凳上，助手站在患者伤肘外侧，用双手握住上臂下端，使伤臂固定不动。

医者站在患者前方，一手握住伤侧前臂下端，用另一手拇、食、中三指分别放在鹰嘴的内、外及后方，用力向内归挤，同时拿前臂下端之手稍作拔伸，将肘关节伸直〔图 7-34〕。

2. 捆绑：在肘关节伸直位，敷药后进行捆绑。先用绷带自肱骨下端缠至腕部数层，用小纸牌 1 个（长 1 寸 5 分、宽 2 分），放在肱骨下端的后方、肘尖的上方，然后再继续缠数层，用肘托垫托在肘及前臂的下方，绷

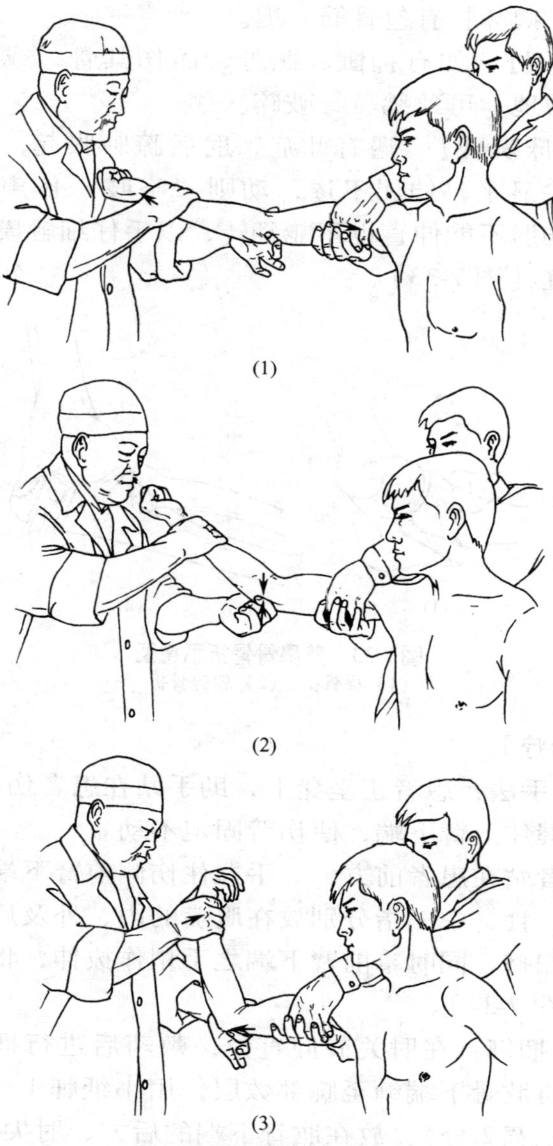

图 7-34 鹅鼻骨骨折的整复

（1）拔伸 （2）将肘关节稍屈曲并归挤 （3）将肘关节推向半屈曲位

带缠妥。外用木托板托住前臂，掌心向上，肘关节保持伸直位。

【按】 鹅鼻骨骨折即尺骨鹰嘴骨折，其包骨筋指肱三头肌腱，在尺骨鹰嘴的抵止部。

鹰嘴骨折在治疗方面应注意：无论是完全骨折或不完全骨折，都应将肘关节固定在伸直位，以避免骨折因肌肉牵拉而造成分离移位；在固定2～3周后，应积极地进行肘关节伸屈活动，以防止肘关节强直。

第十节　臂、昆骨骨折（桡、尺骨骨折）

臂骨（桡骨）、昆骨（尺骨）二骨迭并相倚。臂骨在上，形粗而短，长1尺2寸，上头名平骨（桡骨小头），下头名腕骨（桡骨茎突）；昆骨在下，形细而长，长1尺2寸半，上头名鹅鼻骨（尺骨鹰嘴），下头名海骨（尺骨小头）。二骨相离5分，中间有软骨一块。臂、昆骨上头与臑骨相接，下头与8块小骨联接，构成腕骱。臂骨主力7分，昆骨主力3分，为前臂翻转之主骨也。

【病因】 如有跌打、压砸、拍震，可伤其骨。可有绝折、齐折、碎折之分。如有由高坠下，手掌着地，亦可致伤，多为斜折，或可将骨挤弯。

【临床表现】 遇有此症，前臂臃肿胀起，疼痛难忍，面色苍白，伤臂不能动转，不能持物。患者常以健侧之手托扶伤臂，身向患侧倾斜。检查可见前臂筋肉俱已收缩，如为碎折、绝折，伤臂必然缩短，可闻骨擦音。年少者此骨不断，常被挤弯，可见弯曲畸形，多凸向掌侧〔图7-35、7-36〕。

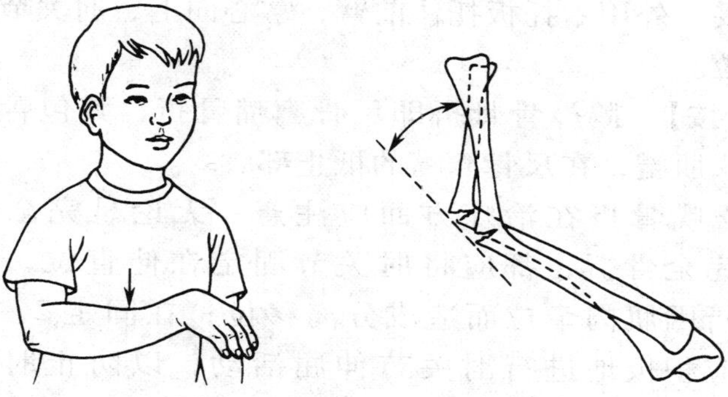

(1) (2)

图 7-35　儿童臂、昆骨不完全骨折的成角畸形示意图

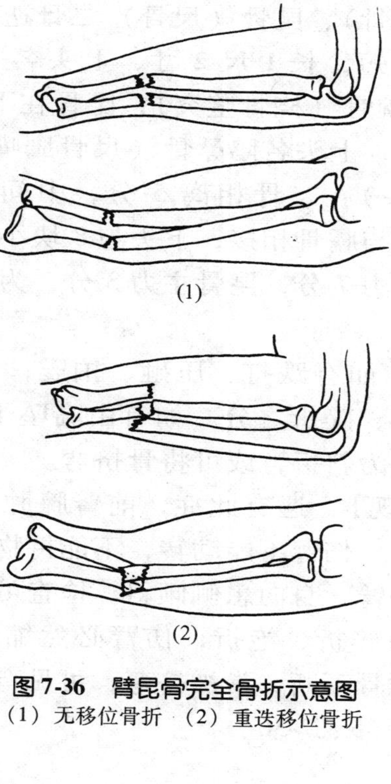

(1)

(2)

图 7-36　臂昆骨完全骨折示意图

（1）无移位骨折　（2）重迭移位骨折

【治疗】

1. 手法：患者正坐凳上。第一助手站在伤臂后外侧，双手拿住上臂上端，第二助手坐在患者前方，用一手与患者伤臂之手掌相对合掌，并握住拇指，另一手手掌向上拿住小鱼际及前臂下端，二人相对缓缓用力拔伸。

医者站在伤臂外侧方，双拇指在背侧，余双手四指在掌侧，分别拿住骨折两断端。

当助手拔伸牵引到骨折断端已有分离时，即可进行整复。若骨折端凸向背侧，用双拇指向掌侧推按，余四指相迎；凸向掌侧，双手食、中指用力向背侧挺托，两拇指相迎；若呈交叉重叠畸形者，必须在持续大力拔伸下，根据断端凸、凹情况，分别使用推按、挺托、续整诸手法，使二骨接续，畸形消失，二骨间隙正常，方为接妥〔图7-37〕。

2. 捆绑固定：两助手继续保持拔伸力量，敷药后进行捆绑固定。先用绷带自腕至肘缠绕两层，尺、桡骨

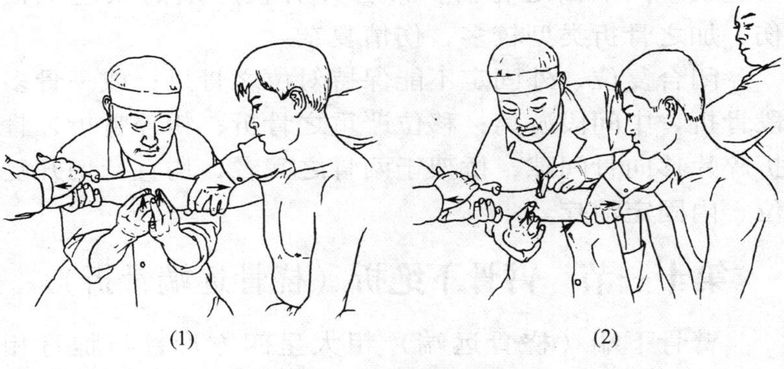

(1)　　(2)

图7-37　昆、臂骨骨折的整复

(1) 在持续拔伸下施挺托法　(2) 在持续拔伸下施推按法

之间加分骨垫（细长纸牌）两个，再依次加长形底托垫、月牙形上盖垫及左右侧夹垫，逐层缠绕，外附木夹板2块缠妥，线带3根缚紧。用木托板托住前臂，挎在胸前〔图7-38〕。

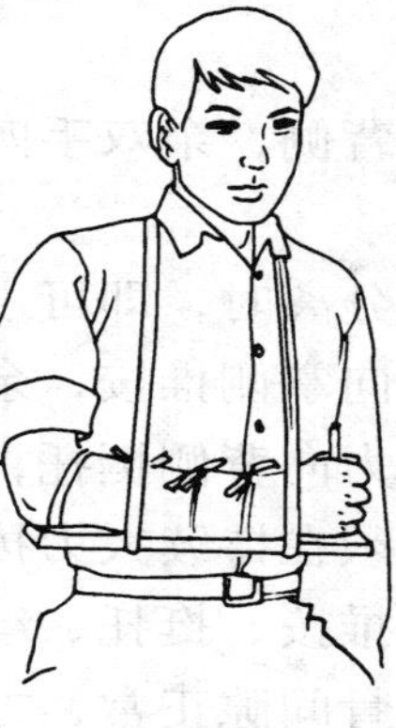

图7-38 臂、昆骨骨折的固定

3. 调养：整复后，前臂不可旋转活动，只可作“抓空增力势”活动。睡眠时要半卧位，3周后肿痛已消，方可逐渐练习“仙人摇扇势”等前臂旋转的功能活动。儿童4周可愈，成人6周可愈。

【按】 臂、昆骨骨折即桡、尺骨骨折。正文中臂、昆骨之间有软骨一块，系指骨间膜。前臂骨折对位要求严格，应尽量达到解剖对位，以免日后功能活动障碍。两骨完全骨折后，断端间可发生重叠、旋转、短缩、成角四种畸形。由于不同暴力所造成不同平面之骨折，常合并有较严重的软组织损伤，加之骨折类型较多，伤情复杂。

闭合复位、外固定不能保持对位之骨折；或一骨多段骨折，中间段游离；移位严重之骨折；粉碎骨折，骨折碎片移向骨间隙，桥架于两骨之间者，均宜行切开复位、内固定治疗。

第十一节　臂骨下绝折（桡骨远端骨折）

臂骨下端（桡骨远端）粗大呈四方形，与腕骨相联组成腕骱。

【病因】 如有跌打、仆坠，手掌着地，可伤此骨。

多为斜折，横折，或有直接打击，可有碎折之伤。

【临床表现】 遇有此症，当时腕部臃肿胀起，手凉指僵，疼痛难忍，手不能持物，不能动转，动则痛甚。仔细摸诊，可见上凸下凹；或下凸上凹，腕部横宽，手向患侧倾斜之畸形，如为碎折，可闻骨擦音〔图7-39、7-40〕。

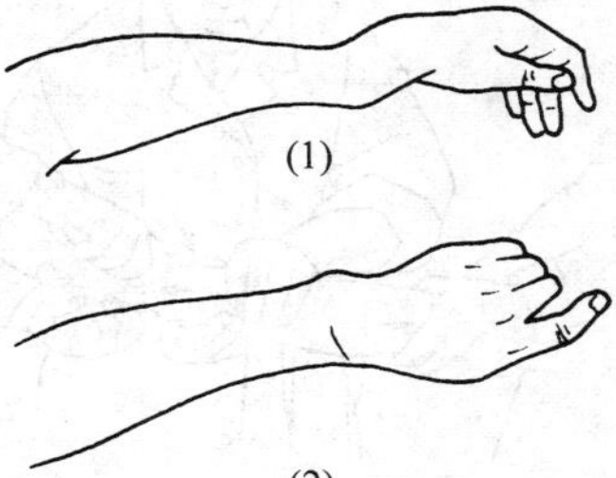

(1)

(2)

图7-39　臂骨下绝折畸形示意图

(1) 上塌下努畸形　(2)旁突畸形

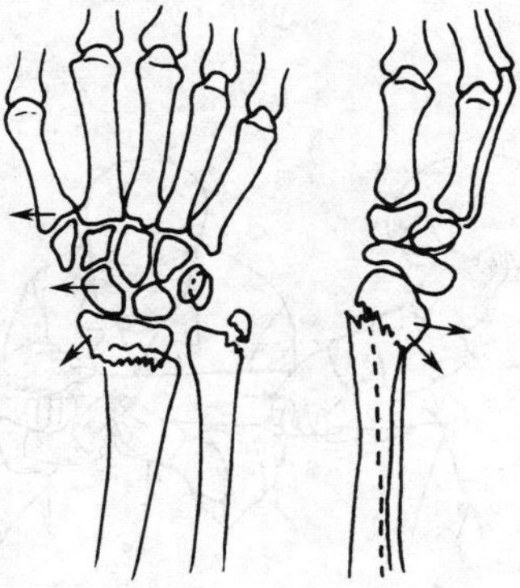

(1)　(2)

图7-40　臂骨下绝折移位示意图

(1) 正面　(2) 侧面

【治疗】

1. 手法：患者坐在凳上，将伤臂伸出。第一助手站在伤臂后外侧，用双手握住前臂中段；第二助手坐在患者前方，用一手与患者伤臂的手掌相合，并握住拇指，另一手掌心向上，拿住小鱼际及前臂下端（若为儿童，则用双拇指在腕侧，背侧分别拿住前臂下端）。二助手缓缓用力拔伸牵引。

医者站在伤臂外侧，用双手拇、食二指掐住尺、桡骨两断端之间，并用力挤按（分骨）〔图7-41（1）〕。

如儿童左侧桡骨骨折时，左手仍旧掐住不动，用右手拇指顶住向背侧移位之骨折下断端，向掌侧推按，食、中二指迎住骨折上断端向背侧挺托〔图 7-41（2）〕。

成人则用双手拇，食指分别拿住上、下断端，将下断端推向掌侧，上断端推向背侧〔图 7-41（3）〕。

右手拇、食二指仍旧掐在桡、尺骨之间，再用左手拇、

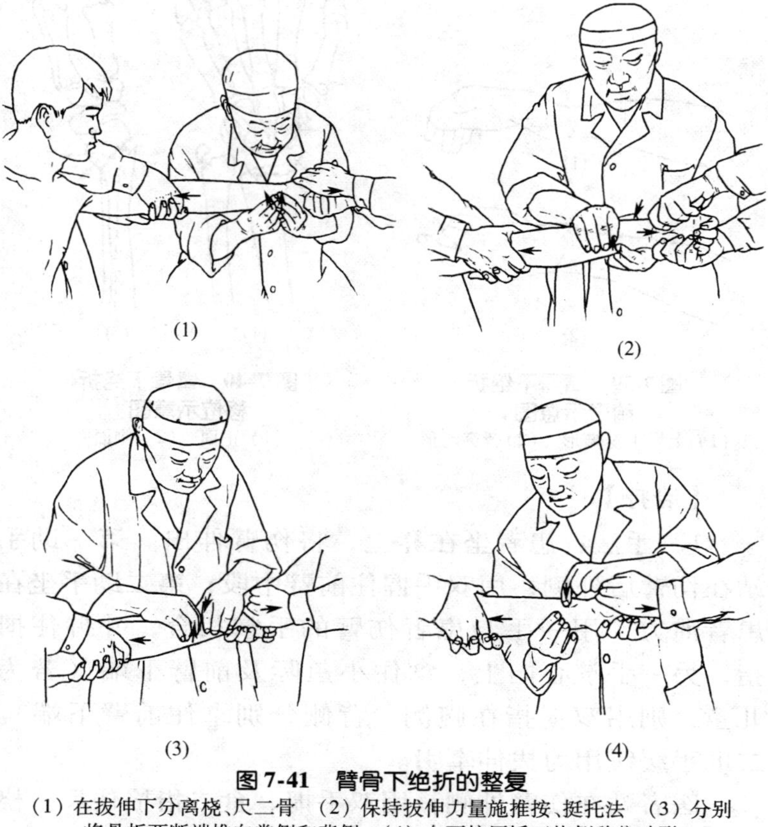

(1)　(2)　(3)　(4)

图 7-41　臂骨下绝折的整复

（1）在拔伸下分离桡、尺二骨　（2）保持拔伸力量施推按、挺托法　（3）分别将骨折两断端推向掌侧和背侧　（4）向下按压矫正桡侧移位畸形

食二指向下按压下断端，以矫正畸形〔图7-41(4)〕。

2. 捆绑：两助手掤平不动，外敷药物后进行捆绑固定。先用绷带缠绕二层后，在桡、尺骨之间放置两个扁而宽的分骨垫（纸牌），缠绕应依次加底托，单月牙形上盖垫及左右夹垫，外附小木板2块，连同腕关节一起固定，逐层缠妥。用木板托住前臂，挎于胸前。

3. 调养：整复后即日开始进行手指“抓空增力势”活动，两周后进行腕部及前臂的“仙人摇扇势”活动。儿童2周可愈，成人4周可愈。

【按】 臂骨下绝折系指桡骨远端骨折伸直型。正文中上凸下凹或上凹下凸之畸形即餐叉畸形；腕部横宽，手向患侧倾斜，即枪刺畸形。手法复位应尽量恢复其解剖形态。

桡骨下端骨折，若整复不当，往往遗留畸形，而致前臂功能发生障碍。骨折经整复后，要恰当地指导患者及早地进行关节活动功能锻炼，有助于关节功能活动早日恢复。

第十二节　掌骨骨折

掌骨5块，上接腕骱；下与指骨相接，构成指骱，名为本节。

【病因】 如有跌打、压砸、碰撞，或因跌仆时手背着地，可伤掌骨。有横折、斜折之分。

【临床表现】 骨折后肿胀、疼痛，因骨折发生的多少及移位程度不同，而有轻重之别。单根骨折肿胀压痛较轻；多根骨折时，手背及手掌指肿胀，瘀血严重，疼痛也较剧烈，手指屈伸困难，手背可见或凸或凹畸形，按之可闻骨擦音〔图7-42〕。

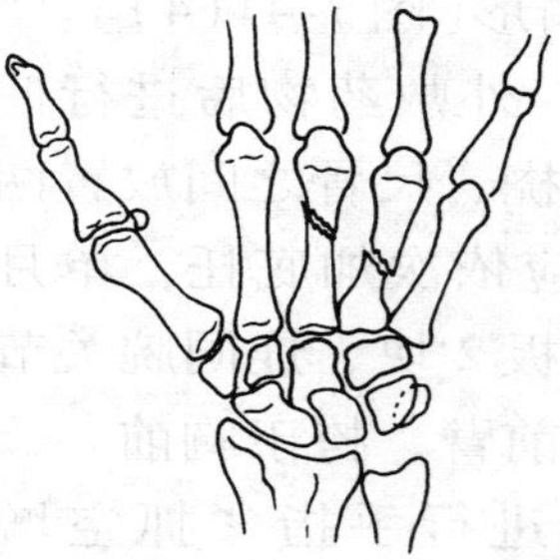

图 7-42　掌骨骨折

【治疗】

1. 手法：患者正坐，伤臂伸出，掌心向下。医者站在患者侧方，用双手拇、食二指分别捏住两断端，在相对拔伸牵引下，岗者用戳按法，塌者用挺托法，其骨即可复位〔图 7-43〕。

2. 捆绑：先用绷带自腕部起，绕向掌心，再十字交叉，绷在掌背，用小分骨牌数个，放在掌骨背侧的骨间隙中，手掌心垫一棉花球，再用与手掌大、小相同之长方形纸垫两个，分别放在手背及掌心，绷带缠妥，再用木板两块，放在外层夹缚，线带扎住即可。

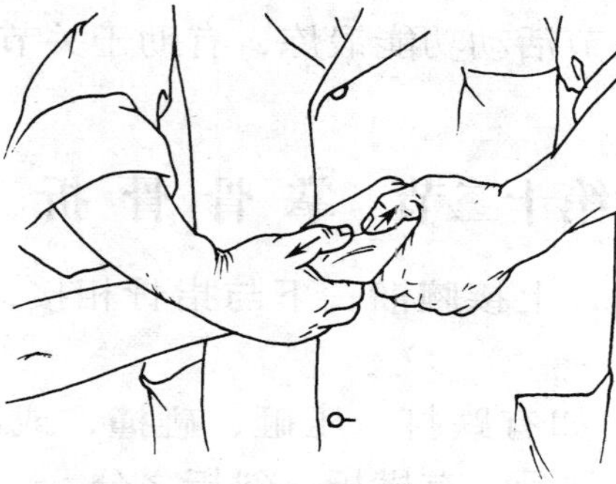

图 7-43　掌骨骨折的整复

3. 调养：整复后前 7 天，伤臂用木板托住，掌心向下，2 周后开始练习手指“抓空增力势”活动，5 周可愈。

第十三节　指骨骨折

指骨14块，拇指2节，余四指皆为3节，与5块掌骨合凑而成掌。指骨间相联接构成指骱。借包骨筋14道联系，手指伸、屈筋共10道，其拇指有斜牵筋1道，主手指伸、屈活动。

【病因】 如有跌打、压砸、碰撞，或有撅拧，可伤此骨。

【临床表现】 骨折后臃肿疼痛，屈伸障碍，瘀血散于皮下，摇动伤指时，疼痛难忍，若为齐折可闻骨擦音，有移位时，则有或凸或凹；或左、右歪斜之畸形〔图7-44〕。

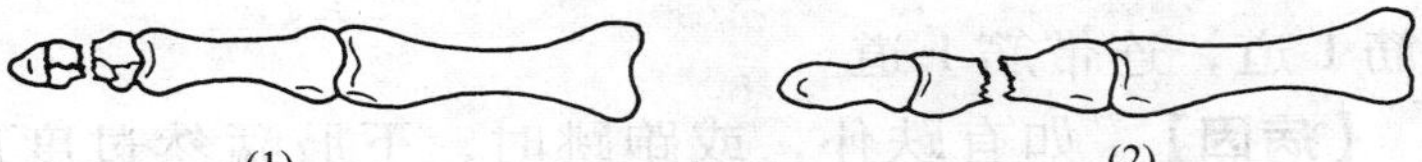

(1)　　(2)

图7-44　指骨骨折示意图

(1) 末节骨折　(2) 中节骨折

【治疗】

1. 手法：患者正坐，医者站在伤臂外侧（若四、五指骨折，则站在伤臂内侧）。用两手拇、食指捏住两骨折端，稍作拔伸牵引，矫正其上、下或左、右之移位。

2. 捆绑：敷药后，先用绷带自腕部缠起，绕向伤指，以小纸牌3个（或小夹板2块），夹住，缠妥。

3. 调养：整复后，将伤指伸直固定约1周左右，后改为半屈曲固定，约两周，待肿胀疼痛基本消失后，即可解除固定物，练习伤指的伸屈活动，每日可用腾洗药物腾洗。

【按】 正文中伸、屈筋道系指伸、屈肌腱，拇指斜牵筋系外展拇长肌腱及伸拇长肌，各节包骨筋相当于指关节囊及侧副韧带。

指骨骨折可分伸直型、屈曲型。伸直型骨折应屈曲位固定；屈曲型骨折应伸直固定。固定时间 2～3 周，时间不宜过长，否则会发生关节强直，故在临床上症状基本消失后，即可开始练习关节的屈伸活动。

第十四节 环篡骨上口骨折
（髂前上棘骨折）

环篡骨（髂骨），是胂肋骨的一部分，位于胂肋骨上端。其上缘整齐而钝厚，位置表浅，容易触摸，宽 1 寸 5 分，厚 8 寸。上口边缘有软骨 1 块，篡筋 2 道，包骨筋 1 道，连带筋 1 道。

【病因】 如有跌仆，或跑跳时，下肢猛然过度后伸，可致环篡骨骨折〔图 7-45〕。

【临床表现】 遇有此症，环篡骨前口肿胀，肤色青紫，瘀血散于皮下。触按环篡骨前口隆起时，按之痛甚，可闻骨擦音；仰卧时，伤肢抬举困难；行走时，足尖着地，患肢无力，不能后伸。

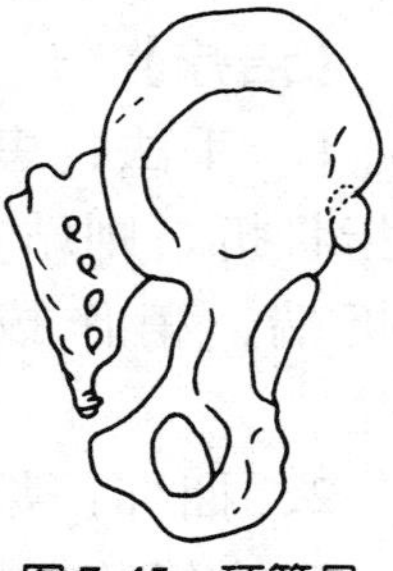

图 7-45 环篡骨上口骨折

【治疗】

1. 手法：患者仰卧于床边，医者站在伤侧，一手握住伤肢小腿下端，一手托住腘窝，将髋、膝关节屈曲，使膝部接近胸部，足跟至臀部。

托腘窝之手改用拇、食、中三指，捏住断端、用力挤按，同时握小腿下端之手，改按腰部，使伤肢呈半屈曲位，即可复位〔图7-46〕。

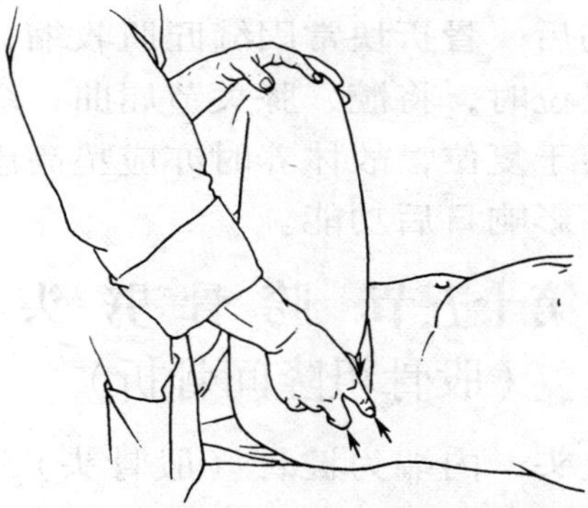

图7-46　环篡骨上口骨折的整复髋、膝关节屈曲后，施推按法

2．捆绑：先用绷带自腰部缠起，绕向腹股沟，再经臀部十字搭于伤处。用一方纸垫（中间挖一圆孔），钉在双头绷带上，将纸垫放置于伤处，继续按上法缠妥〔图7-47〕。

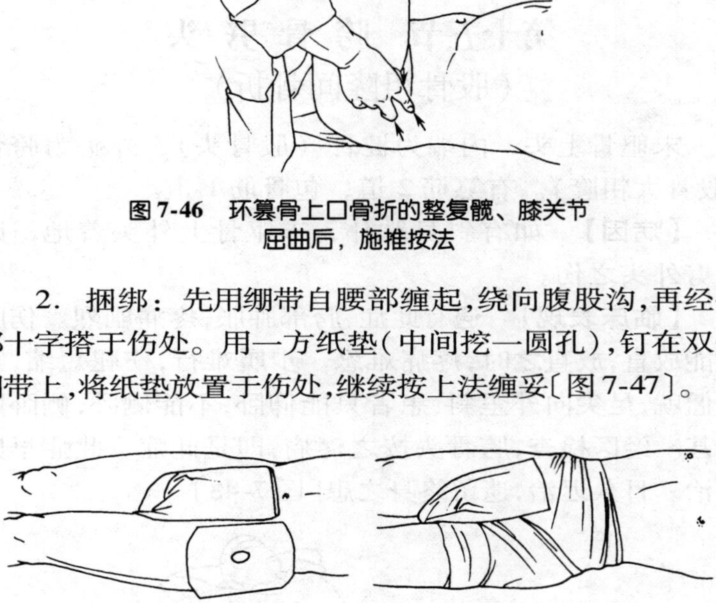

(1)　　(2)

图7-47　环篡骨上口骨折固定法
（1）纸垫的位置　（2）固定外形

3．调养：患者仰卧，伤肢的髋、膝关节保持半屈曲位，即日开始练习足“蹬空增力势”活动，一周后在床上练习“坠举千斤势”活动，2周后下床练习行走。3周可愈。

【按】 本文环簒骨上口骨折，即髂前上棘骨折，文中簒筋指臀部筋肉，连带筋为关节内韧带，包骨筋（通筋上口）为缝匠肌腱，该腱起于髂前上棘，有屈大腿作用。损伤后，骨折块常因缝匠肌收缩，被牵拉向下移位。手法复位时，将髋、膝关节屈曲，缓解缝匠肌牵拉，骨折块易于复位，故休养时亦应垫高患腿，保持半屈曲位，亦不影响日后功能。

第十五节 胯骨劈头

（股骨粗隆间骨折）

末躯骨上头，内端为楗骨（股骨头），外头为胯骨（股骨大粗隆）。有簒筋2道，包骨筋1道。

【病因】 如有斜身跌仆，末躯骨上外头着地，则有劈外头之伤。

【临床表现】 遇有此症，胯部肿胀，疼痛剧烈。伤腿不能放直，放直之时，疼痛难忍。步履难行，伤腿短缩，簒筋僵就，足尖向外歪斜，患者只能仰卧，不能侧卧，侧卧则痛甚。经医检查，胯骨头按之疼痛，即是此症。此症早则易治。日久迟治，遗留终身之患〔图7-48〕。

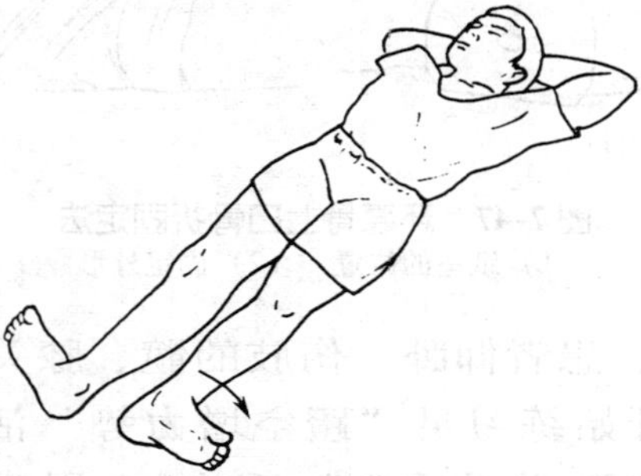

图7-48 胯骨劈头骨折示意图

【治疗】

1．手法：患者仰卧于两床中间，将臀部悬空。

第一助手用双手托住健侧臀部；第二助手用布巾兜住伤侧腹股沟部，贴肋用力向上方拔伸；第三助手一手由足内侧拿住足面，另一手由足外侧握住踝部，与第二助手相对拔伸。

医者站在伤侧，一手用虎口顶住伤侧腹股沟部，用大力向外上方挺托，另一手按住大转子，用大力向下方戳按，两手相对用力归挤。第三助手轻轻摇晃并外展伤肢。施手法时可听到清楚的“咯吱”声，量比双下肢等长，即已接妥〔图 7-49〕。

2．捆绑：用月牙垫两个。外侧垫长 1 尺 3 寸，宽 5 寸，在折回 3 寸外中间剪一月牙形缺口，再用 1 尺长纸牌 5 个，上齐月牙孔边缘码匀，钉在月牙垫上，内侧纸垫长 8 寸，宽 4 寸 5 分，在折口 3 寸处剪一月牙形缺口，用 5 寸长纸牌码匀钉妥。

捆绑时，外侧纸牌上齐髂骨嵴，内侧纸垫顶在股骨上端内侧，用布绷带缠妥，再用 5 尺长线带两条缚紧。

先将健侧下肢用绷带缠在人字板上，再将伤肢缠在人字板上，并在臀、膝、踝及足跟部，用棉花垫好。

3．调养：患者平卧于带孔床上，伤肢外侧依沙袋。即日开始练习踝关节“蹬空增力势”活动。每隔 5～6 天，重新捆绑一次。固定一个月后，将人字板撤除，练习膝关节屈伸和伤肢抬举活动。45 日即可下床用双拐练习行走。

【按】 胯骨劈头即股骨粗隆间骨折。正文中䐃筋指臀部肌肉，包骨筋指股直肌腱。粗隆间骨折多发生于老年人，因其骨质疏松，肢体不灵活。下肢突然扭转跌

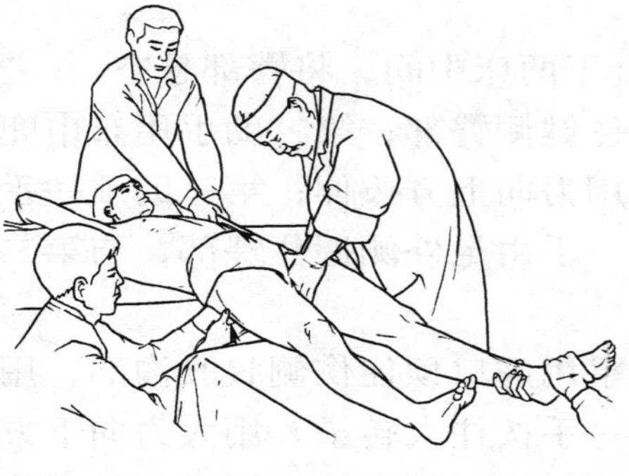

(1)

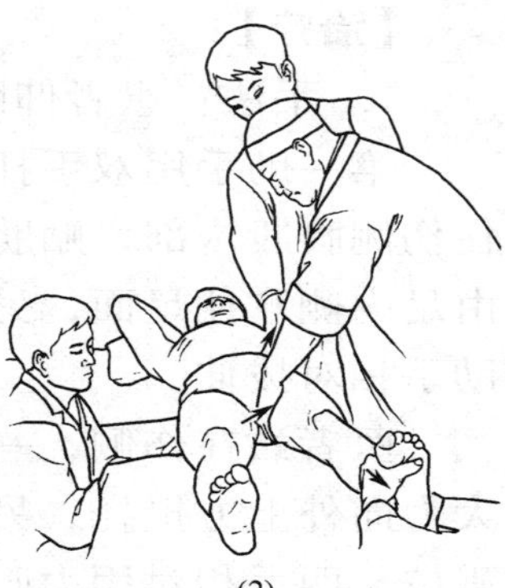

(2)

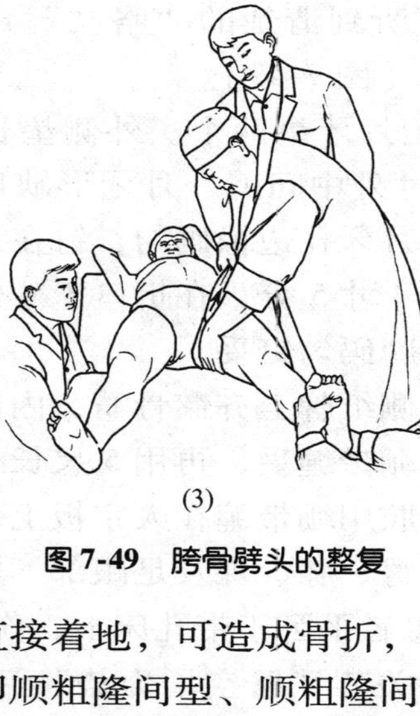

(3)

图 7-49　胯骨劈头的整复

落，大粗隆部直接着地，可造成骨折，目前粗隆间骨折可分为四型，即顺粗隆间型、顺粗隆间粉碎型、反粗隆间型、粗隆下型〔图 7-50〕。

本节正文所述为顺粗隆间型及顺粗隆间粉碎型。手法治疗及外固定，适用于无移位，或移位程度较小的骨折。对移位程度较大，或其他两种型的骨折，可采用牵引治疗。因粗隆间多为粉碎型，往往伤肢长度恢复不满意，而遗留短肢跛行。

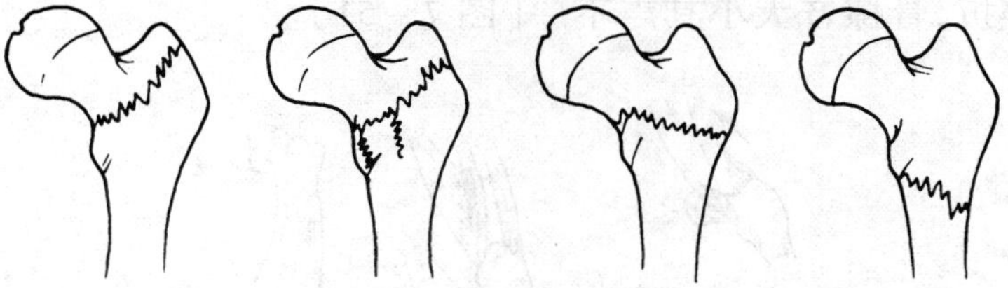

图 7-50 粗隆间骨折的类型
(1) 顺粗隆间型 (2) 顺粗隆间粉碎型
(3) 反粗隆间型 (4) 粗隆下型

第十六节 末躯骨骨折（股骨干骨折）

末躯骨（股骨），一名楗骨，又名大腿骨。骨长 1 尺 9 寸，为大腿之主骨也。内头为楗骨头（股骨头），内接楗窠（髋臼）；外头为胯骨（股骨大粗隆）；下头为伏兔骨（股骨髁）。大腿前面有通筋 1 道，通筋外侧有伸筋 1 道，通筋内侧有屈筋 1 道，屈筋内侧有力筋 1 道。大腿后方有后通筋 3 道，大腓肠筋 1 道。

【病因】 如有跌打、压砸、碰撞、拍震，或有仆坠，可伤此骨。按其骨折部位可有上绝折、中绝折、下绝折之分；究其骨折类型可分为横折、斜折、碎折、劈折，或有惊纹肉离。

【临床表现】 遇有此症，通腿俱肿，痛不可言，伤腿缩短，足尖向外歪斜。伸、屈、力、通筋俱已收缩，不能站立，不能行走。

经医检查，上绝折者，大腿上部疼痛；中绝折者，大腿中部疼痛；下绝折者，大腿下部疼痛，并有上努下塌，或下努上塌或左右歪斜之畸形。伤腿可闻骨擦音，斜折者骨擦音焦脆；横断者“咯吱”作声；劈折者骨擦音微弱；如有碎折，骨擦音大小其声不一〔图 7－51〕。

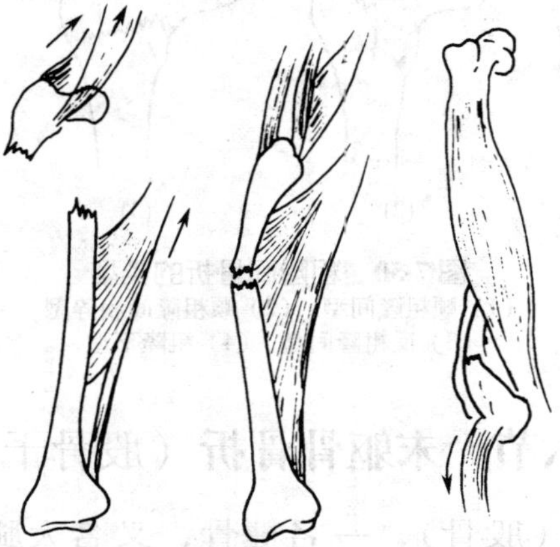

(1)　　(2)　　(3)

图 7-51　末躯骨骨折的类型

(1) 上绝折　(2) 中绝折　(3) 下绝折

【治疗】

1. 手法：患者仰卧，第一助手用布巾兜住伤侧腹股沟部，贴肋向上拔伸牵引；第二助手双手拿住股骨上骨折端；第三助手拿住下骨折端；第四助手在足部，一手由内侧拿住足面，一手由外侧握住足踝部。医者站在伤侧，嘱四助手同时用大力，缓缓相对拔伸，待断端拔开后，医者再施手法复位。

若横断骨折，医者用双手掌左、右相对拿住断端，在凸起之处用力向下戳按，凹陷之处相对迎合，其骨“咯咯”作声，再用双手掌在断端上、下相对归挤，见岗者复平，塌者复起，双下肢等长时，骨折已对位〔图 7-52 (1)〕。

若斜骨折或螺旋骨折，医者仍用双手掌相对，放在断端内、外侧，在助手拔伸的同时，嘱拿足部的助手同时用

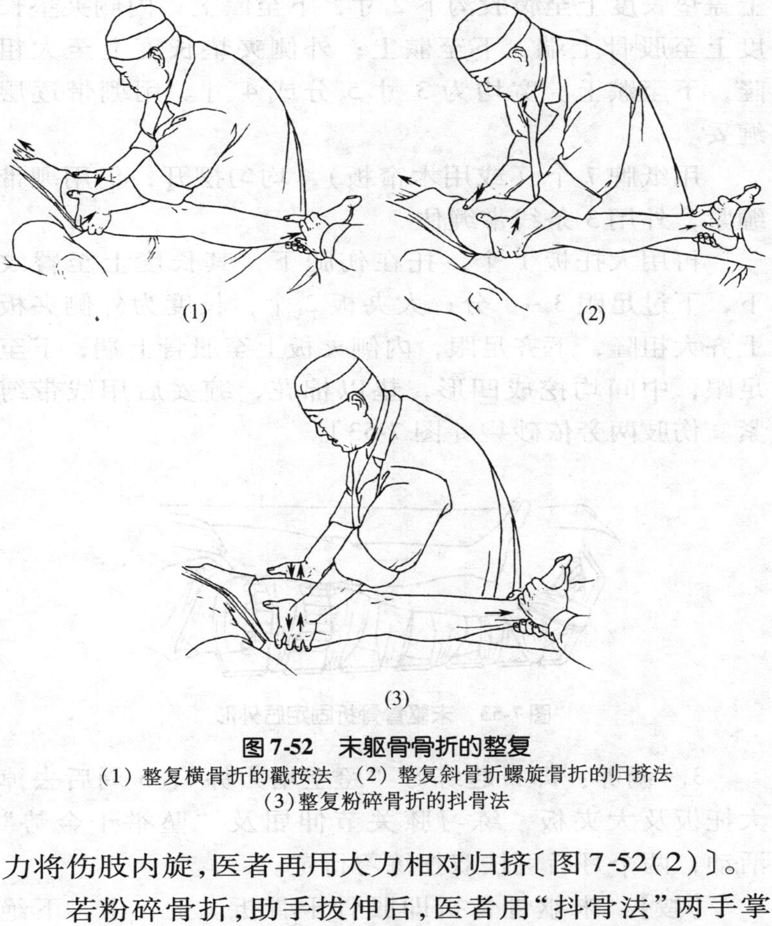

图 7-52　末躯骨骨折的整复

(1) 整复横骨折的戳按法　(2) 整复斜骨折螺旋骨折的归挤法　(3) 整复粉碎骨折的抖骨法

力将伤肢内旋，医者再用大力相对归挤〔图 7-52(2)〕。

若粉碎骨折，助手拔伸后，医者用"抖骨法"两手掌相对，在伤肢两侧，由上而下用柔力抖动。初抖时骨擦音大小不一，继续抖动，则骨擦音逐渐减弱，直至消失。抖毕再用双手指仔细寻按，徐徐接之，可使岗者复平，塌者复起，断者复续，碎者复完(图 7-52(3)〕。

2. 捆绑：在助手维持牵引下固定。

用纸垫 4 个：底托垫长度上至臀纹下，下至腘窝；

上盖垫长度上至腹股沟下2寸，下至髌上；内侧夹垫长度上至股骨上端，下至髌上；外侧夹垫长度上至大粗隆，下至髌上。宽均为3寸5分或4寸。用绷带逐层缠妥。

用纸牌7个（或用木帘板），均匀摆开，仍用绷带缠紧，外用3条线带缠住。

再用大托板1个，托在伤腿下，其长度上至臀纹下，下过足跟3～4分；大夹板2个，长度为外侧夹板上齐大粗隆，下齐足跟，内侧夹板上至股骨上端，下至足跟，中间均挖成凹形，垫以棉花，缠妥后用线带缚紧。伤肢两旁依砂袋〔图7-53〕。

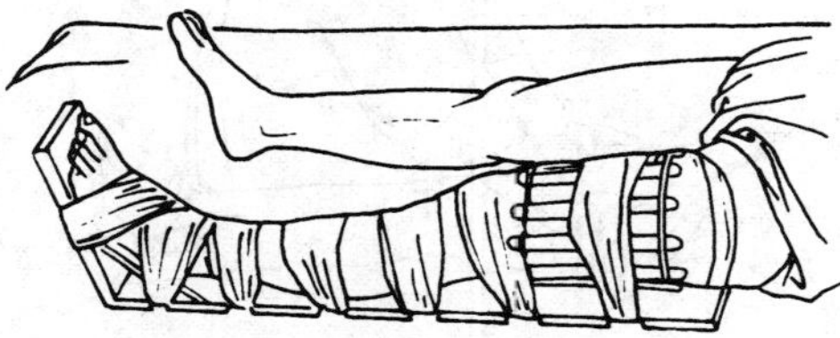

图7-53　末躯骨骨折固定后外形

3．调养：即日起练习“蹬空增力势”，5周后去掉大托板及大夹板，练习膝关节伸屈及“坠举千金势”活动，两个月后可扶双拐练习行走。

【按】 末躯骨骨折即股骨干骨折。上、中、下绝折分别指股骨干上1/3、中1/3、下1/3骨折。所谓“惊纹肉离”，系指裂缝骨折。正文中所述的筋道，详见胯部伤筋节按语。

股骨干是人体最大的管状骨，周围有丰厚的肌肉组织，肌肉收缩时引起的杠杆作用力强大，故骨折后往往移位较大。用闭合整复及外固定，如不能牢固的维持骨折对位时，应配合牵引治疗，甚至作切开复位内固定治疗，方可奏效。

第十七节　伏兔骨骨折
（股骨髁上骨折）

伏兔骨（股骨髁）位于末躯骨下头，有护头筋一道。

【病因】　如有跌仆，或有压砸、碰撞，可伤此骨。

【临床表现】　遇有此症，患膝臁肿胀起，疼痛难忍不息，伤腿屈曲不能伸直，只能侧卧，仰卧时伤腿必屈曲向外支出。检查时，伤腿上努下塌或下努上塌，也有左、右歪斜之畸形，按之可闻骨擦音。如有上努下塌、趺阳脉（足背动脉）已闭者为险症。骨折复位后，脉不还原者，不治〔图7-54〕。

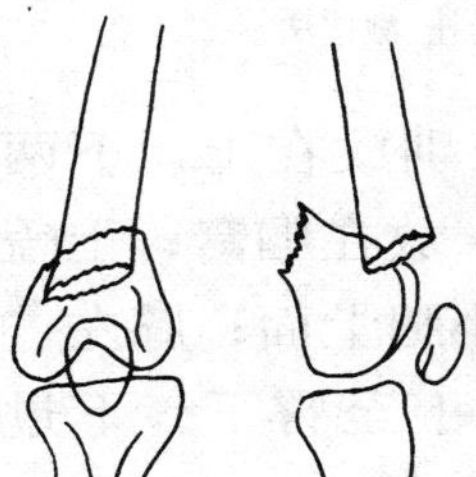

图7-54　伏兔骨骨折示意图
（1）正面　（2）侧面

【治疗】

1. 手法：患者侧卧床边，伤腿在上，并使膝关节呈半屈曲位。

第一助手用布巾兜住伤侧腹股沟，用力向上拔伸；第二助手用布巾兜住腘窝，向斜前方用力拔伸；第三助手双手握住股骨中段；第四助手双手握住踝部向斜后方拔伸。

施术时，四助手同时用力相对拔伸。医者用两虎口相对，腘窝之手顶住下断端，用力向前挺托，膝前之手压住上断端，用力向后戳按，其骨作声，无上努下塌畸形，则骨已复位。〔图7-55（1）〕。

保护两断端，使患者改为仰卧，膝关节仍旧半屈曲，膝下之手仍向上挺托，膝上之手向下戳按〔图7-55（2）〕。

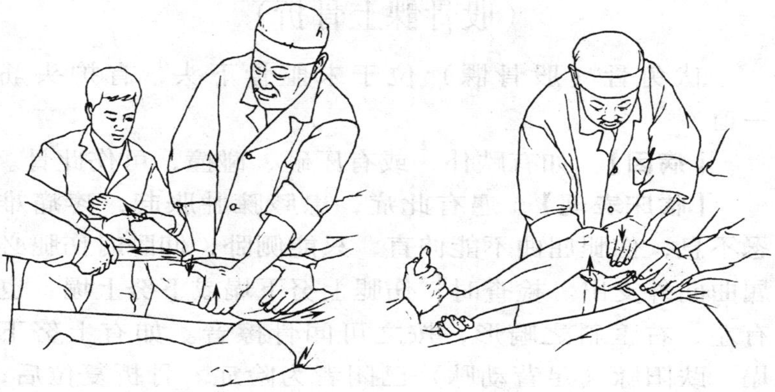

(1)　　(2)

图7-55　伏兔骨骨折的整复

（1）侧卧挺托、戳按法　（2）仰卧挺托、戳按法

2. 捆绑：用小方棉垫2个，分别放在上、下两断端。用纸垫6个，小底托垫长6寸，放在腘窝；上盖双月牙形纸垫2个，分别放在大腿及小腿上面；膝左、右夹桥形垫各1个，大底托垫1个，上至臀下，下过足跟，依次用绷带缠妥。

外附9寸长纸牌13个，大腿下端放置7个，小腿上端放置6个，两端相交叉如椽子形码匀，交叉约2～3寸，用4尺长线带4条缚紧〔图7-56〕。

腘窝下垫棉花，使膝关节保持微屈位，最外层附以大托板及大夹板，缚紧后，伤肢两侧用砂袋依妥。

3. 调养：患者平卧于带孔床上，伤肢外侧依沙袋。即日开始踝关节“蹬空增力势”活动。每隔5～6天重

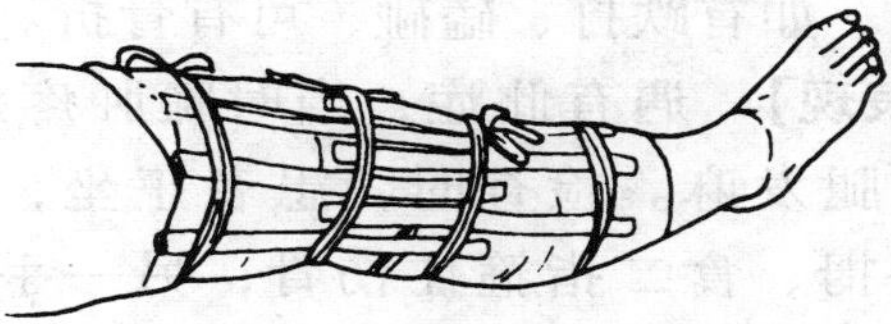

图 7-56　伏兔骨骨折的固定

新捆绑一次。35 日后撤除大托板及大夹板，练习膝关节屈伸及在外固定保护下练习大腿抬举活动，两个月后可扶双拐练习行走。

【按】 伏兔骨骨折是指股骨髁上骨折。正文中护头筋指关节囊。

髁上骨折可分为伸直型和屈曲型两种，屈曲型者多见，骨折线多呈横形或小斜面型。因受腘肌和腓肠肌的牵拉及关节囊的紧缩、下骨折段多向后移位，所见畸形即正文中“上努下塌”畸形。由于骨折端向后方移位，锐利的骨折端可压迫或刺伤腘动脉，造成腘动脉痉挛或损伤，故在诊断时应引起足够的重视，应防止膝关节后伸，以免加大移位，造成腘动脉损伤。

正文中的外固定，适用于无移位骨折，对于屈曲型或伸直型骨折，除局部固定外，还应加用骨牵引，才能达到满意效果。如有血管损伤体征时，应及时手术探查。

第十八节　膝盖骨骨折（髌骨骨折）

膝盖骨（髌骨）是伸屈行走之主骨。位于末躯骨下头、骱胫骨上头、伏兔骨之前方。其骨形圆而扁，广大 5 寸，为额外骨。膝盖骨下有软骨 1 块，有包骨筋 16 道，为额外筋。

【病因】 如有跌打、磕碰，可有骨折。

【临床表现】 遇有此症，当时膖肿疼痛，不能站立行走，伤腿发麻。检查时，患者正坐，伤腿伸直，医者用一手拇、食二指箍住伤骨，另一手拇指按之，可闻骨音。骨断分离者，中间可有塌陷。如系惊纹，亦要膖肿高起，当时尚可行走，只觉酸软麻木，稍坐一时即觉步履难行。惊纹者可摸到跳动迎手〔图7-57〕。

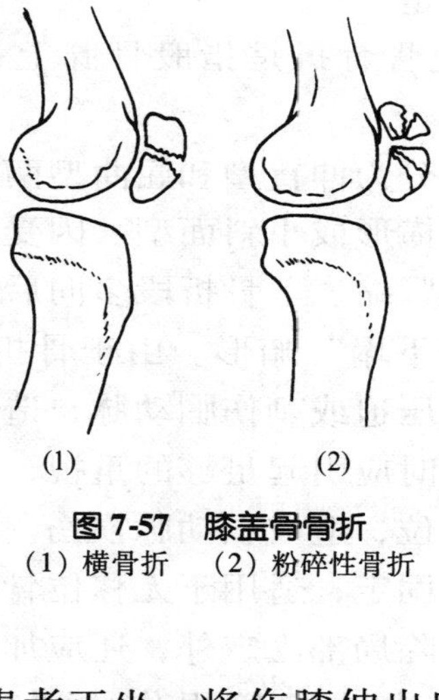

(1)　　(2)

图7-57　膝盖骨骨折

（1）横骨折　（2）粉碎性骨折

【治疗】

1. 手法：患者正坐，将伤膝伸出床边。医者坐在患者前方，将伤腿放在医者腿上，医者用顺筋法，使膝部肌肉放松，并用虎口相对归挤〔图7-58（1）〕。

用双手拇、食二指，由髌骨的上、下方向中部用力相对归挤〔图7-58（2）〕。然后用一手拇、食指圈住髌骨，另一手拇、食指沿髌骨边缘掐按，检查伤骨是否平整〔图7-58（3）〕。

令一助手坐在伤腿外侧，用双手握住大腿下部，医者

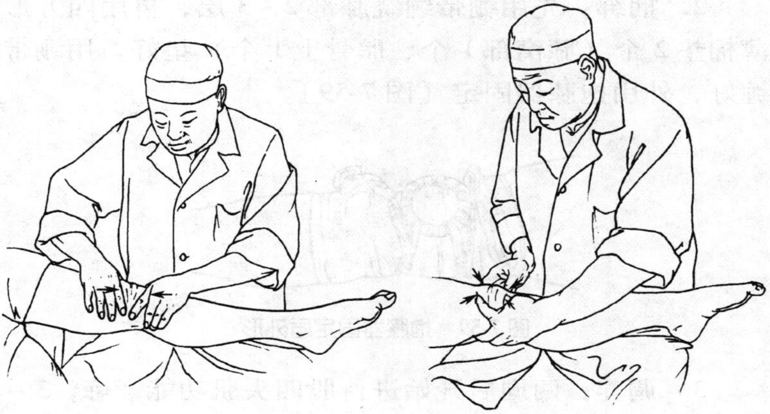

(1)　(2)

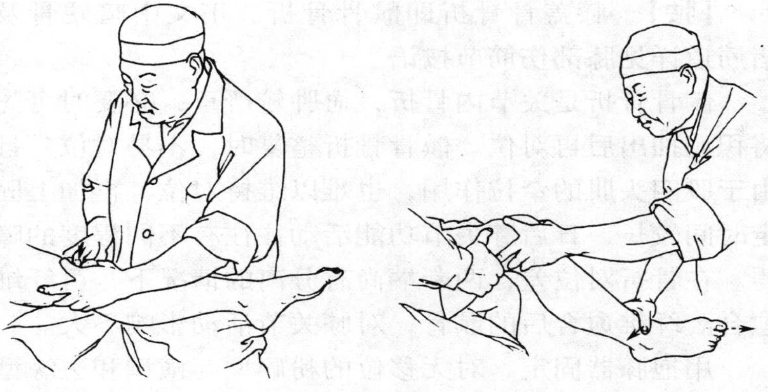

(3)　(4)

图 7-58　膝盖骨骨折的整复

(1) 虎口相对归挤　(2) 巨、食指相对归挤　(3) 掐按
(4) 将膝关节稍屈曲,然后伸直

一手拇、食二指自膝外侧圈住髌骨,另一手握住小腿下端,使膝关节稍屈曲,再伸直,活动数次〔图 7-58(4)〕。

如系惊纹者,不必使用上述整复手法,直接敷药固定即可。

2. 捆绑：先用绷带缠绕膝部2～3层，再用四方形薄棉垫2个（膝窝部1个、髌骨上1个）垫好，用绷带缠好，外用抱膝器固定〔图7-59〕。

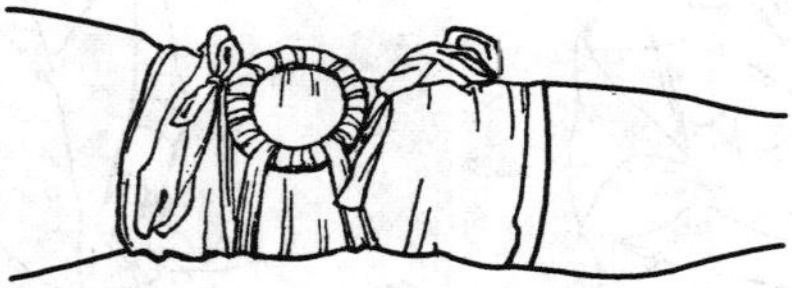

图7-59　抱膝器固定后外形

3. 调养：两周后开始进行股四头肌功能锻炼，3～4周后可下地行走，逐渐开始膝关节伸屈活动。

【按】 膝盖骨骨折即髌骨骨折。正文中暗硬骨及诸筋道详见膝部伤筋节按语。

髌骨骨折是关节内骨折，血肿较严重，必要时可先将积血抽出后再对位。髌骨骨折整复时，不易对位，且由于股四头肌的牵拉作用，也难以维持对位，再加上固定时间较长，日后膝关节功能活动往往有不同程度的障碍。在骨折对位差，两断端尚有分离的情况下，可纤维愈合。纤维愈合后的髌骨，对膝关节活动影响不大。

用抱膝器固定，对无移位的粉碎型、横型和边缘型骨折效果较好。如因固定不正确，抱膝器压迫髌韧带，下骨折端可以向前翻转，加重了断端分离，预后因关节面对位不良而致创伤性关节炎。如闭合复位、外固定效果不佳时，可考虑手术治疗。

第十九节　骺、胫骨骨折
（胫、腓骨骨折）

骺、胫二骨隔并相倚。骺骨（胫骨）形粗，居内侧，又名成骨、迎面骨，其上头为象鼻子骨，下头为臁朋骨（内踝骨），骨长1尺6寸，为小腿之主骨，主力十分之八；胫骨（腓骨）居外侧，又名劳堂骨，其上头为站骨，下头为外踝骨，骨长1尺2寸5分，主力十分之二。骱、胫骨上头之间有暗硬骨1块；骱、胫骨之间有软骨1块；骱、胫骨下头之间有暗硬骨1块。骱骨外侧有趔步筋1道；趔步筋外侧有站立筋1道；小腿后方有小腓肠筋1道；膝腘窝有护头筋1道；站骨有护头筋、包骨筋各1道；骱骨下头有护头筋1道；内、外踝骨有护头筋、包骨筋各2道。

【病因】 如有跌打、压砸、碰撞，可伤此骨；或有由高坠下，也可因行走不慎滑倒，臀部坐落在小腿上致伤。如因跌打、压砸、撞击致伤者，骨折多为齐折、碎折、上、下绝折；或因跌仆致伤者，多为斜折。临床所见有单折和双折之分，又有上、中、下绝折之别。

【临床表现】 遇有此症，当时臁肿胀起，疼痛难忍不息，不能站立，不能行走，动则痛甚。医者检查时，以拇、食、中三指，自骱骨（胫骨）上头向下徐徐摸之，可见上凸下凹，或下凸上凹，或左、右歪斜之畸形。如为绝折，伤腿缩短，足尖向外歪，可闻骨擦音。如是单纯胫骨（腓骨）骨折，患者还能行走，膝骱伸直，足尖向外扭之〔图7-60〕。

【治疗】

1. 手法：患者仰卧，伤腿略屈。第一助手站在伤肢外侧，用双手握住小腿上端；第二助手站在伤肢足侧，用一手握住踝部，另一手握住足面，两助手把托平稳。

医者站在伤肢外侧，双手分别掐住上、下两断端，

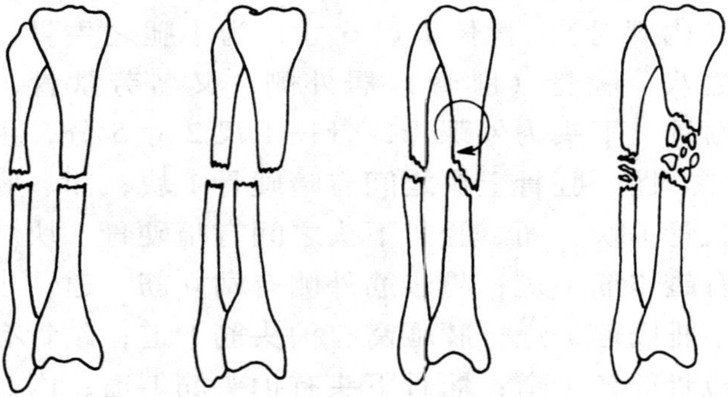

(1) (2) (3) (4)

图 7-60 骱、胫骨骨折类型

(1) 横骨折无移位 (2) 横骨折有移位 (3) 斜骨折 (4) 粉碎骨折

嘱两助手缓缓用力相对拔伸，将小腿拔直，待两断端之间分离时，按骨折移位的方向，再施如下手法：

（1）若骨折断端塌陷,医者用一手掌托住小腿下方，向上挺托,另一手手掌在小腿上面迎之,其骨自起。

（2）若骨折断端向上凸起，医者用一手手掌或拇、食二指放在所凸之处，由上向下戳按，另一手手掌置于小腿下迎合，其骨即可复平〔图 7-61（1)〕。

（3）若骨折向左、右侧凸，医者一手手掌或拇、食二指放在所凸之处，向对侧推按捺正，另一手手掌放在对侧迎之，其骨即可复位〔图 7-61（2)〕。

医者一手托住小腿，另一手手指（拇指在外侧，余四指在内侧）自上而下归挤，使断端平复〔图 7-61（3)〕，再行敷药、捆绑。

2. 捆绑：两助手托扶伤腿，维持牵引不动。先用绷带自小腿下端缠绕，至髌骨下缘，将 3 个纸牌分别放在断端两侧（单一胫骨骨折时只放 2 个纸牌即可），再

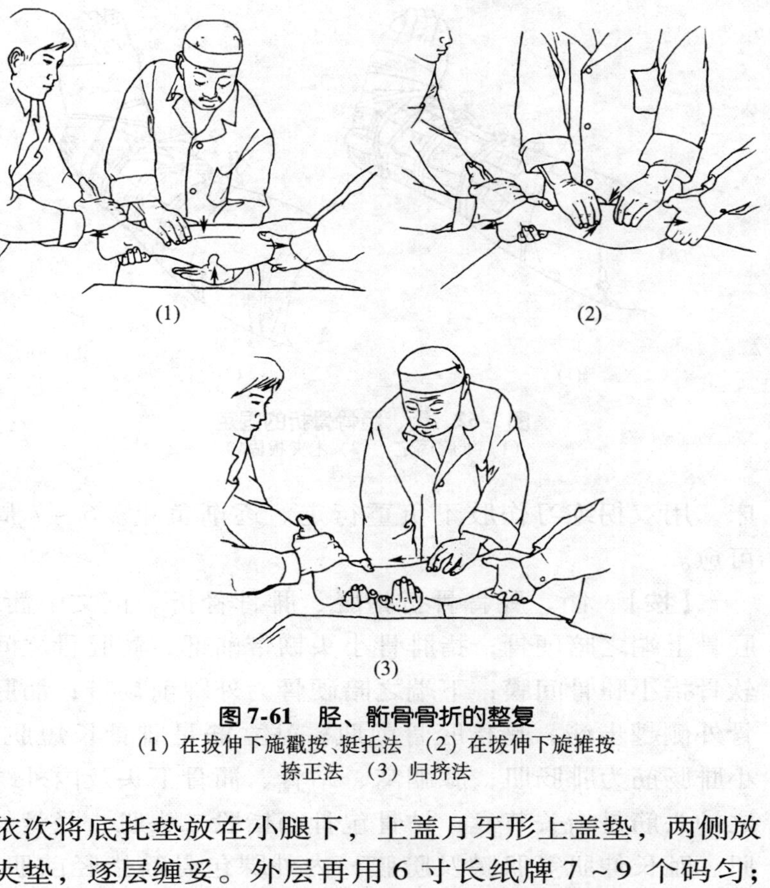

图 7-61　胫、腓骨骨折的整复
（1）在拔伸下施戳按、挺托法　（2）在拔伸下旋推按捺正法　（3）归挤法

依次将底托垫放在小腿下，上盖月牙形上盖垫，两侧放夹垫，逐层缠妥。外层再用 6 寸长纸牌 7～9 个码匀；或用木板 2 块夹在两侧，3 条线带缚紧。最外层用木托板托住伤肢即可〔图 7-62〕。

腓、胫骨上段骨折，应同时固定膝关节；腓、胫骨下段骨折，应同时固定踝关节。

【调养】　患者仰卧位休养，伤腿略屈，两侧依砂袋。即日起开始练习股四头肌锻炼，2 周后撤除外层木托板，开始练习踝关节“蹬空增力势”活动。5 周后下

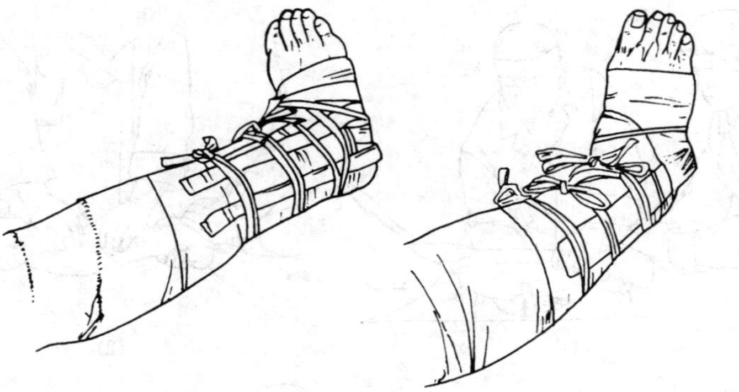

(1) (2)

图 7-62 骱、胫骨骨折的固定
（1）纸牌固定 （2）木夹板固定

床，用双拐练习伤肢不负重行走。逐渐负重。6～7 周可愈。

【按】 骱、胫骨骨折指胫、腓骨骨折。正文中骱、胫骨上端之暗硬骨，指腓骨小头韧带前部；骱胫骨之间软骨指小腿骨间膜；下端之暗硬骨为外踝前韧带；骱胫骨外侧趋步筋，是指胫骨前肌；站立筋是腓骨长短肌；小腓肠筋为腓肠肌；膝腘窝、站骨、骱骨下头及内外踝之护头筋是指关节囊；站骨包骨筋指股二头肌、胫骨长肌、趾长伸肌等肌腱及腱膜；内外踝包骨筋指胫前肌、胫后肌、腓骨长、短肌腱及腱膜。

下肢主要功能是负重、行走。故治疗时应完全纠正短缩、旋转、成角畸形；成人一定要恢复小腿生理弧度和下肢力线。膝、踝关节是在同一水平轴上活动的，如力线不恢复，膝、踝关节活动轴不平行，则日后有劳损或创伤性关节炎之虑。

腓总神经在腓骨小头处，除固定时应避免压迫外，膝关节过伸位的固定也可造成腓总神经损伤，故在固定时应注意。

本法对胫、腓骨骨折的复位效果较好。其固定方法适用于横形、锯齿形、长斜面形等稳定性骨折；而对于螺旋形、斜形、粉碎形、梯形及一骨多段等不稳定性骨折，在应用手法复位、纸垫固定的同时，可配合以跟骨滑动牵引，以使骨折之成角、短缩及侧方移位得到纠正。

第二十节 踝部骨折

骱骨（胫骨）下头之内踝骨（又名臁肕骨）与胫骨（腓骨）下头之外踝骨、跂骨（距骨）共同构成踝骱。内踝骨离地3寸，外踝骨离地1寸。骱胫骨下头有暗硬骨1块，踝骱内外各有暗硬骨1块，内外踝骨有包骨筋2道、有护头筋2道。

【病因】 如直跌仆、由高坠落或行走失足，踝骱踒踒，可伤此骨。如足由内侧向外踒者，踝骱向内足向外歪斜，则伤内踝骨；如足由外侧向内踒者，踝骱向外足向内歪斜，则伤外踝骨。伤重者可致内、外踝骨同时骨折。

【临床表现】 遇有此症，踝部臃肿胀起，皮肤青紫，可见瘀斑，疼痛难忍。重者坐卧不宁，步履难行，踝骱不能伸屈翻转。经医检查，医者以拇、食二指触摸，如是外踝骨骨折者，外踝突起，足向内歪斜，外踝处压痛明显；如是内踝骨骨折者，内踝突起，足向外歪斜，内踝处压痛明显；如是双踝骨折者，踝部横宽，又有左、右歪斜之畸形。按压踝部，可闻骨擦音，必有大错〔图7-63〕。

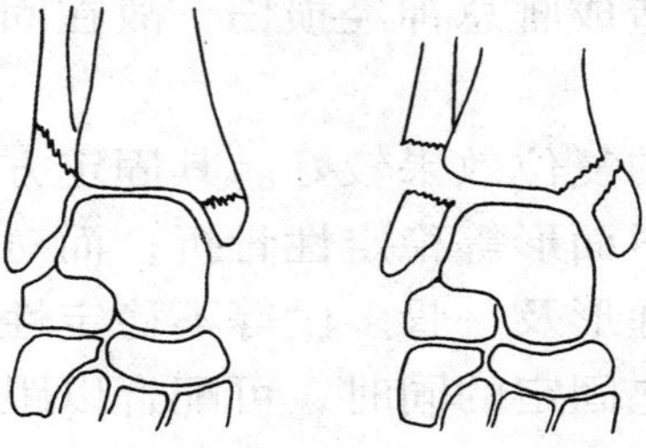

图 7-63 踝骨骨折示意图
(1) 无移位 (2) 距骨向内侧移位

【治疗】

1. 手法：患者仰卧，伤腿伸出床外，第一助手站在伤腿外侧，用双手握住小腿下端；第二助手站在伤腿足侧，一手由内侧握住伤腿足面，另一手拇（连同大鱼际）、食、中三指由外侧握住伤肢足跟，两助手用力相对拔伸〔图 7-64（1）〕。

医者站在伤腿内侧，面对患者，以双手拇指（连同大鱼际）分别放在内、外踝前缘，双食指半屈曲，分别放在内、外踝后缘，用力向内归挤捺正。同时令两助手保持部分拔伸力量，使足跖屈，然后再背伸〔图 7-64(2)(3)〕。

医者再用拇指由踝骨后缘向前捻转至前缘，以恢复内、外踝骨的平整〔图 7-64（4）〕。

若单踝骨折，所施手法如前，只一手施术，另一手在伤足健侧协同，迎住即可。

若双踝骨折合并脱位者，手法详见踝骱大错节。

2. 捆绑：用绷带自胫腓骨下端开始缠绕，绕向足背，并带住两踝，将八卦垫 2 个分别夹在内、外踝两侧缠妥，线带缚住即可〔图 7-65〕。

3. 调养：即日起开始股四头肌锻炼，1 周后开始练习踝关节"蹬空增力势"活动，2～3 周时扶双拐练习伤肢少量负重行走，一般 1 个月可愈。

【按】 踝部骨折指内、外踝单踝骨折、双踝骨折

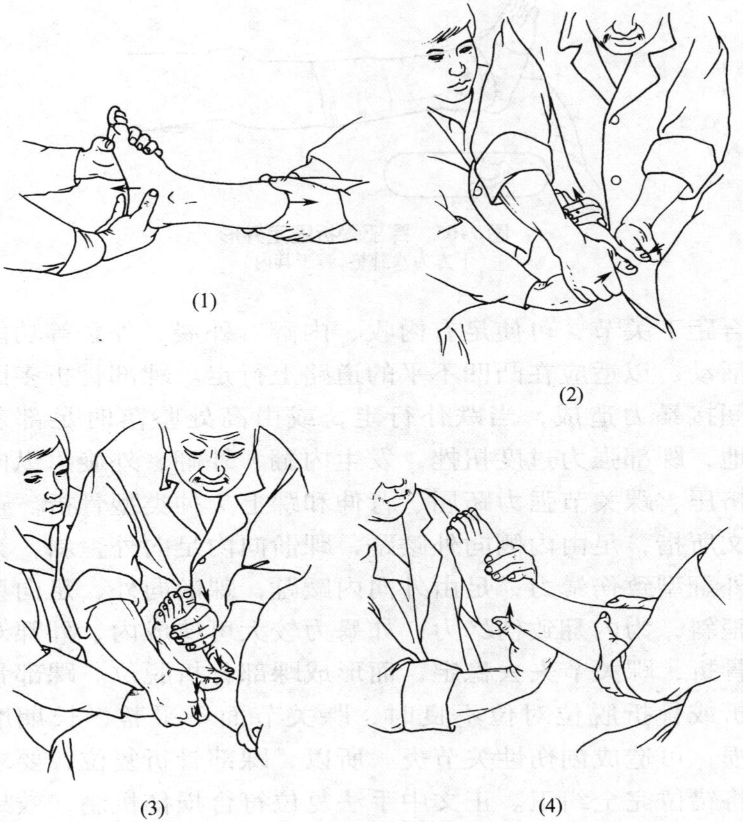

图 7-64　踝骨骨折的整复

（1）相对拔伸　（2）在拔伸下使足跖屈　（3）使足背屈
（4）沿踝骨边缘捻转

及骨折合并脱位而言。正文中骱胫骨下头之间暗硬骨指外踝前韧带；踝关节左、右之暗硬骨为内、外侧副韧带；内、外踝骨包骨筋是胫后肌腱腱膜及腓骨长、短肌腱腱膜；护头筋指踝关节囊。

踝关节为屈戍关节，只能作屈、伸活动，踝关节联

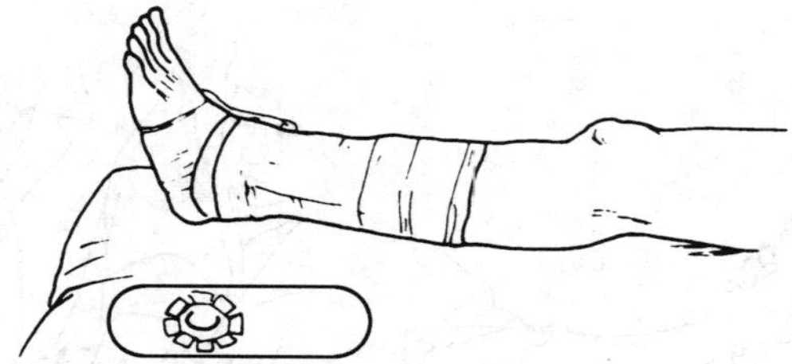

图 7-65　踝部骨折固定外形
（下方为八卦垫，缠于其内）

合距下关节，可使足有内收、内翻、外展、外翻等功能活动，以适应在凸凹不平的道路上行走。踝部骨折多因间接暴力造成，当跌仆行走，或由高处坠落时足部着地，踝部强力过度扭挫，发生内翻、外翻、外旋、纵向挤压、踝关节强力跖屈、背伸和踝上 7 种类型骨折。正文所指，足由内侧向外踒踒，踝骱向内足向外歪斜，为外翻型致伤暴力；足由外向内踒踒，踝骱向外，足向里歪斜，为内翻致伤暴力；如暴力较大可造成内、外踝双骨折，踝关节失去稳定，而形成踝部骨折脱位。踝部骨折或骨折脱位对位不良时，踝关节面不平整，长期磨损，可造成创伤性关节炎。所以，踝部骨折复位，要求将错位完全纠正。正文中手法复位符合损伤机制，效果满意。踝部骨折是不稳定的关节内骨折，固定要牢靠，且应与损伤类型相反。正文中固定方法为将踝关节固定到中立位。如本法固定不能奏效者，可选用其他方法固定。

第二十一节　跟 骨 骨 折

跟骨俗名脚后跟，其骨短而弯曲，形体粗壮，为载重之主骨。跟骨有包骨筋 2 道。

【病因】 如有跌打、压砸或由高坠下足跟着地，可使跟骨劈折或碎折。

【临床表现】 遇有此症，内外踝下俱肿，足心显平，不能站立，不能行走，疼痛连心，致使伤足无有放处。若损伤重者，必有青紫色瘀瘢散于皮下。医者检查时，跟骨显宽，按压骨折处，虽无骨擦音，但伤处随手而动，明显疼痛〔图 7-66〕。

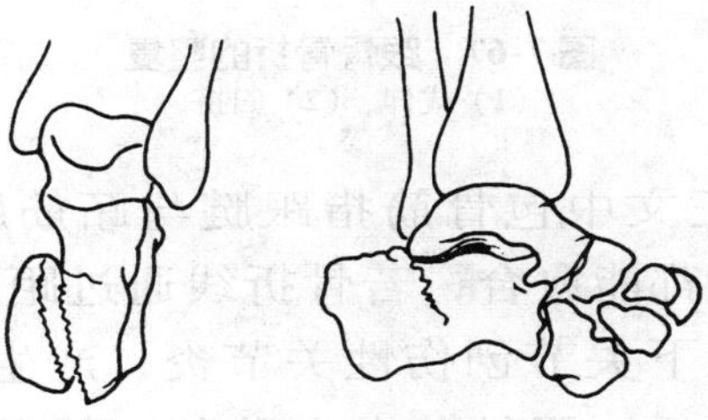

图 7-66 跟骨骨折
（1）纵骨折 （2）压缩骨折

【治疗】

1．手法：患者正坐，助手用双手拿住伤侧小腿下端固定不动，医者一手由内侧拿住足掌，拇指在足心，余四指在足背，一手由外侧托住足跟，与助手相对大力拔伸〔图 7-67（1）〕。

后医者双手手指交叉，用手掌扣住足跟。掌心用力，大力归挤〔图 7-67（2）〕。

2．捆绑：敷药后，用绷带缠绕，足跟内、外侧夹以圆月牙形纸垫，再用足跟托垫缠妥。

3．调养：整复后即开始股四头肌锻炼，1 周后“蹬空增力势”，活动，1 个月后可练习伤肢少量负重行走。

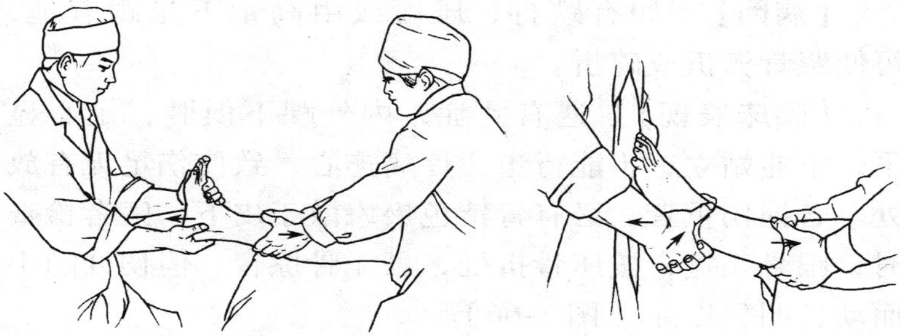
(1) (2)

图 7-67 跟骨骨折的整复
(1) 拔伸 (2) 归挤

【按】 正文中包骨筋指跟腱与跖筋膜抵止部分。跟骨骨折一般都能愈合，若骨折线通过距下关节面者，往往可造成距下关节创伤性关节炎，产生肿疼等后遗症，对于骨折后，跟结节向上移位，使跟结节角（贝累尔角）减少，或成负角，相应减弱了腓肠肌紧张度，影响跟腱力量。内弓角相应变大，妨碍站立与行走者，正文手法对纠正跟结角有一定效果。

跟骨为松质骨，下地负重时间不宜过早。以免畸形愈合，影响功能。

第二十二节 足掌骨骨折（跖骨骨折）

足掌骨（跖骨）每足5块，位于足的中部，上接跗骱骨（跗骨）下连趾骨。第一足掌骨形粗而短，第2～5足掌骨形细而长。

【病因】 如有跌打、压砸，或由高坠下足部着地，可伤此骨，亦有久行久站而伤筋骨之说。

【临床表现】 遇有此症，足面臃肿胀起，疼痛难忍不息，步履难行，常有瘀血瘢散于皮下。经医检查，医者以拇指自跗骱骨处，由上而下徐徐摸之，伤处明显压痛，可闻骨擦音。有错位者，足面凸凹不平〔图 7-68〕。

【治疗】

1．手法：医者双手拇、食二指分别拿住两断端，用力拔伸，如为横折，用两手拇指向下戳按凸起之处，食指向上挺托凹陷之处，骨折复平〔图 7-69〕。

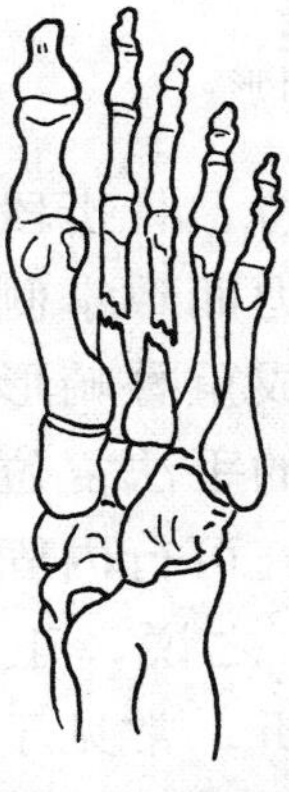

图 7-68　足掌骨骨折

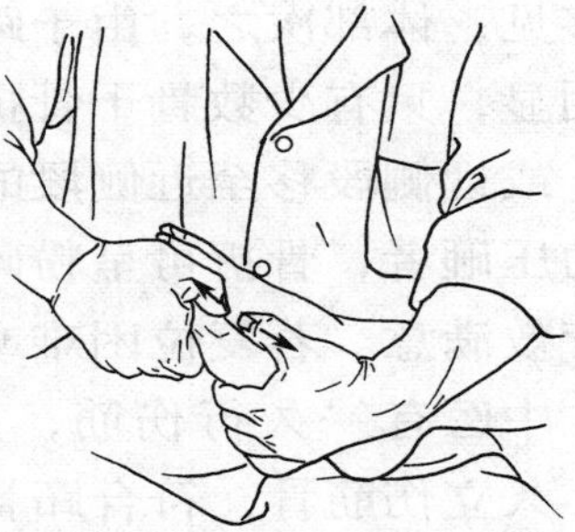

图 7-69　足掌骨骨折的整复
拔伸、戳按

如为斜折，或向两侧移位时，用拇指仔细寻按，找到侧凸畸形处，用戳按法矫正，使之平复。

对于无移位之骨折，不须手法。

2．捆绑：先用绷带缠绕 2～3 圈后，在骨折的跖骨两侧，各放一小分骨垫，足掌心放一棉球，用月牙形上盖及底托垫好，绷带缠好〔图 7-70（1）(2)〕。

3．调养：整复后即日起，开始踝关节伸屈活动，3 周后不负重行走，5 周可愈。

【按】 足掌骨骨折即跖骨骨折，临床常见。按骨折部位可分为基底、干和颈部骨折 3 种，其中以基底骨

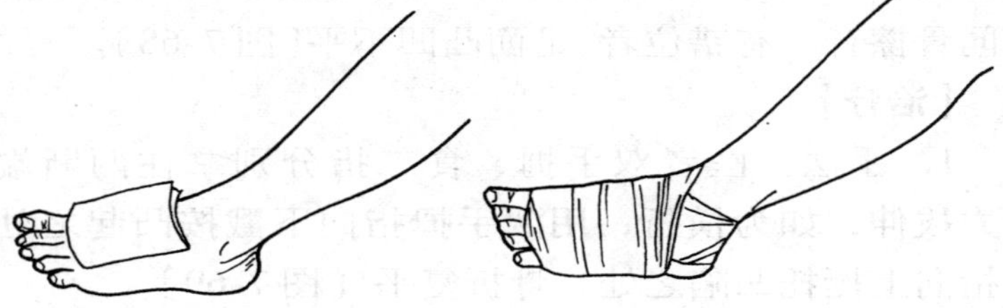

图 7-70　足掌骨骨折的固定
（1）月牙垫的位置　（2）固定后外形

折多见；体部次之。由于跖骨相互支持，骨折段移位多不明显，只有少数骨干骨折，可因暴力而致掌侧成角畸形，或远侧段移至近侧段的下方，形成重叠畸形。直接暴力压砸者，骨折可呈粉碎。正文中的手法复位及外固定疗效满意。若复位困难或开放骨折，可行内固定。

中医有"久行伤筋，久立伤骨"之说，正文中久行、久立伤筋骨，符合跖骨疲劳性骨折，常见于第二跖骨颈部。由于肌肉过度疲劳，足弓塌陷，第二、三、四跖骨头负重增加，超过皮质及骨小梁的负重极限，而致疲劳骨折。

第二十三节　趾 骨 骨 折

趾骨每足 14 节，除巨趾（踇趾）为 2 节外，余四趾皆为 3 节。上连足掌骨（跖骨）。趾节有包骨筋 14 道，条筋 5 道。

【病因】 如有跌打、压砸、碰撞，或由足尖踢物，可伤此骨。骨折有斜折、横折、粉碎之分〔图 7-71〕。

【临床表现】 遇有此症，伤趾臃肿胀起，疼痛难忍不息，步履难行，如勉强行走，只能足跟着地。医者

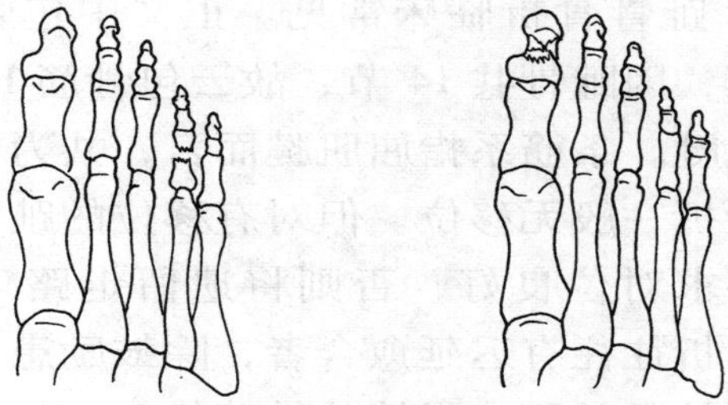

(1) (2)

图 7-71 趾骨骨折

（1）第四趾中节趾骨骨折 （2）踇趾末节趾骨粉碎骨折

检查时，用拇、食二指轻轻触按，可有上努下塌、下努上塌或左右歪斜之畸形。可闻骨音。

【治疗】

1．手法：医者用双手拇、食二指拿住两断端，用拔伸、归挤法捺正之〔图 7-72〕。

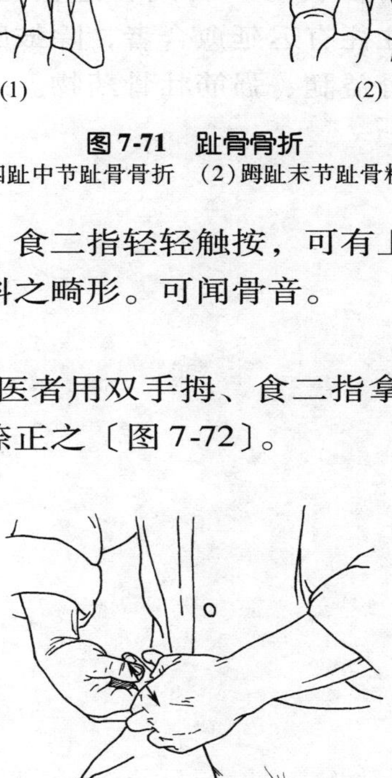

图 7-72 趾骨骨折的整复

（拔伸、归挤法）

2．固定：在伤趾两侧，各夹一薄的小纸垫，连同两侧的健趾一起固定之。

一般趾骨骨折，不需用手法和固定，外敷药物即可。

【按】 趾骨骨折临床常见。正文中包骨筋即伸趾肌腱及腱膜，因趾骨共 14 节，故云包骨筋 14 道，实际为 5 条伸肌腱。条筋系指屈肌腱而言，共为 5 条。

趾骨骨折一般无移位。但对有移位的趾骨骨折，整复时一定要求对位良好，否则将遗留走路疼痛之后遗症。趾骨骨折往往有迟延愈合者，除鼓励患者早期活动外，可内服补肾益髓、强筋壮骨药物。

第八章 脱 位

组成关节（骱）部位的骨端关节面的正常相互关系，在跌仆坠落或牵拉、扭转等外界暴力作用下遭到破坏，从而出现关节功能障碍者，称为外伤性关节脱位，中医有时称为脱臼或脱骱。

根据全身各关节的构成特点，及运动功能的不同，有“掉”、“错”及“离位”等说法。有窠（关节盂、关节臼）的关节脱位称“掉”，如下巴掉、膀掉、胯掉等；而膝及指间关节等无窠关节脱位，则称“错”（有时把半脱位叫错位）；一些仅能做小幅度活动的关节发生错位时，又叫离位，如鸠骨离位、支骨离位、三毛骨离位等。反之，能有较大活动范围的骨骼，如髌骨发生脱位时，又称为移位。

脱位与骨折在临床症状上，虽有其相同的地方，如肿胀、疼痛、功能障碍等，但也有它本身特有的体征，一般说来，脱位的畸形发生在关节周围，可出现岗凸、侧凸、塌陷等畸形，甚至可使伤肢呈现假性的短缩或延长，然而在被动活动伤肢时，一般无骨擦音及异常活动（合并骨折时例外），而有弹性固定感。

脱位的治疗原则和骨折一样，要做到早诊断，早复位。一般来说，正确的诊断，才能进行恰当的治疗，要争取一次复位成功，避免反复粗暴揉捏，以免加重伤情。在复位过程中，手法应轻巧柔和，确实作到“法使骤然人不觉，患者知也骨已拢”的程度，要求操作时当轻则轻，宜重则重，轻重徐疾要恰到好处。在整复过程中，除注意局部症状外，尤其要密切观察患者的全身症状，特别是髋、肘关节脱位等损伤，往往因剧烈疼痛而发生休克，因此复位时对患者要安慰体贴，争取消除患者精神紧张因素，从而求得患者合作，以利复位手法进行。必要时可根据情况，选用适当麻醉，使患者疼痛消除，肌肉松弛，以利复位。

复位后应予以充分可靠的固定，位置要适当，时间足够长，使撕裂之关节囊及韧带等坚固愈合，以免再发脱位。但固定时间过久，又容易引起关节僵直。适当掌握固定与活动是非常重要的。单纯的脱位复位固定后，即日便可开始练习邻近关节的自主性功能活动锻炼。2～3日后，可渐渐开始练习损伤关节的活动，但活动幅度应逐渐增加，不可操之过急。

若脱位合并骨折时，应首先整复脱位，然后按照不同部位的骨折进行治疗。

脱位复位固定后，一般内服活血消肿止痛中药，待固定解除时，可用舒筋活血腾药，熨敷患部，以利功能恢复。

对超过3周的陈旧性脱位的手法治疗，应严格掌握其适应症与禁忌症，特别是禁忌症，现归纳如下：

1. 临床检查时，脱位关节的活动度没有或极小，关节异常僵硬者。

2. 脱位且合并骨折者。

3. 年老体弱有合并症者。

4. 脱位后曾经多次粗暴手法者。

5. X线证实，脱位关节周围有广泛软组织钙化阴影者，或者骨骼有显著脱钙者。

6. 肘关节后上方脱位，合并有严重侧方移位者。

对陈旧性关节脱位的治疗，不能贸然地一次复位。要作好复位前的充分准备，如复位前先行1~2周牵引，或者用按摩手法，及舒筋活血腾药熏洗，使关节周围肌肉松弛，即达到所谓“筋松骨活”阶段，才可在麻醉下进行整复。

对于复杂的关节脱位，或过久的关节脱位，常需手术治疗。

第一节　下巴骨掉伤（颞下颌关节脱位）

下巴骨（下颌骨）曲如环形尾如钩，上载下齿。属肾经，是食物之主骨。两侧下巴骱有暗硬骨各1块，下巴骨尾部左右各有钩筋1道。

【病因】 当大笑或呵欠或咬硬食物时，张口过度；年老体弱肾气不足，气血两亏，连带筋松弛均可引起下巴骨掉伤。

【临床表现】 下巴骨掉伤有单掉、双掉、上掉3种〔图8-1〕。双掉者齿不能合，不能言语，不能喝水，下巴骨下垂，口半张开，不能自行收持涎水；单掉者下巴骨歪向健侧，言语不清，齿错不合，不能咀嚼。上掉者口不能开。

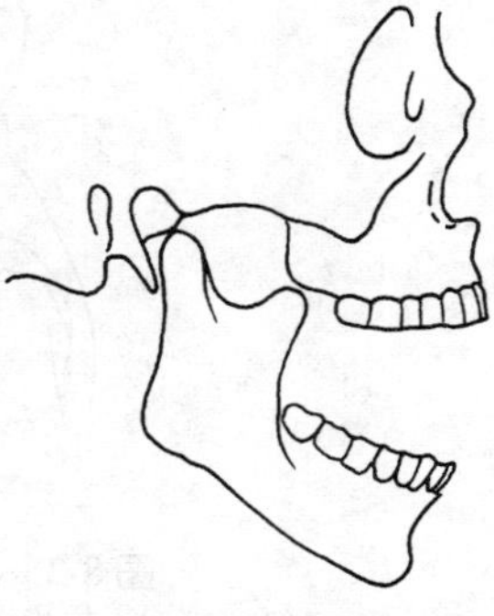

图8-1　下巴掉

【治疗】

1. 手法：患者坐在凳上。

（1）双掉：助手站在患者

背后，用双手扶住患者后头部，并使头微前屈。医者双手拇指缠裹消毒纱布，插入口中，扣住臼齿，余四指拿住下颌骨体〔图 8-2(1)〕。

用双手拇指根部用力向下按压下颌骨，使口张大

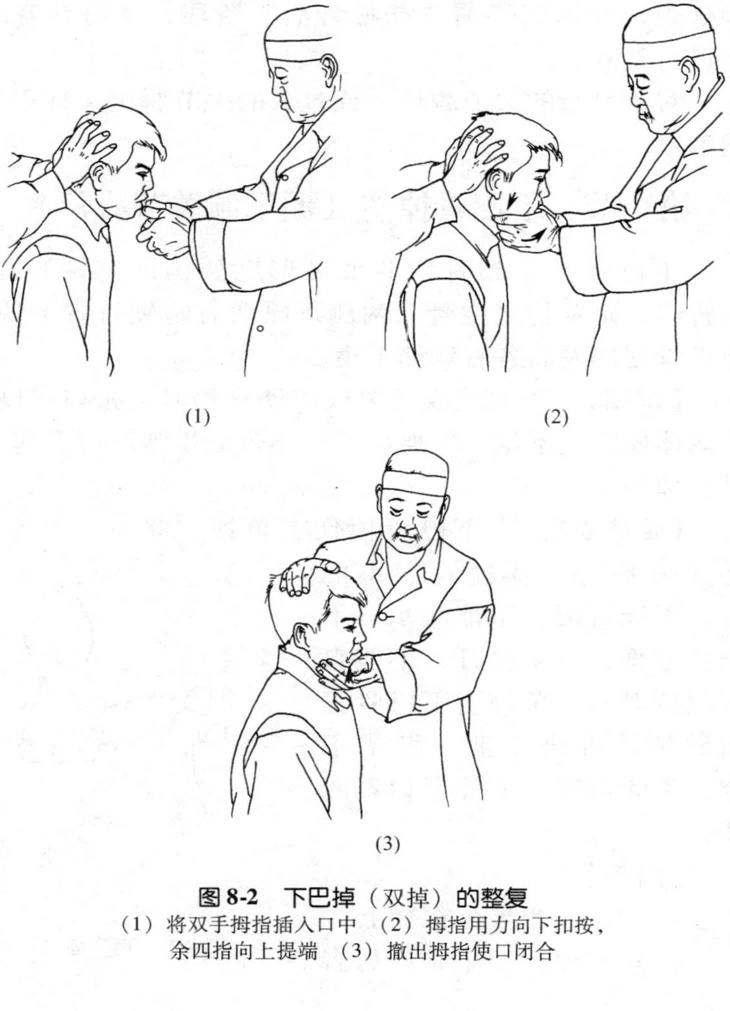

(1) (2) (3)

图 8-2　下巴掉（双掉）的整复

（1）将双手拇指插入口中　（2）拇指用力向下扣按，余四指向上提端　（3）撤出拇指使口闭合

（摘法），然后再轻轻晃动。

双拇指尖用力向下扣按，双手其余四指用力向斜前方“提端”〔图8-2(2)〕。

感觉关节滑动，下颌小头凸起渐平时，急撤出双拇指，一手托住患者下颌，另一手按住头顶，关节“咕噜”作响，则已复位〔图8-2(3)〕。

（2）单掉：医者面对患者站在伤侧，一手自头后绕过，用大鱼际按在健侧耳屏前方，并将患者头部抱住固定不动；另一手拇指用消毒纱布缠好，插入口中，扣住臼齿，余四指拿住下颌骨〔图8－3(1)〕。

用拇指根用力向下按压下颌骨，使口张大（摘法），再轻轻晃动6～7次。

拇指指尖用力向下扣按，余四指拿住下颌骨，向斜前方“提端”〔图8－3(2)〕。

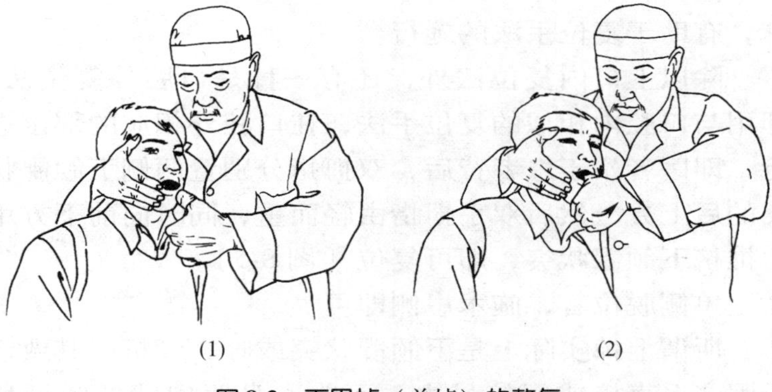

(1)　　　　(2)

图8-3　下巴掉（单掉）的整复

（1）固定头部，拇指插入口中　（2）拇指扣按，余四指提端

感觉伤侧关节滑动，其下颌小头凸起渐平时，急撤出拇指，托住下颌，另一手扶其头顶，关节“咕噜”作响，则已复位。

2. 捆绑、调养、用药：整复后用绷带兜住即可〔图 8-4〕。一小时内不准张口说话。若因肾虚体弱而致脱位者，可内服补肾壮筋丸，一般无需用药。

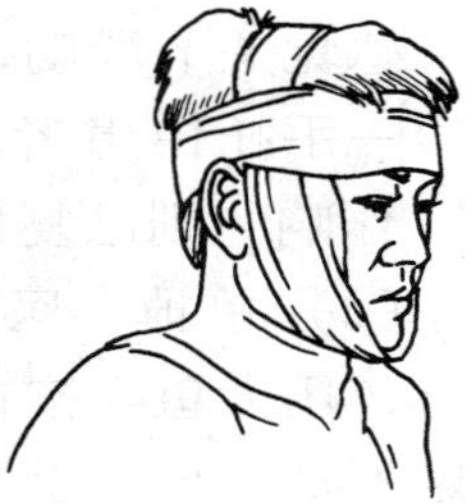

图 8-4 下巴掉的固定

【按】 下巴骨即下颌骨。曲如环形尾如钩，形象地描述了下颌髁状突与下颌窝的形态。其暗硬骨指关节软骨盘；钩筋指翼外肌。

下巴掉即颞颌关节脱位，是比较常见的关节脱位之一。其复位方法简单有效，但也有难以整复者。复位时应缓缓持续用力，不能急欲求成，常因用力过大而事与愿违，不能顺利复位。一旦复位困难，可于患者口内倒米醋一汤匙，使筋肉松弛，或用 0.5% ~1% 奴夫卡因 10ml 局麻，有助于复位手法的施行。

除以上口内复位法外，还有一种是口腔外复位法，即用与口腔内相似的复位手法，在口腔外相应的部位进行，即医者站于患者背后，双拇指分别置两侧下颌髁状突的后上方，然后双手拇指由轻而重，同时向前下方用力推挤下颌髁状突，即可复位〔图 8-5〕。

单侧脱位者，施术患侧即可。

所谓上掉实际上是下颌髁状突或喙突骨折。其致伤原因多系直接或间接暴力，而非本身肌肉骤然收缩所致。伤后颞颌部肿胀、疼痛、骨性隆起畸形，很像脱位。因其牙关紧闭，口不能张开，故被误认为是一种掉伤。因口不能开，无法使用手法，故曰“不治”。此类骨折，应在确诊以后，用其他方法治疗。

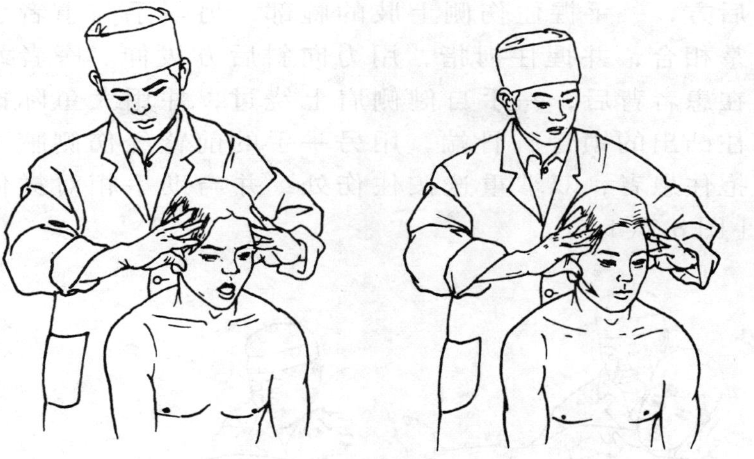

(1)　　(2)

图 8-5　口腔外复位法
（1）双拇指位置　（2）向前下方推挤

第二节　鸠骨离位（胸锁关节脱位）

血盆骨（锁骨）内端名曰鸠骨（锁骨胸骨端），与胸前骨（胸骨柄）交接构成。骨骱中间有暗硬骨 1 块。

【病因】 如有跌仆、碰撞，可致鸠骨离位。

【临床表现】 鸠骨离位后，局部肿胀、疼痛且有突起，按之随手而动。伤臂只能前伸、后背、横伸活动，不能高举用力，深呼吸、咳嗽时疼痛加重〔图 8-6〕。

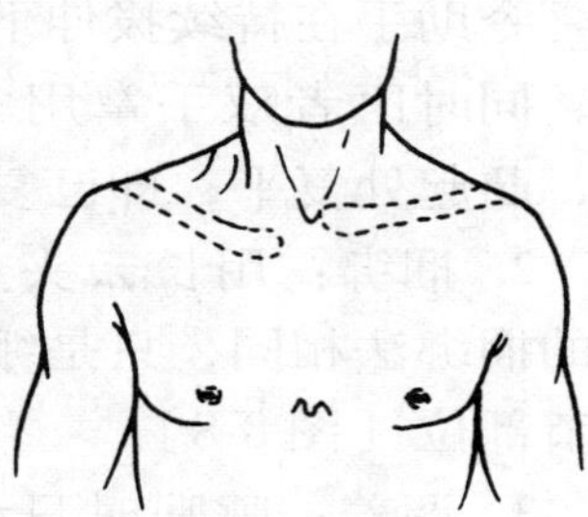

图 8-6　鸠骨离位示意图
右胸锁关节前脱

【治疗】

1. 手法：患者坐在凳上。助手站在患者伤侧斜后方，一手握住伤侧上肢的腕部，另一手与患者手掌相合，并握住拇指，用力向斜后方拔伸。医者站在患者背后，一手自健侧肩上绕过，并用大鱼际按住凸出的锁骨胸骨端，用另一手的前臂经伤侧腋下抱住患者，双掌重迭按住伤处，并与助手相对拔伸〔图 8-7(1)〕。

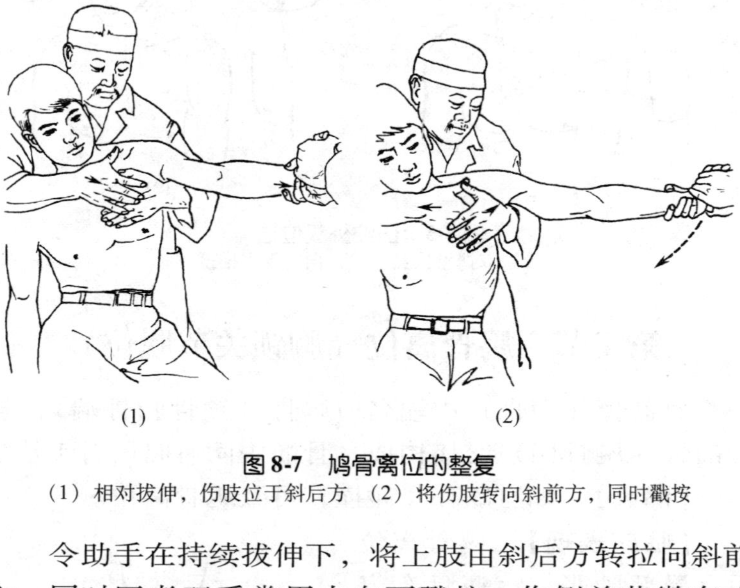

(1)　　(2)

图 8-7　鸠骨离位的整复

(1) 相对拔伸，伤肢位于斜后方　(2) 将伤肢转向斜前方，同时戳按

令助手在持续拔伸下，将上肢由斜后方转拉向斜前方，同时医者双手掌用力向下戳按，伤侧关节微有响声，凸起处复平，即已复位〔图 8-7(2)〕。

2. 捆绑：用长云头垫压在胸锁关节处，与锁骨骨折的捆绑法相同，只是绷带缠绕十字交叉处，应在胸锁关节部位〔图 8-8〕。

3. 调养：睡眠时只许仰卧或向健侧侧卧，不可向伤侧侧卧。2 周后逐渐练习上肢功能活动，如“仙人推碑势”、“顺水推舟势”等，一般 4 周可愈。

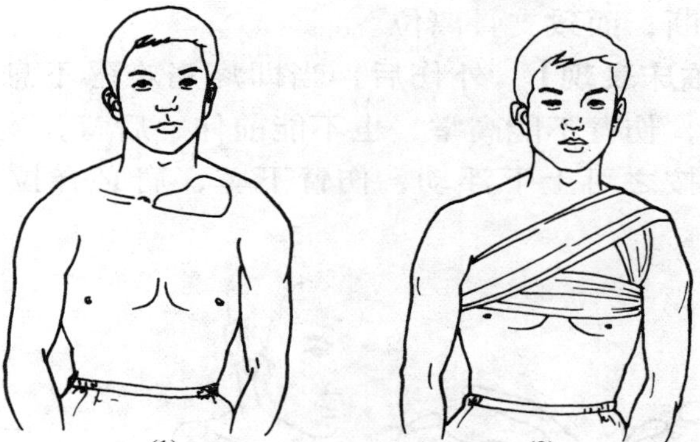

(1)　　(2)

图 8-8　鸠骨离位的捆绑法
（1）纸垫的位置　（2）捆绑法

【按】　鸠骨离位即胸锁关节脱位。文中暗硬骨系指关节囊。

胸锁关节脱位有两种：一种是锁骨胸骨端移向胸骨的前上方，称前脱位；另一种是锁骨胸骨端移向胸骨的后方，称后脱位。后者甚为罕见，故本节只描述的是前脱位的治法。

陈旧性胸锁关节脱位，上肢的功能活动多无障碍。若无明显不适，患部虽略凸出，一般不必治疗。若疼痛明显致影响工作者，可手术复位，并取游离阔筋膜修补关节囊和韧带，或者切除锁骨胸骨端，以期达到解除疼痛、改善功能之目的。

第三节　支骨离位（肩锁关节脱位）

血盆骨（锁骨）外头又名支骨（锁骨肩峰端），与肩峰骨（肩峰）构成骨骱，中间有暗硬骨一块。

【病因】　如有跌仆、撞击、肩部着地等外伤，血盆骨未断，而致支骨离位。

【临床表现】 外伤后，当即疼痛难忍不息，肩峰部肿胀，伤臂不能高举，也不能前伸、后背，支骨明显突起，按之可上下浮动，伤臂下垂，肩必耷拉〔图8-9、10〕。

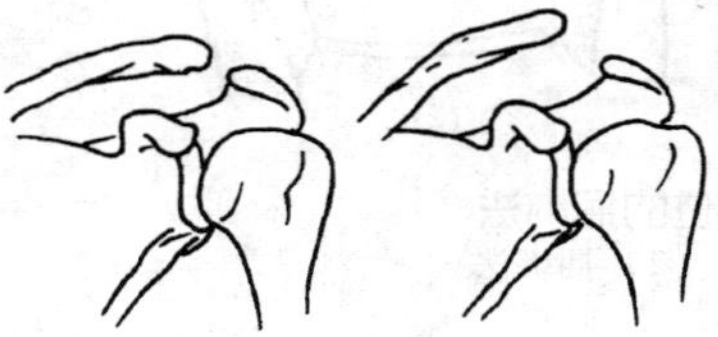

(1) (2)

图8-9 支骨离位

(1)半脱位 (2)全脱位

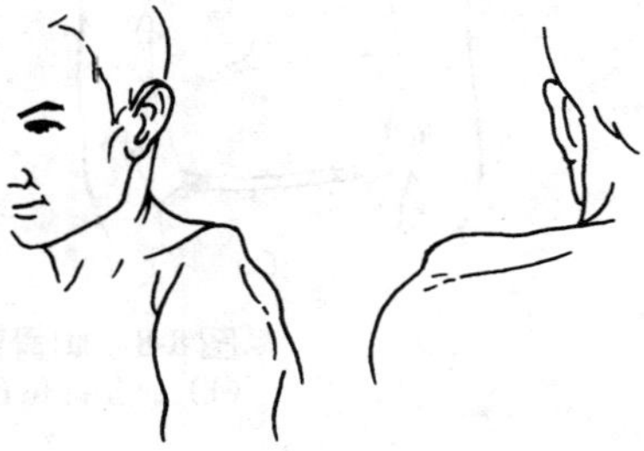

(1) (2)

图8-10 支骨离位的畸形

(1)正面 (2)背面

如有小错（半脱位），局部微肿，稍有突起，疼痛亦轻，肩部酸软无力，伤肢不能高举。

【治疗】

1. 手法：患者正坐。助手站在患者健侧，用布巾兜住伤侧腋下向健侧水平牵引。医者站在伤侧，一手掌心按住支骨突起处，拇指在肩后，余四指在肩前方拿住伤侧关节，另一手握住伤侧上肢的腕部，将伤肢拔直托平。

拿腕之手环转摇晃伤侧上肢6~7次，然后用力向后外方拔伸〔图8-11(1)〕。

继续保持拔伸力量，使伤肢内收（肘关节屈曲），患者手指触到健侧肩部，用拿伤关节之手的大鱼际按住锁骨肩峰端突起处，四指改扶在肩后部〔图8-11(2)〕。

肘关节仍保持屈曲，使伤臂后伸〔图8-11(3)〕。

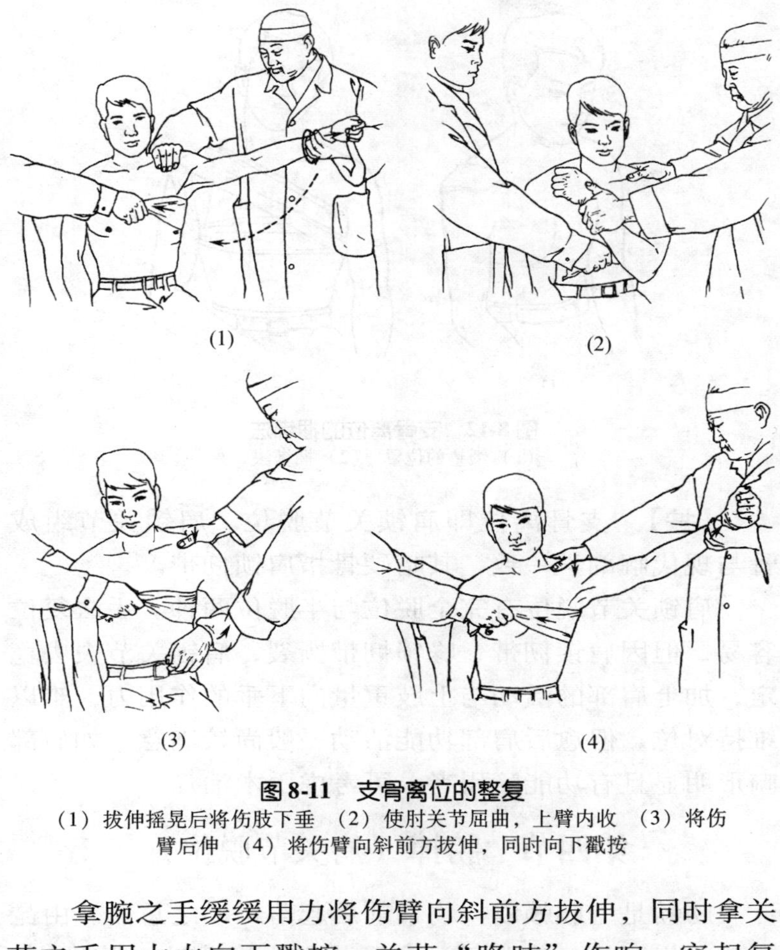

图 8-11　支骨离位的整复

（1）拔伸摇晃后将伤肢下垂　（2）使肘关节屈曲，上臂内收　（3）将伤臂后伸　（4）将伤臂向斜前方拔伸，同时向下戳按

拿腕之手缓缓用力将伤臂向斜前方拔伸，同时拿关节之手用大力向下戳按，关节“咯吱”作响，突起复平，即已复位〔图 8-11(4)〕。

2. 捆绑：与锁骨骨折捆绑法同。其绷带缠绕，十字搭肩交叉处应在肩锁关节部位〔图 8-12〕。

3. 调养：睡眠时仰卧或半卧，不可向伤侧侧卧。2 周后逐渐练习肩关节功能活动，一般 4 周可愈。

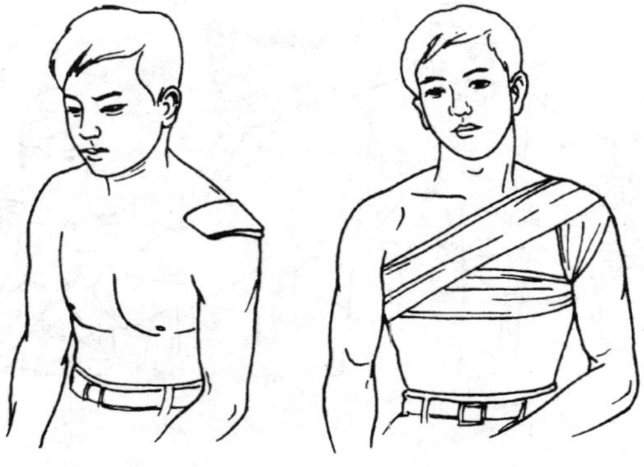

(1)　　(2)

图 8-12　支骨离位的捆绑法

（1）纸垫的位置　（2）捆绑法

【按】 支骨离位即肩锁关节脱位。肩锁关节组成骨与现代解剖学一致，其暗硬骨指肩锁韧带。

肩锁关节脱位有完全脱位与半脱位两种。手法复位容易，但因肩锁韧带、喙锁韧带撕裂，肩锁关节失去稳定，加上肩部的活动与上肢重量向下垂的作用力，难以维持对位，但愈后肩部功能活动一般尚较满意。如肩部畸形明显且有功能障碍者，可考虑手术治疗。

第四节　膀掉（肩关节脱位）

膀骱是上肢赖以持物、前后起落运动之总骱。由琵琶骨之肩髃骨（肩胛盂）和臑骨上头肩端骨（肱骨头）相接交成骱。其肩骱内有连带筋，外有吞口包骨筋，骱之周围有伸、屈，力、通 4 道大筋，其后又有前、后等筋（又名三角筋）。

【病因】 如有跌仆、掀闪、抻戳必伤其骱。膀骱掉伤分为上掉、下掉、前掉、后掉、里掉和各种半掉之分；久病卧床气血两虚、肝不荣筋以致筋络松懈，收缩无力而形成慢掉，故膀掉共有7种之分〔图8-13〕。

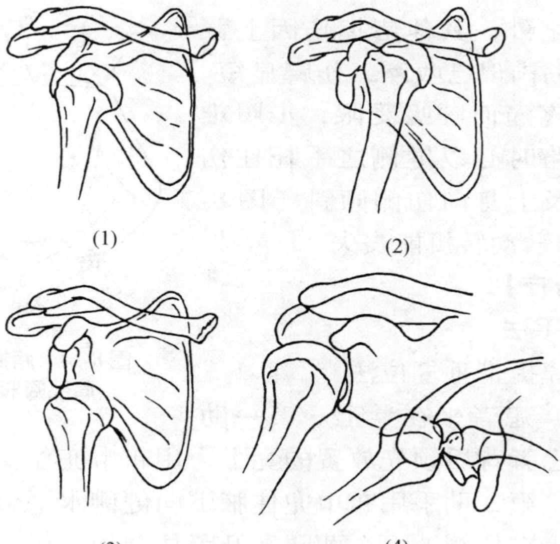
(1)　(2)　(3)　(4)

图8-13　膀掉的类型
（1）前掉　（2）里掉　（3）前掉　（4）后掉

【临床表现】　遇有膀掉之伤，疼痛难忍，全身发冷，手麻指僵，当时复位并不困难；若日久失治或治不得法而未能复位者，变成陈旧之伤，则颇难治疗；慢掉因其频脱频复，筋懈无力使伤骱维系不固故亦难治。

掉伤后伤肢上臂及肘骱不能贴肋；肩脐不圆，肩头有一硬棱，硬棱下塌陷，其形迹显著。里掉和前掉由于肩端骨脱落卡在肩髃骨前口、肩臆骨之下，故在肩骱前有一馒首形凸起，肩后塌陷，伤臂后伸而不能前移。下掉者则为肩端骨卡在肩髃骨槽下口，故伤后肩必耷拉，膀腋下凸起一骨头。后掉时肩后突起，骨头卡在骨槽后口，伤臂斜向前而不能后伸。上掉者肩头凸起。膀掉后除下掉伤臂延长之外，其他诸掉伤因上臂所有诸筋肉俱已收缩，伤臂显短。患者因疼痛而呼吸受限，步履难行，走路时必以健侧之手托住伤臂，头及上身向伤侧倾斜〔图8-14〕，肩骱动转机能丧失。

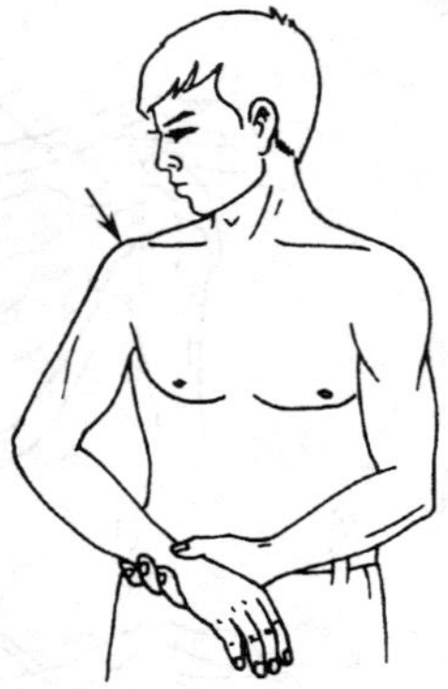

图8-14　膀掉的肩部畸形

【治疗】

1. 手法

里掉提带垂复位法

（1）患者坐在凳上。第一助手站在患者背后预先放置的凳上，用布巾兜住伤腋下向上牵引；第二助手用布巾兜住腋下向健侧水平牵引；第三助手坐在伤侧地下，两腿叉开蹬住凳腿，用一手与伤臂手掌相合，并握住拇指，另一手握住前臂下端，略向斜后下方用力牵引。三人同时用力缓缓进行拔伸〔图8-15(1)〕。

（2）医者站在伤臂后外侧（一足置于第三助手的双腿之间，使伤肢的前臂紧贴于医者的髋部，防止在拔伸时伤肢晃动），双手拿住脱位的关节，双拇指用力扣住肩头部位的硬棱，余四指放在腋下用力向外撑〔图8-15(2)〕。

（3）待肩脐似圆时，医者双拇指用力向下戳按，余四指向上提端，伤骱“咯噔”作响，肩脐复圆，则骨已归窠。

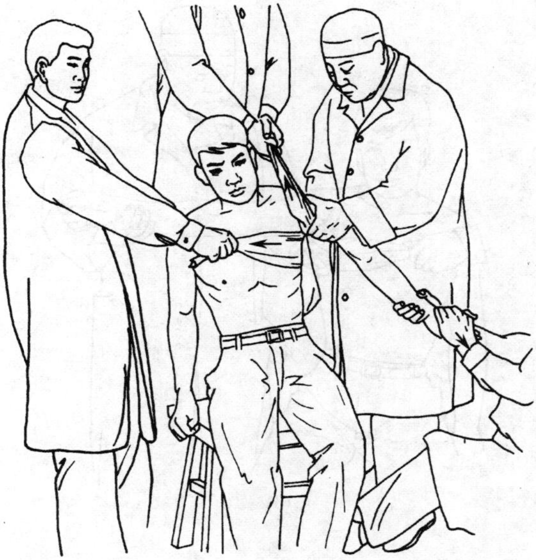

(1)

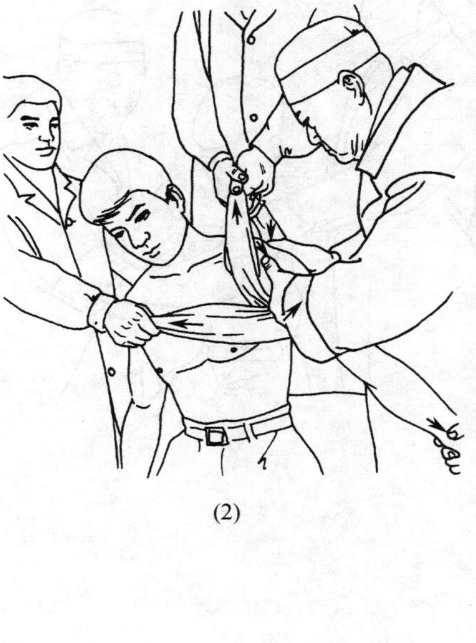

(2)

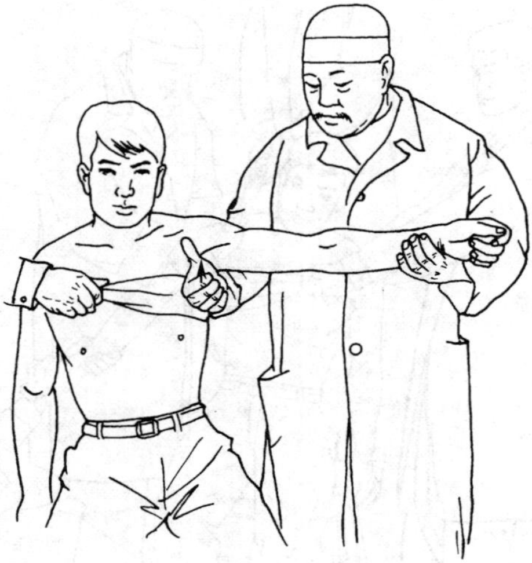

(3)

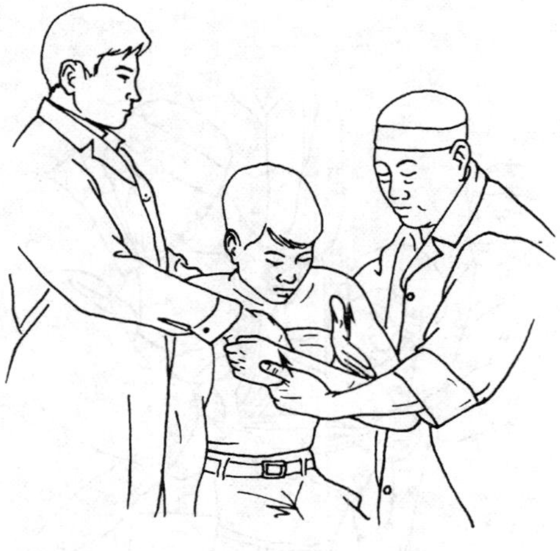

(4)

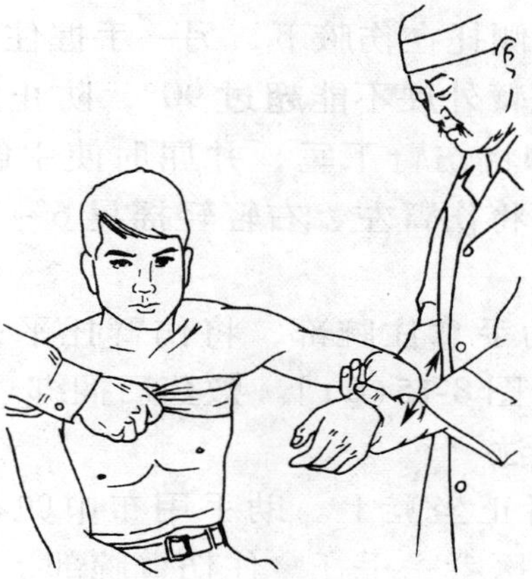

(5)

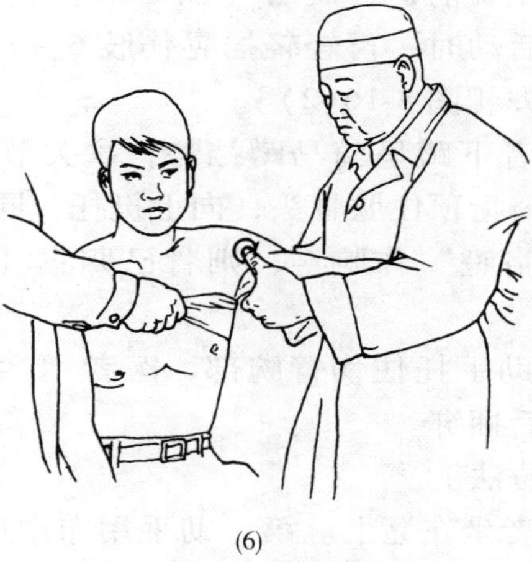

(6)

图 8-15　里掉的整复

(1) 医者与助手的位置 (2) 扣住肩峰硬棱，助手拔伸（摘法）(3) 复位后将伤臂托平 (4) 伤臂下垂，肘关节屈曲 (5) 摇晃伤臂 (6) 捻揉舒筋

（4）第一、三助手同时撤除，医者用一手拇指和第一掌骨的背侧托在伤腋下，另一手握住前臂下端，将伤臂托平（伤臂外展不能超过 90°，防止复脱）〔图 8-15(3)〕。随即将伤臂下垂，并屈肘使手触摸健肩〔图 8-15(4)〕。再将伤臂左、右轻轻摇晃 6～7 次〔图 8-15(5)〕。

（5）嘱助手拿住腕部，将伤臂托平；医者用揉捻法按摩舒筋〔图 8-15(6)〕。敷药后捆绑。

下掉复位法

（1）患者正坐凳上。助手用布巾兜在伤腋下向健侧水平牵引；医者一手托拿住伤臂腕部，另一手拇指在肩后，四指在肩前拿住伤骱。拿腕之手向斜下方拔伸，同时使伤臂先旋前，再旋后〔图 8-16(1)〕；拿伤骱之手感觉关节活动时，再轻轻摇晃伤肢 6～7 次，随即使伤臂高举过头〔图 8-16(2)〕。

（2）医者下蹲呈骑马蹲裆势，拿关节之手倒换在腋下，并用拇指顶住肱骨头，向上挺托，同时将伤臂下垂，关节"咯噔"作响声，则骨已归窠〔图 8-16(3)(4)〕。

（3）嘱助手托住伤臂腕部，医者用揉、捻法按摩舒筋。敷药后捆绑。

前掉复位法

（1）患者坐在凳上。第一助手用布巾兜在伤腋下，向健侧的斜前方牵引；第二助手用一手与伤肢的手掌相合，并握住拇指，另一手握住前臂下端，用力向斜后方牵引。医者站在伤肩后外方，用双手掌前后合掌拿住伤骱。

（2）嘱二助手缓缓用力拔伸，医者拿骱之手感觉

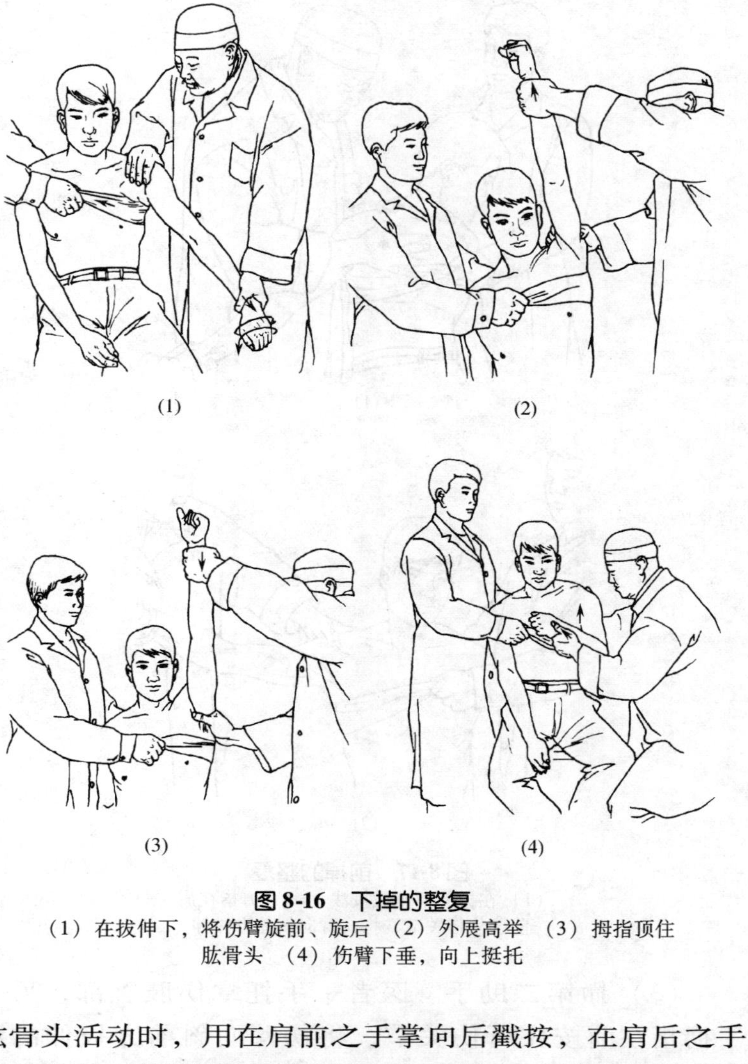

图 8-16　下掉的整复
（1）在拔伸下，将伤臂旋前、旋后　（2）外展高举　（3）拇指顶住肱骨头　（4）伤臂下垂，向上挺托

肱骨头活动时，用在肩前之手掌向后戳按，在肩后之手掌按住肩后硬棱（肩胛盂）向前推之，关节“咯噔”作响，肩前凸起消失，肩与胸部相平，则骨已复位〔图 8-17(1)〕。

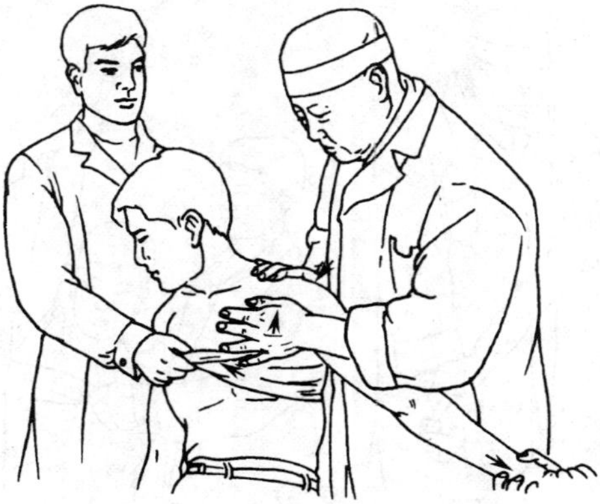

(1)

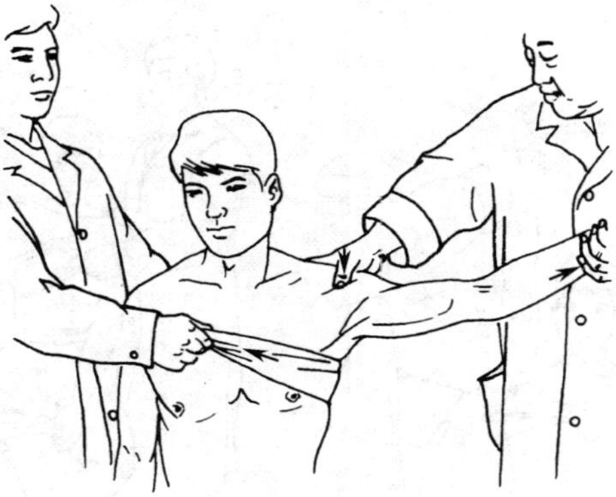

(2)

图 8-17　前掉的整复

（1）在拔伸下施戳按法　（2）拇指在肩前按住伤关节，将伤臂向斜前方拔伸

（3）撤第二助手。医者一手托拿伤肢腕部，另一手拇指在前按住所伤关节，将伤臂向斜前方拔伸的同时，向下戳按〔图 8-17(2)〕。再屈肘将伤臂左、右摇晃 6 ~7 次。

（4）嘱助手托住伤臂腕部，医者用揉、捻法按摩舒筋。敷药后捆绑。

后掉复位法

（1）患者坐在凳上。第一助手用布巾兜在伤腋下，向健侧斜后方水平牵引，第二助手用一手与伤肢手掌相合，并握住拇指，另一手握住伤臂腕部，用力向斜前下方牵引。医者站在伤臂后外侧，用双手前、后合掌拿住伤关节。

（2）嘱二助手缓缓用力拔伸，医者双手感觉肱骨头活动时，用在肩后之手掌向前戳按，在肩前之手掌按住肩前硬棱（肩胛盂）向后推之，所伤关节“咯噔”作响，肩后凸起消失，并与肩胛骨相平，则骨已复位〔图8-18(1)〕。

（3）撤第二助手，医者一手托拿伤臂腕部，另一手拇指在肩后方顶住伤骱，将伤臂向斜后方拔伸。再使伤肢肘关节屈曲，将伤臂左、右摇晃6～7次〔图8-18(2)〕。

（4）嘱助手托住伤臂腕部，医者用揉、捻法按摩舒筋。敷药后捆绑。

上掉复位法

（1）患者坐在凳上。第一助手用布巾兜在伤腋下，向健侧斜上方牵引；第二助手坐在伤侧地下，一手与伤臂手掌相合，并握住拇指，另一手握住伤肢腕部。医者站在伤肩后外侧，用双拇指扣在肩上，余四指在腋下，合掌拿住伤骱〔图8-19(1)〕。

（2）先嘱第二助手向上微用力推戳（摘法），拿关节之手感觉肱骨头活动时，再缓缓用力进行拔伸。

（3）助手进行拔伸同时，医者双手拇指用力向健侧推，余四指向外撑，其所伤关节“咯噔”作响，肩脐复圆则骨已归窠〔图8-19(2)〕。

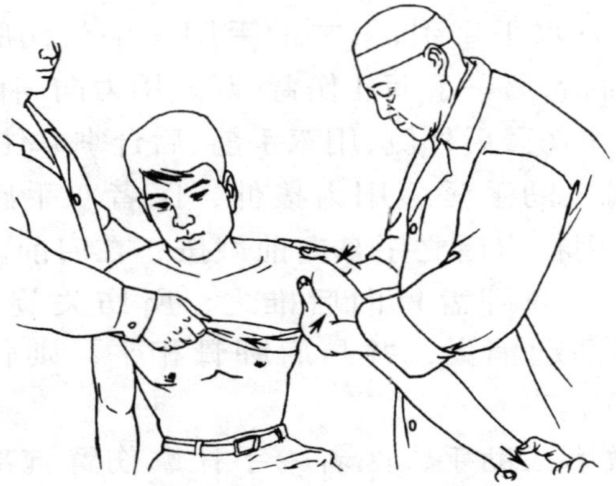

(1)

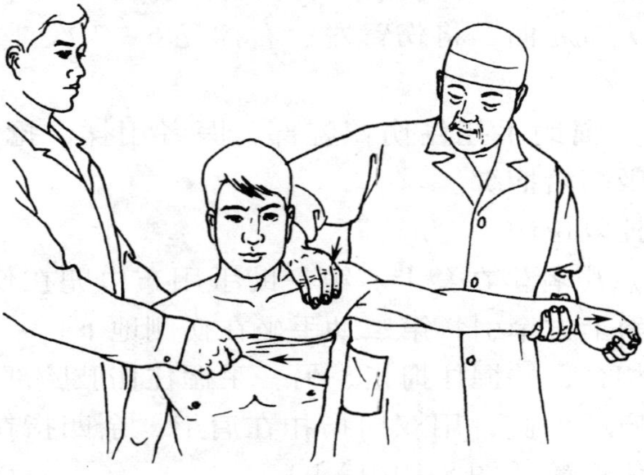

(2)

图 8-18　后掉的整复

（1）在拔伸下施戳按法　（2）拇指在肩后方顶住伤关节，将伤臂向斜后方拔伸

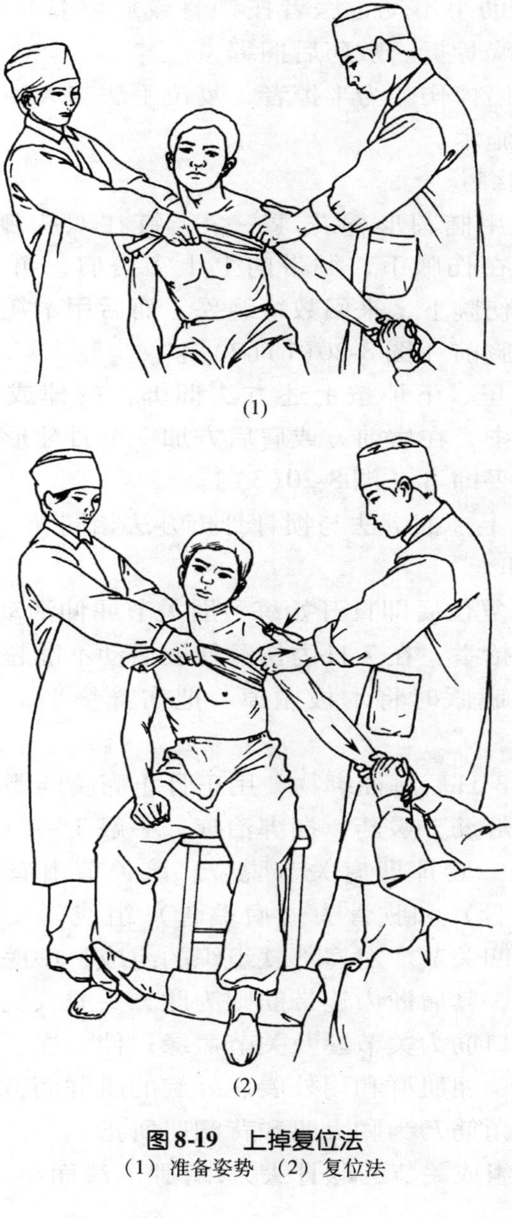

图 8-19　上掉复位法

（1）准备姿势　（2）复位法

（4）助手不动，医者按锁骨或肩峰骨折治法整复锁骨或肩峰骨折。敷药后捆绑。

上述诸掉伤若为半掉者，复位手法与大掉相同，只减力一半施术。

2. 捆绑

（1）用椭圆形棉花球一个，钉在双头绷带当中。将棉球垫在伤腋下，绷带向上十字搭肩，再经健侧腋下，缠至伤腕下，来回数绕缠妥。而后用木托板托住前臂，挎在胸前〔图 8-20(1)(2)〕。

（2）里、下掉按上述方法捆绑，前掉或后掉，在绷带缠绕中，在肩前方或肩后方加一个月牙形纸垫，继续绷带缠妥即可〔图 8-20(3)〕。

（3）上掉捆绑法与锁骨骨折方法相同。

3. 调养

（1）复位后即日开始练习肘关节屈伸活动，7 日后练习伤肩抬举，在 7 日内伤臂外展活动不能超过 90°。

（2）睡眠时将木板撤掉，把伤臂垫平，平卧或半仰卧均可。

（3）3 日后解捆绑物，用正骨止痛腾药熨敷，再用揉、捻法舒筋、敷药、捆绑治疗。一般 3 ~4 周可愈。

【按】 膀掉即肩关节脱位。该关节由肩胛骨关节盂（肩意骨）和肱骨头（肩端骨）组成，又称盂肱关节，为球凹关节。对肩部软组织的组成，中医亦有较完善的认识，其肩骱内连带筋则为肱二头肌长腱和盂肱韧带；其吞口筋为关节囊及关节盂缘；伸、屈、力、通筋指上臂伸、屈肌群和司外展、外旋的肌群而言；前后等筋又名三角筋乃为胸大肌和背阔肌所指。

由于组成关节的肱骨头大，肩胛盂浅而小，仅相当于

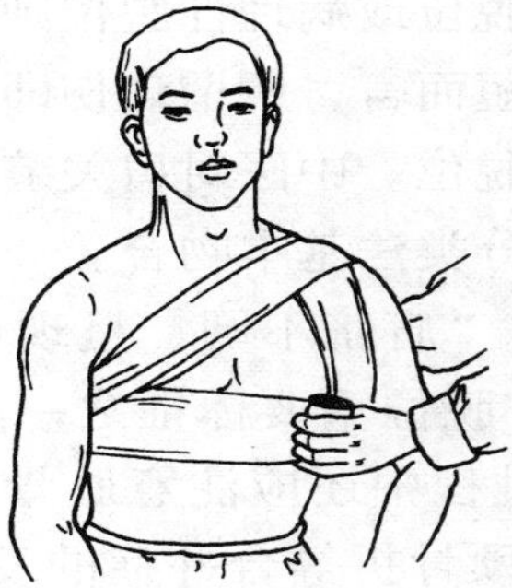
(1)

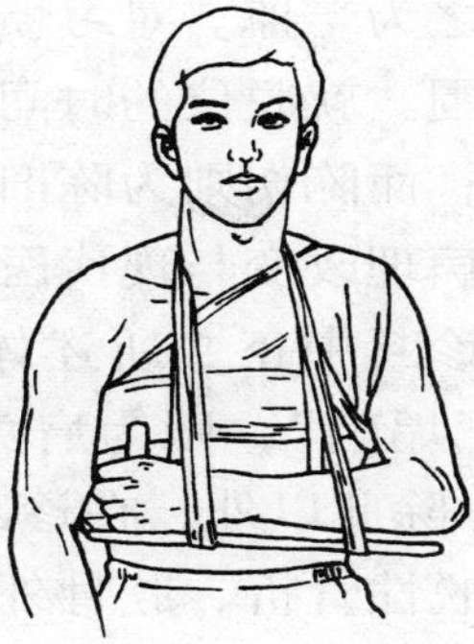
(2)

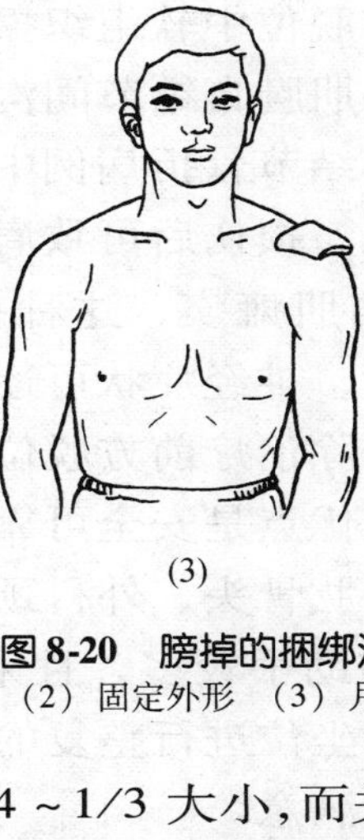
(3)

图 8-20　膀掉的捆绑法
（1）缠绕方向　（2）固定外形　（3）月牙形纸垫的位置

肱骨头关节面的 1/4 ~ 1/3 大小，而关节周围软组织如关节囊及肌肉又较松弛，其结构稳定性较差，肩部活动范围又较广泛，肌肉容易受到牵扯而影响关节稳定性，所以通过上肢的杠杆致伤外力容易作用到肩关节而形成脱位。

就肱骨头脱出关节盂的方向和位置，中医分为前、里、下、后和上掉 5 种。即喙突下脱位称前掉；锁骨下脱位称里掉；盂下脱位称下掉；而盂后脱位称后掉；肩峰脱位则称上掉。除完全性脱位称为大掉外，各种半脱位则称之为半掉。对习惯性脱位或病理性脱位则列为慢掉的范围。就脱位的时间长短而言，所谓现伤即为新鲜性脱位；而陈伤则为陈旧性脱位。中医对肩关节脱位的分类及病理改变与现代医学分类法基本吻合。

在诊断中正文所述体征“肩脐不圆、呈现硬棱”、“硬棱下塌陷”，则为肩关节脱位重要体征之一（方肩畸形）。除此以外，在诊断过程中还应注意肱骨大、小结节撕脱性骨折、肱骨外科颈骨折等合并症的发生。X线摄片除可以诊断脱位位置外，对检查有无骨性合并症则很重要。在肩关节脱位中软组织损伤合并症中可造成肩袖、肱二头肌长头肌腱自结节间沟滑脱等损伤，这种损伤常合并在大、小结节骨折病例中。神经损伤并发症以腋神经损伤为常见，损伤后可致肩前、外后侧皮肤感觉减弱或消失，三角肌瘫痪，这种神经损伤多系牵拉伤，随肱骨头整复后，神经症状可逐渐消失。

提带垂复位手法除治疗前方脱位外，亦适应于其他各种类型的脱位。其优点是安全可靠、病人痛苦少，尤其是老年患者或合并肱骨头、外科颈骨折的患者更为适应。这个整复法用的助手较多，且采取坐位进行复位，临床上对于不能采取坐位进行整复的病例，也可采取仰卧位施术，效果亦为满意。

第五节　肘骨大错（肘关节脱位）

肘骱者，为伸屈之主骱。其骱本是臑（肱）、臂（桡）、昆（尺）三骨接交之处。臑骨下端与臂、昆骨之间有暗硬骨内外各1块，肘骱有伸、屈、力、通筋4道。

【病因】 如有跌、打、戳、拧，可致肘骨大错、鹅鼻骨上挪、鹅鼻骨前挪等不同之伤。骨骱错位时，伸、屈，力筋俱已收缩,背面通筋僵硬。如肘腋皮破流血不止者,难治。若是大错,3 日后求医者,预先言明,不保功能。

【临床表现】

1. 肘骨大错：以跌伤为多。跌仆时手撑地或肘着地，均可成此伤。临床所见，伤肘臃肿疼痛，胳膊尺寸已短，臂不能伸直，手心向下，前臂内旋，肘部显宽，手凉指僵。鹅鼻骨或在肘内侧，或在肘外侧，伤肢多用健侧手托扶〔图 8-21〕。

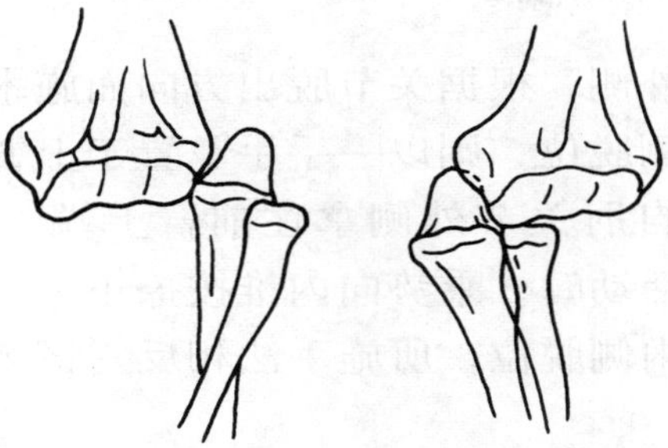

(1)　　(2)

图 8-21　肘骨大错
(1) 外侧　(2) 内侧

2. 鹅鼻骨上挪：肘尖向上，平骨向里错位，手心向下，不能旋转〔图 8-22〕。

3. 鹅鼻骨前挪:肘尖消失,卡在臑骨下头前方,肘后变平,肘部臃肿胀起,疼痛难忍不息,伤臂见长〔图 8-23〕。

【治疗】

1. 手法

肘骨大错：患者正坐，将伤肘伸直。第一助手站在伤肘外侧，用双手扣住上臂中段固定不动；第二助手站在患者前方，用双手拿住前臂下端，二人相对拔伸。医

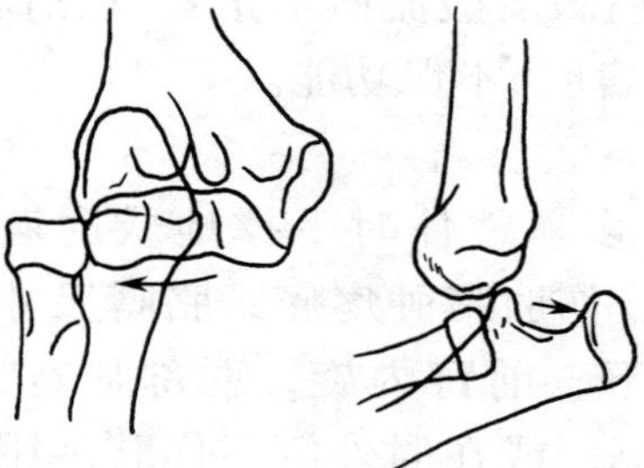

(1)　(2)

图 8-22　鹅鼻骨上挪

（1）正面　（2）侧面

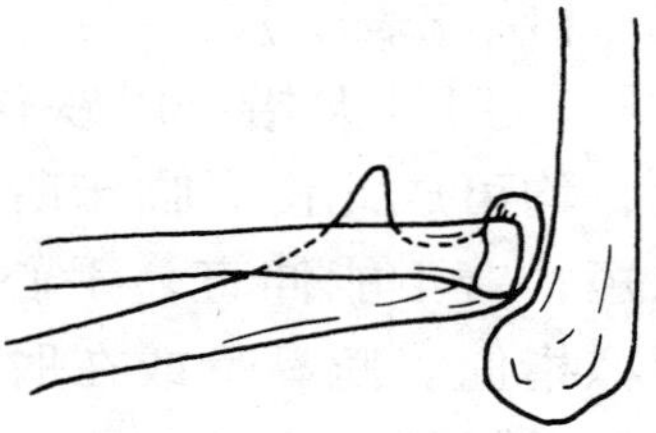

图 8-23　鹅鼻骨前挪

者站在伤肘外侧，根据关节脱出方向而施术。

若为外侧脱位，则以一手手掌置于上臂下端内侧迎住，另一手自肘关节外侧拿住前臂上端。待两助手拔伸，伤肘已活动时，乘势向内推按捺正，关节作响则骨已复位。若内侧脱位，所施手法相反〔图 8-24〕。

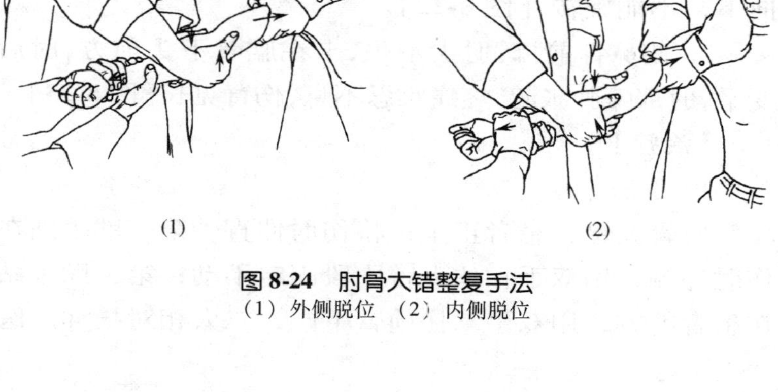

(1)　(2)

图 8-24　肘骨大错整复手法

（1）外侧脱位　（2）内侧脱位

撤第二助手，医者一手自伤肘外侧握住伤肘，另一手自内侧拿住前臂下端，使肘关节屈曲，患者手指触及同侧肩部，将伤肘放直，用捋、顺法按摩舒筋。

鹅鼻骨上挪：患者正坐，助手站在伤肘外侧，双手固定伤肢上臂下端不动。医者站在伤侧，面对患者，用一手拿住伤臂食、中二指，用另一手拇指按在肘关节外侧，食、中二指扣在向后凸出的尺骨鹰嘴上，拿住肘关节，进行拔伸〔图 8-25(1)〕。

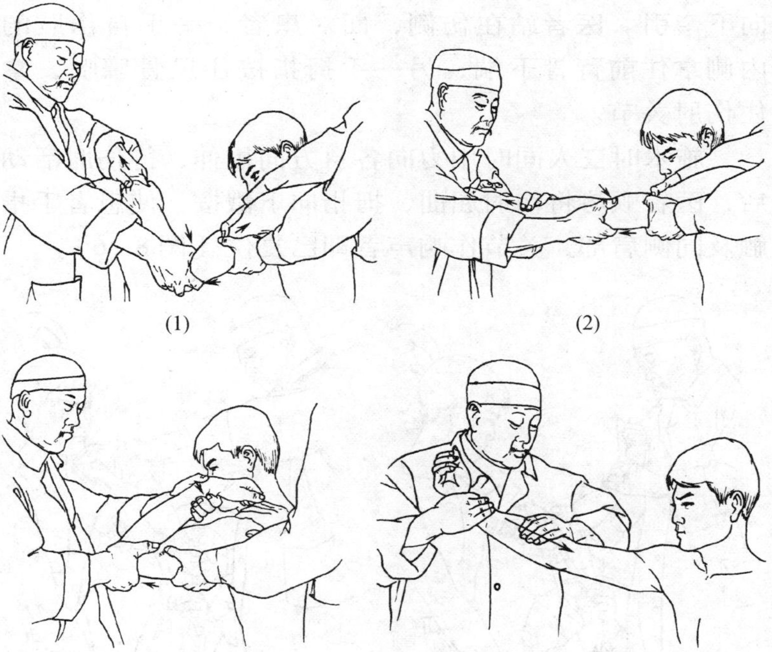

图 8-25　鹅鼻骨上挪的整复

(1) 肘关节半屈曲位拔伸　(2) 将肘关节拔直

(3) 将伤肘屈曲　(4) 捋顺舒筋

使伤肢掌心朝上，改拿前臂下端，继续用力拔伸，同时拿肘之手的拇指戳按肱骨下端，食、中二指向下推尺骨鹰嘴〔图8-25(2)〕。

使伤肘关节屈曲，患者手指触及肩部，关节“咯噔”作响，则骨已复位〔图8-25(3)〕。

将伤肘放直，用捋、顺法按摩肘部〔图8-25(4)〕。

鹅鼻骨前挪：患者正坐，第一助手站在伤臂外侧，双手拿住上臂下端；第二助手蹲在伤臂外侧前方，双手持布巾，兜住向前凸出的前臂上端，稍用力向下牵引。医者站在伤侧，面对患者，一手自伤肢的内侧拿住前臂骨下端；另一手拇指按住尺骨鹰嘴，拿住伤肘关节。

施术时三人同时用力向各自方向拔伸，待伤肘活动后，医者顺势将伤肘屈曲，拇指向下戳按，使患者手指触及同侧肩部，关节作响声者即已复位〔图8-26〕。

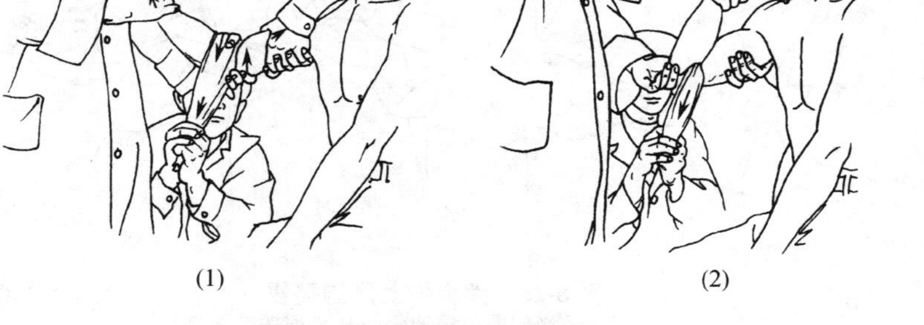

(1)　　(2)

图8-26　鹅鼻骨前挪的整复

（1）拔伸、戳按　（2）将肘关节屈曲

将伤肘放直，用捋、顺法按摩舒筋。

2. 捆绑：敷药后，用绷带自肘部缠起，上至上臂中部，下至前臂下端，用肘托垫托住肘部，缠妥。将伤肢挎在胸前。

3. 调养：肘关节保持屈曲90°位，即日开始练习手指“抓空增力”活动，3日后鼓励患者练习肘关节屈伸活动。一般3周可愈。

【按】 肘关节由肱骨滑车、尺骨上端半月切迹、肱骨小头及桡骨头组成，可作伸屈活动，为屈戌关节。在肘关节内，外侧有诸韧带，加强关节稳定。正文中暗硬骨为桡侧伸腕肌腱及尺侧屈腕肌腱附着处，伸、屈、力、通筋即分别指上臂伸肌群、上臂屈肌群、尺侧屈腕肌、肱桡肌。肘关节脱位多由于间接暴力所致。

本文鹅鼻骨上挪，系指肘关节后方脱位，鹅鼻骨前挪系指肘关节前方脱位，肘骨大错系指肘关节侧方脱位。肘关节后方脱位可以单发，但往往合并侧方脱位，尤以外侧方脱位为多见，是临床上比较常见的损伤，尤其青少年或青年多见。肘关节脱位多由传达暴力或杠杆作用造成，当肘关节过度后伸时，遭到前臂传达的暴力，使鹰嘴尖端急骤地冲击肱骨下端的鹰嘴窝，产生一种有力的杠杆作用，使肘关节囊的前壁被撕裂，关节前方失去软组织保护，此时肱骨下端继续前移，尺骨鹰嘴突则向后移，形成了肘关节后方脱位。由于暴力方向不同，尺骨鹰嘴除了向后移位外，有时亦可以向内侧或外侧移位，即肘关节侧方脱位。由于局部软组织的撕裂伤，以致在肘窝形成血肿。血肿的机化和骨化，在一定程度上影响肘关节日后功能，也给陈旧性肘关节脱位的复位，带来一定的困难。

肘关节血运丰富，损伤后如有失治、误治，易造成软组织粘连和机化，甚至形成骨化性肌炎，功能往往受到一定影响，所以有“大错三日后，不保功能”之说。

肘关节后外方脱位的畸形，与肱骨髁上骨折伸展型肘后隆起畸形近似，应注意鉴别。

肘关节前方脱位少见。

正文中手法复位，局部外固定效果一般均较满意。

第六节　支马眼（桡骨小头半脱位）

臑骨（肱骨）下头、臂骨（桡骨）上头又名马眼（肱桡部）；支马眼者，为平骨（桡骨小头）移位，支住马眼。

【病因】　如有跌仆或有抻拉，平骨向内或向外移位，支住马眼。

【临床表现】　遇有此症，胳膊下垂，不能屈回动转，不能持物，当时疼痛，但不甚肿，平骨向外支出者，肘骨显宽，平骨向内并拢者，肘骨正常，肘腋丰满。

【治疗】

1. 手法：嘱家长抱住患儿，伤肘在外侧，以便施术，助手以单手拿住上臂下端，固定不动。医者一手托住伤肘，拇指按在桡骨头外侧，食、中二指置于伤肘内侧，另一手拿住伤臂的食、中二指，相对拔伸〔图 8-27(1)〕。

使伤臂的掌心向上，同时拿食、中二指的手改拿前臂下端，将伤肘关节拔直，用拇指戳按桡骨头，同时拿前臂之手顺势将伤肘关节屈曲，患者手指触及肩部，关节有响声者，即已复位〔图 8-27(2)(3)〕。

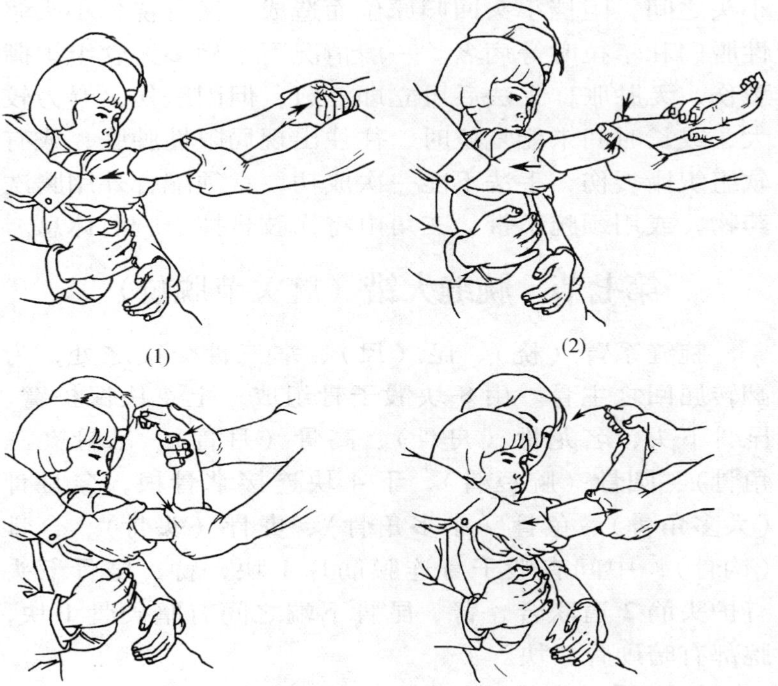
(1) (2) (3) (4)

图 8-27　支马眼（桡骨头半脱位）的手法整复

（1）将前臂旋前拔伸　（2）将前臂旋后拔伸

（3）将伤肘屈曲　（4）摇晃肘关节

拿前臂下端之手，由内向外环转摇晃前臂 6～7 次，再用捋，顺法，按摩舒筋〔图 8-27(4)〕。

2. 调养：此伤一般当时可愈，复位后应嘱家长注意，不要再牵拉患儿伤臂，避免复脱。

【按】 支马眼即桡骨小头半脱位，是儿童多发病，幼儿时期，桡骨小头小于桡骨颈，桡骨小头环韧带较为松弛，当肘关节过伸，并被牵向远心端时，桡骨小头环韧带，在关节囊内负压的作用下，滑入桡骨小头与肱骨小头之间，阻挡小头回归原位而造成。又有桡骨小头假性脱臼和牵拉时等病名。一般情况下本病多无软组织撕裂伤，无肿胀，手法后可立即痊愈，但因跌伤，暴力较大，或长时间未能复位时，往往出现局限性肿胀，或有软组织撕裂伤，手法不能一次成功，常须配合外用腾洗药物，或用颈腕吊带、三角巾将伤肢悬掉于胸前休息。

第七节　腕缝大错（腕关节脱位）

腕缝系臂（桡）、昆（尺）、掌三骨交接之处，为翻转屈回之主骨。由 8 块骰子骨组成，上 4 块保护臂、昆骨下头，名龙骨（舟骨）、高骨（月骨）、吊骨（三角骨）、圆骨（豌豆骨），下 4 块连接掌骨根，名月骨（大多角骨）、鱼骨（小多角骨）、虎骨（头骨）、合骨（钩骨），中间有骰子骨连膜筋片 1 块，臂、昆骨下头有护头筋 2 道联合，臂、昆骨下端之间有暗硬骨 1 块，腕部有暗硬骨 2 块。

【病因】 如有跌、打、拍、震，或有撅、拧、抻、戳，可伤腕缝。

【临床表现】 遇有此症，局部肿胀疼痛，腕骨上突下塌、或上塌下突，或左右歪斜，8 块小骨随筋而散，骨散筋不散，旋转不能，被动活动时疼痛加剧。如有大错，三脉已闭，上骱后一小时之内，脉不还原者，此为不治之症。

【治疗】

1. 手法：患者正坐，伤肢伸直，掌心向下。助手站在伤臂外侧，用双手拇指并齐，置于伤臂背侧，距腕骨上 2 横指处，余四指在伤臂掌侧，拿住伤肢前臂的下端固定不动。医者丁字步站在患者前方，用双手拿住腕关节，双拇指并齐在上（背侧）；余4指在下（掌侧）拿住掌骨根部，相对拔伸——摘法。

在与助手相对拔伸下轻轻摇晃腕关节6～7次，骨擦音先是大小不一，越晃则骨擦音越小，待骨擦音已无，停止摇晃，再与助手相对大力拔伸，此时凸者渐平〔图8-28(1)(2)〕。

若上突下塌者，先将伤手下垂，然后双拇指用力按在腕关节上部，余四指向上托其掌骨根，使手背屈，同时用两食指根部用力在腕关节两侧向内归挤，关节作响即已复位〔图8-28(3)(4)〕。

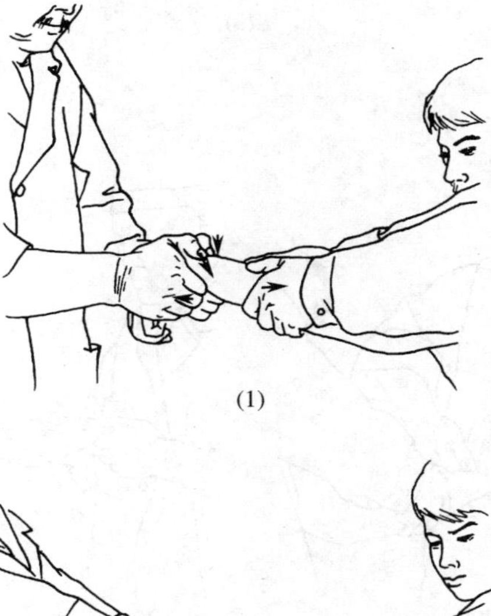

(1)

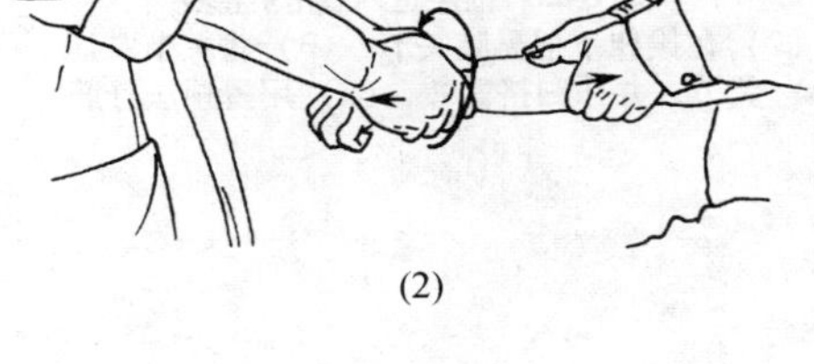

(2)

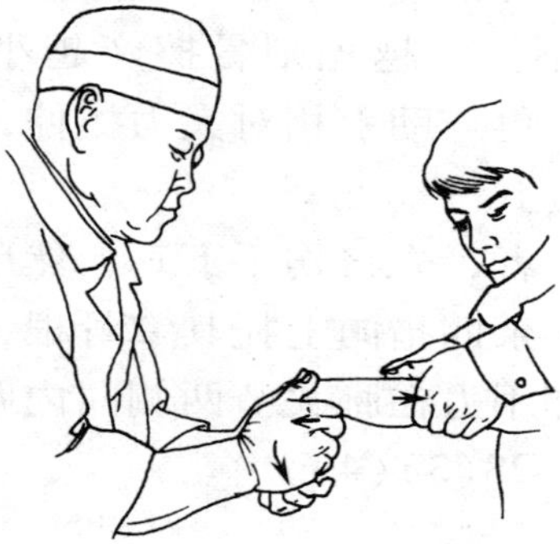

(3)

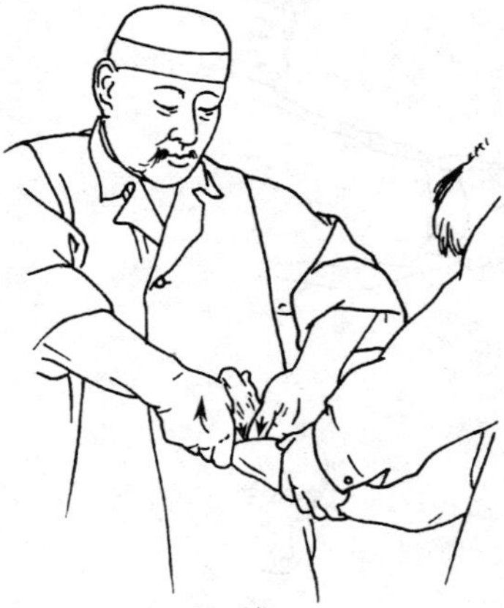

(4)

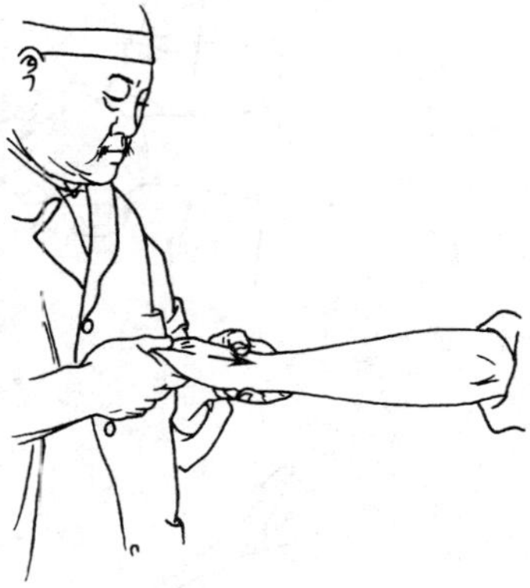

(5)

图 8-28 腕缝大错的整复

（1）摘法 （2）在拔伸下摇晃腕关节 （3）将关节掌屈 （4）背屈腕关节，并作归挤戳按 （5）用捋顺法舒筋撤助手，医者一手握住患者伤肢四指，一手用捋、顺法按摩舒筋〔图 8-28(5)〕。

2. 捆绑：敷药后，伤肢掌心向上，用绷带自腕部开始缠绕，绕向掌背，经掌心，再绕回腕部。用 6 寸长，3 寸宽纸垫 2 个，放在腕背侧掌侧各 1 个，以固定其腕关节，绷带缠妥，前臂下托木板 1 个，挎在胸前即可。

3. 调养：即日开始练习“抓空增力”活动。1～2 周后解除固定物，练习腕关节活动。一般 5 周可愈。

【按】 腕缝大错系指腕关节脱位。本文所说的腕关节解剖与现代解剖基本一致。腕关节功能“翻转屈回”形象地描述了其运动灵活。文中连膜筋片、护头筋相当于腕部关节囊与韧带，其臂，昆骨下端之间暗硬骨指三角软骨，腕部左右之暗硬骨为腕桡、尺侧副韧带。

腕关节脱位有 6 种：月骨脱位；月骨周围腕骨脱位；月骨及舟骨近端脱位；经舟骨、月骨周围脱位；舟、月骨脱位；舟、月骨周围脱位〔图 8-29〕。

本文所述腕缝大错的症状上突下塌或上塌下突，是指月骨脱位或舟月骨脱位；左右歪斜是指月骨周围脱位。用腕缝大错手法对月骨脱位复位效果差。如为月骨脱位手法为：助手握持患者手指及前臂，并使腕关节背伸向反对方向牵引，术者用双手握其腕部，以拇指用力挤压脱位月骨凹面的远侧，使其复位〔图 8-30〕。

大错三脉已闭，是指血管的压迫或痉挛。如复位后血运不能恢复，则为血管损伤，可能出现缺血坏死，保守治疗不能奏效，应速采取其他治疗措施。

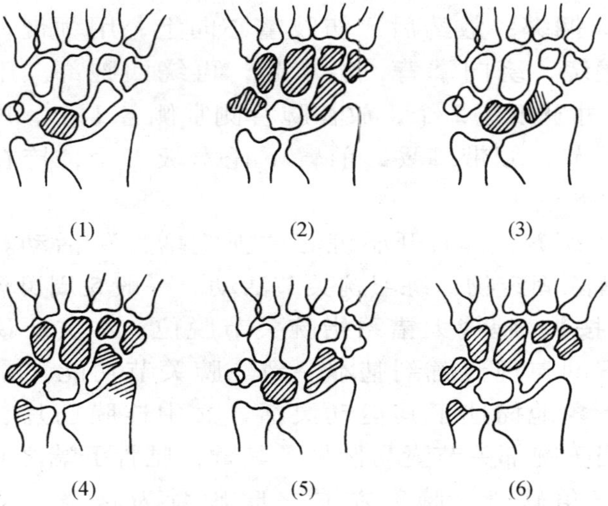

图 8-29　腕骨脱位的类型

（1）月骨脱位　（2）月骨周围腕骨脱位　（3）月骨及舟骨近端脱位　（4）经舟骨、月骨周围脱位　（5）舟、月骨脱位　（6）舟、月骨周围脱位

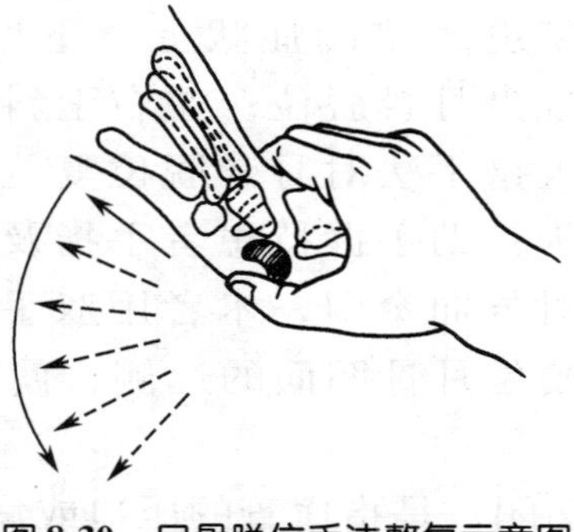

图 8-30　月骨脱位手法整复示意图

第八节　拇指本骱大错（掌拇关节脱位）及指骱大错（指间关节脱位）

手骨由19块小骨合凑而成，即掌骨5块，指骨14块，除拇指为2节外，余下四指皆为3节。掌骨与指骨相接构成的指骱名本骱（掌指关节），指骨间相连所构成的关节名指骱（指间关节）。诸指骱借包骨筋14道联系；手指伸、屈筋10道；其拇指有斜牵筋1道，主管手指屈伸活动。

【病因】　如有抻、戳、撅、拧，可致本骱或指骱大错。

【临床表现】　伤后拇指本节（掌拇关节）肿胀明显，疼痛难忍。其骱掌侧凸起，背侧塌陷，拇指过度背伸，较健侧拇指显短，被动活动时有弹性固定感〔图8-31〕。

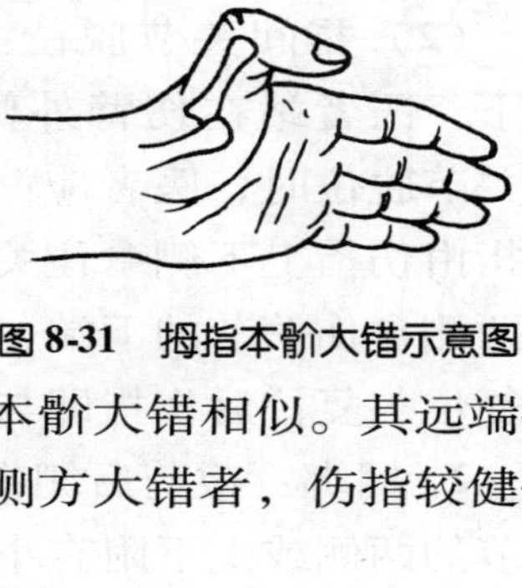

图8-31　拇指本骱大错示意图

指骱大错可发生于任何一骱，伤后症状与行迹与巨指本骱大错相似。其远端指骱向背侧大错者为多；亦有向侧方大错者，伤指较健侧短缩，侧方大错者指骱横宽。

【治疗】

1. 手法

（1）掌拇关节脱位：患者正坐，伤肢掌心向内，拇指在上，医者站在伤臂外侧，一手握住第一掌骨，另一手拿住拇指，先向上用力提拔，再向远端推其指节——摘法，待关节活动后，将伤肢在保持拔伸力量下屈曲，关节有响声即告复位〔图8-32〕。

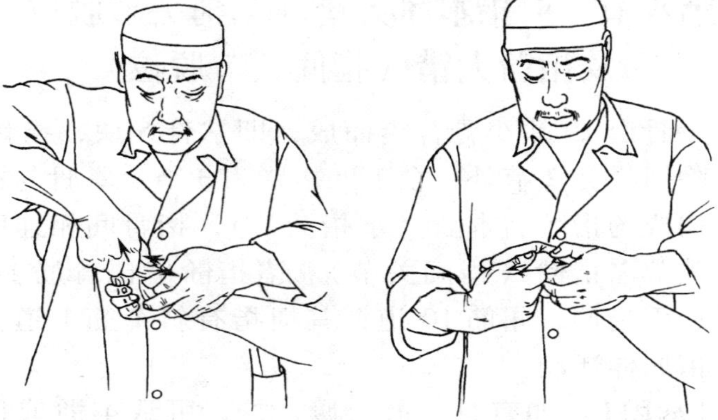

(1)　　(2)

图 8-32　拇指本骱大错的整复

（1）提拔掌拇关节——摘法　（2）将伤指屈曲

（2）指间关节脱位：患者正坐，伤臂伸出，掌心向下，医者站在伤臂外侧（若中指、无名指、小指指间关节脱位时，医者应站在伤臂内侧），用一手拇、食两指由伤指上下侧拿住关节的上端，另一手拇、食两指由两侧拿伤关节的下端，先用大力拔伸，待关节作响亦告复位。复位后伤指即与健指等长，恢复屈伸动伸。

2. 捆绑：敷药后绷带自腕部开始缠绕，绕向伤指，关节的两侧或上下附有小纸牌夹缚缠妥。

3. 调养：伤指固定于半屈曲位。1 周后撤掉小纸牌，开始练习关节屈伸活动；一般 2～3 周可愈。

【按】　正文手指骨骼与关节组成与现代解剖学相同，其诸指伸屈筋道虽数目不同而作用相同。拇指斜牵筋指外展拇长肌腱及伸拇短肌腱而言，各骱包骨筋则相当于指关节囊及侧副韧带。

掌拇关节脱位时，复位极困难，因其指骨基底穿破掌指关节囊，撕破掌前韧带而移位于掌骨头的背侧，并与其骨干的纵轴成一约90°角。掌骨头自内、外屈拇短肌腱之间向掌侧突起，并被其固定，故复发困难。本文之摘法的使用在临床中可以解决复位困难，是一有效方法。指关节脱位后，局部往往遗留棱形粗肿，一般功能多无妨碍，若局部有疼痛者，局部封闭治疗可以消肿止痛。

第九节　胂肋骨离位（骶髂关节半脱位）

八髎骨（骶骨）位于腰节骨（腰椎）末节以下，与左右两侧胂肋骨（髋骨）及环篡骨（髂骨）相交，中间有软骨1块，为下载两腿之主骨也。两侧有胂肋骨包骨筋共8道。

【病因】　胂肋骨离位又称方骨塌挫。如有抬持重物斜扭，或因跌仆、臀部或半身着地，身体向左或向右扭转而致伤。可使八髎骨与胂肋骨离位，伤其骱缝。其间软骨同时受损，轻者闪扭胂肋骨包骨筋，重者使两骨接交之骱缝离错。

【临床表现】　胂肋骨离位后下腰部疼痛难忍，塌腰不起，站立时伤侧胯骱不能伸屈，只能足尖着地，亦不能坐卧；睡卧时伤侧不能着床，翻身动转疼痛加剧；坐卧已久不能站立，搀扶行走时伤侧下肢觉酸沉而不能抬腿，步履难行；若损伤其骱缝则压痛显著，摸之患处凸凹不平。

【治疗】

1. 手法：侧卧摇晃屈戳法。

患者侧卧床边，伤侧下肢在上。一助手蹲在患者背后，一手扶在腋下，另一手掌按在伤处。医者一手拿住伤侧下肢的踝部，将伤肢拔直，另一手手掌扶在髋部。拿踝部之手由外向里环转摇晃伤肢6～7次〔图8-33(1)〕。

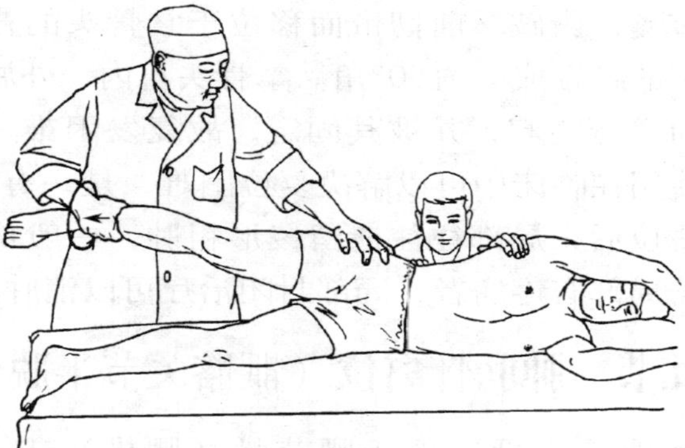

(1)

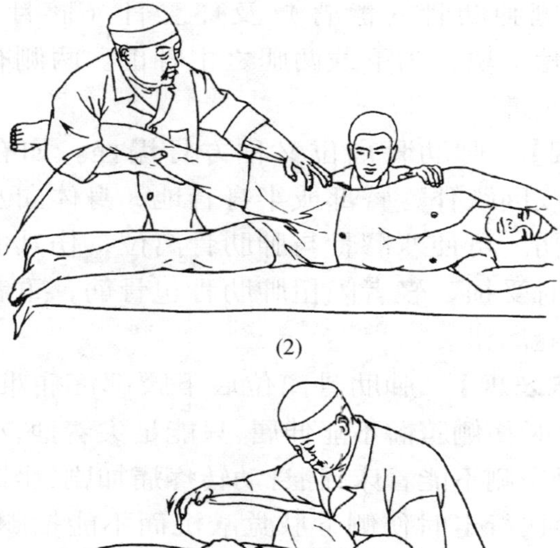

(2)

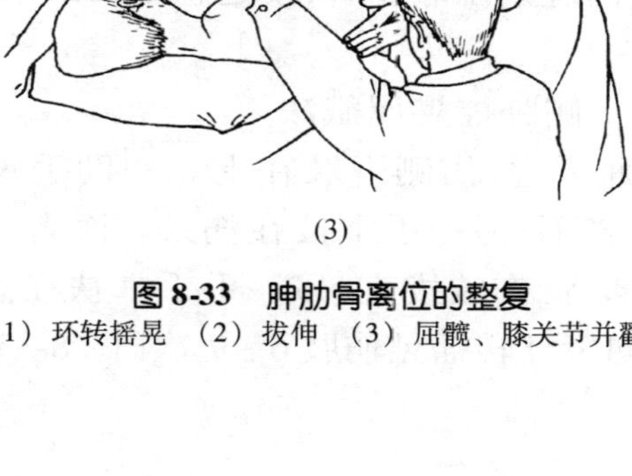

(3)

图 8-33　肿肋骨离位的整复

（1）环转摇晃　（2）拔伸　（3）屈髋、膝关节并戳按医者将伤侧下肢小腿挟在腋下进行拔伸〔图 8-33（2）〕，然后将伤肢屈曲，使膝关节靠近胸部，足跟接近臀部，同时扶髋部之手改按在伤处，助手之手背，进行戳按〔图 8-33（3）〕；最后将伤肢伸直。

再用揉、捻法按摩舒筋。

2. 捆绑：胂肋骨离位严重者手法复位合筋后，应用白布带半尺宽，10 尺长缠绕腰及两胯，固定 3～4 周，术后仰卧位休养，不准侧卧。

【按】 胂肋骨离位即骶髂关节半脱位。正文中胂肋骨包骨筋，指骶髂部韧带；其软骨为骶髂关节软骨面。此症在临床上常被忽略。在骶髂关节急性扭挫伤或骶髂关节半位（微细脱位），发生原因多系体位姿势不当，肌肉平衡失调而骤然扭转腰部所致。其发生机制如图所示〔图 8-34（1）（2）〕。

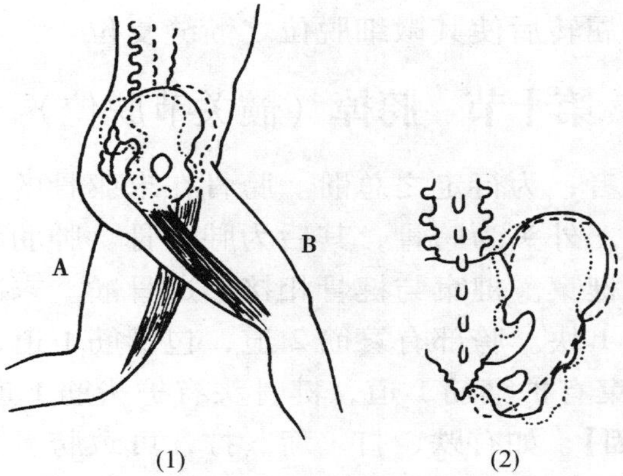

图 8-34　骶髂关节半脱位示意图

示意图说明：

1. 骶髂关节半脱位发生机制示意图：

（1）髋关节伸直，膝关节屈曲，大腿前侧肌肉紧张，同时骶骨向同侧后旋，发生髂骨向前移位，如条线所示。

（2）髋关节屈曲，膝关节伸直，大腿后伸肌肉紧张，同时骶骨向对侧前旋，发生骶骨向后移位，如虚线所示。

2. 实线表示髂骨正常位，条线表示前移位，虚线表示后移位。

损伤后临床症状如正文所述，在诊断中应进行骨盆分离试验或“4”字试验，若显示患侧骶髂关节疼痛的阳性体征，X线摄片两侧骶髂关节正位片对比无明显异常改变，而斜位片显示伤侧间隙较健侧增宽（正常关节间隙平均值为3mm），其高低不平的关节面排列紊乱，而失去关节面凸起部对凹陷部之正常排列关系。

正文中所述手法可使髂骨在拔伸牵引下先旋前后旋后，戳法屈转后使其微细脱位之骱缝复位。

第十节　胯掉（髋关节脱位）

胯骱者，为行走之总骱。胯骨在末躯骨的上头，内头为楗骨，外头为胯骨，其后为髀肋骨。髀肋骨中间有窠，名为楗窠。楗窠与楗骨相接形成骨骱。末躯骨上头有暗硬骨1块。胯部有纂筋2道，包骨筋1道，连带筋2道，楗窠有护窠筋1道，楗骨头有护头筋1道。

【病因】 如有跌、打、掰、拧，可致胯骨掉伤。有大错、小错之分，即全掉（全脱位）、半掉（半脱位）之别；究其胯掉方向，有上掉、前掉、后掉之异。其症亦不相同。足踢硬戳，必有上掉之伤；跌、打、压、砸、身体斜扭，必有前掉之伤；弯腰站立，受到后方压砸，必有后掉之伤〔图 8-35〕。

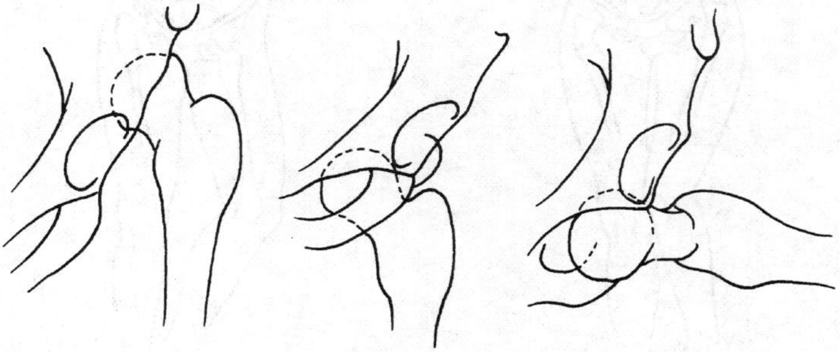

(1)　　(2)　　(3)

图 8-35　胯掉示意图

（1）髂骨部脱位　（2）坐骨部脱位　（3）闭孔部、耻骨部脱位

【临床表现】

1. 上掉：遇有此症，患者只能侧卧，伤腿在上，尺寸已短，不能伸直。楗骨头在楗窠上口、环簺骨（髂骨）后方。局部隆起高突，胯骨横宽，臃肿胀起，疼痛难忍不息〔图 8-36〕。

2. 前掉：遇有此症，患者只能仰卧，不能动转，伤腿屈膝外展，不能放直，楗骨头离开楗窠前口，脱至胯腋。胯腋高起，伤腿已长，疼痛难忍不息〔图 8-37〕。

3. 后掉：遇有此症，患者只能仰卧，伤腿不能放直，膝与足尖内合，伤肢膝骱搭在健肢上，楗骨头卡在骨窠后下方，臀后突起高出于尾椿骨。伤腿已短，疼痛难忍不息，腰部垫起，方感舒适。

【治疗】

1. 手法

（1）上掉：患者侧卧床边，伤肢在上，面向里，两臂上举。

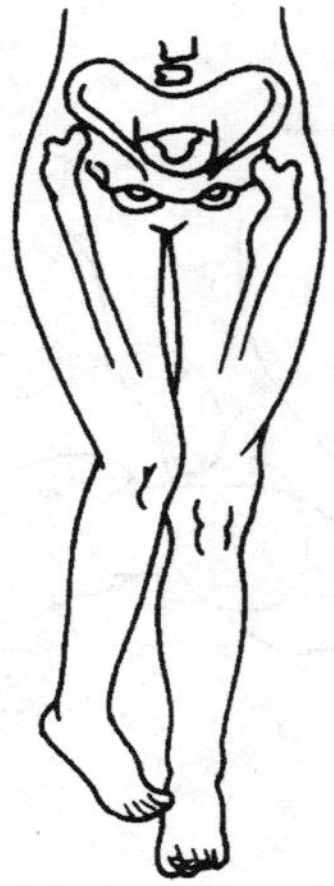

图 8-36　上掉的畸形
大腿内旋、短缩

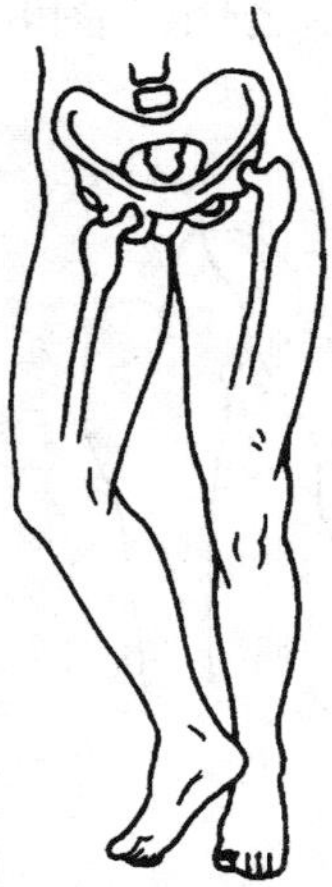

图 8-37　前掉的畸形
大腿外旋、屈曲

第一助手在患者头侧按住患者上肢；第二助手用布巾兜住伤侧腹股沟部，贴肋用力向头侧牵引；第三助手按住健侧下肢。

医者站患者背后，一手拿住伤侧下肢踝部，另一手扶住伤髋，缓缓将伤肢拔直，握踝之手用力边拔伸边摇晃伤肢，此时扶伤髋之手可感觉股骨头活动〔图 8-38(1)〕。

扶伤髋之手掌心向上，用大鱼际顶住腹股沟部，大力将伤腿拔伸，第二助手用力向斜上方牵引〔图 8-38(2)〕。

将顶在腹股沟部的掌心翻转向下（此动作可使大腿内收、内旋），同时将伤肢小腿挟在医者腋下，医者前臂支住伤腿，肩部用力向下按压伤腿（务必使伤腿伸直，此时借杠杆作用可使股骨头自包绕的肌肉中脱出——摘法），同时用大力拔伸伤肢〔图 8-38(3)〕。

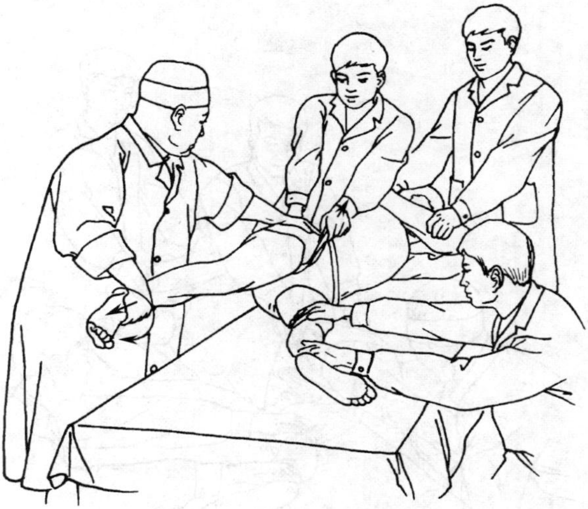

(1)

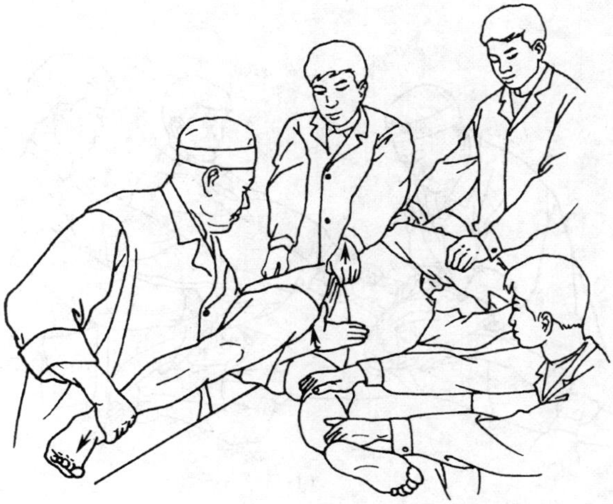

(2)

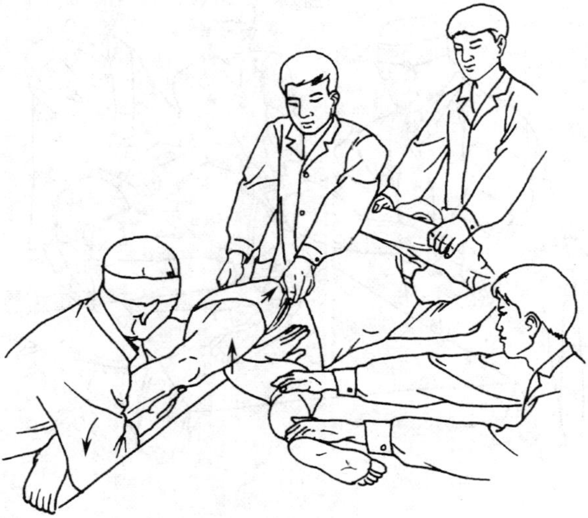

(3)

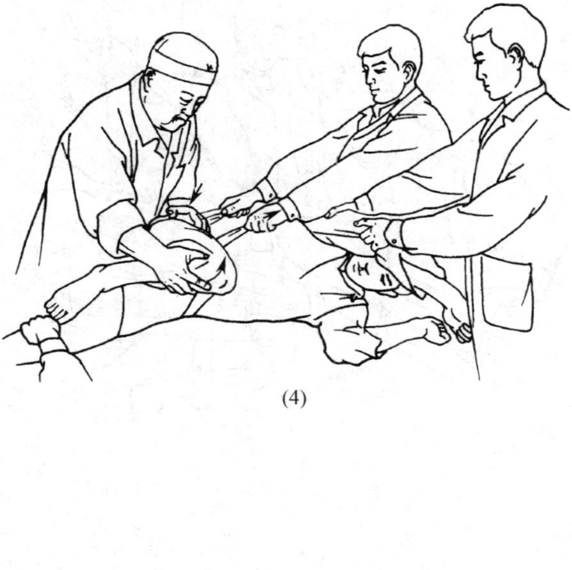

(4)

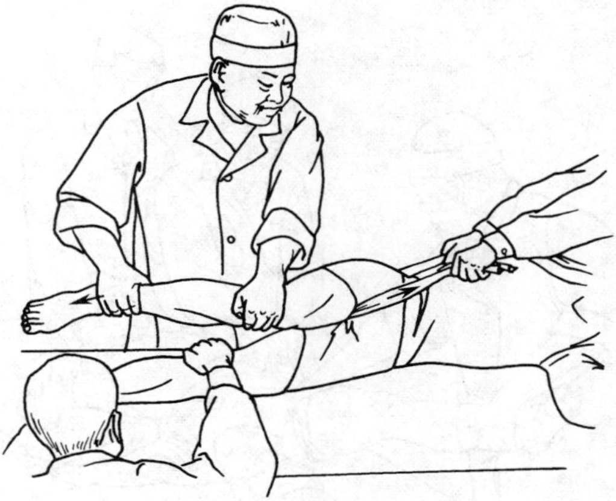

(5)

图 8-38　上掉的整复

(1) 拔伸摇晃　(2) 用大鱼际顶住腹股沟部　(3) 在拔伸下将伤肢内收、内旋　(4) 屈曲髋、膝关节施戳按法　(5) 将伤肢拔直

待髂骨处突起渐平时,将伤腿屈曲,使膝靠近其胸腹部,足跟至臀部,同时扶伤髋之手改按住股骨头,用大力向下戳按,伤骱"咯噔"作声,即已复位〔图 8-38(4)〕。

将伤肢拔直,并用揉、捻法按摩舒筋〔图 8-38(5)〕。

(2) 前掉:患者仰卧床边。第一助手按住患者两肩;第二助手用布巾兜住伤侧腹股沟部,贴肋向头侧牵引;第三助手按住健侧下肢。医者一手握住伤侧踝部,另一手扶住伤髋,将伤肢缓缓拔直,在用力拔伸下轻轻摇晃(做环转动作)6 ~7 次,扶髋之手可感到伤髋活动〔图 8-39(1)〕。

医者将伤侧小腿夹在腋下,扶髋之手掌心向上以大鱼际顶住腹股沟部〔图 8-39(2)〕。

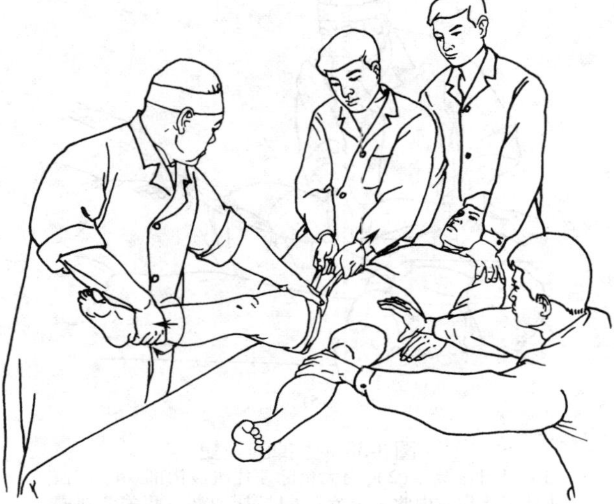

(1)

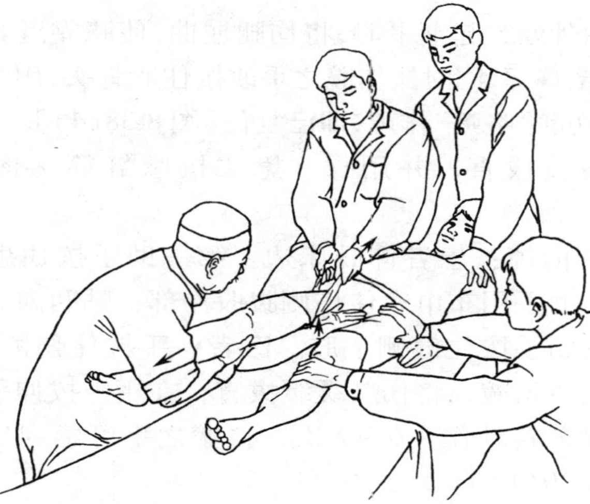

(2)

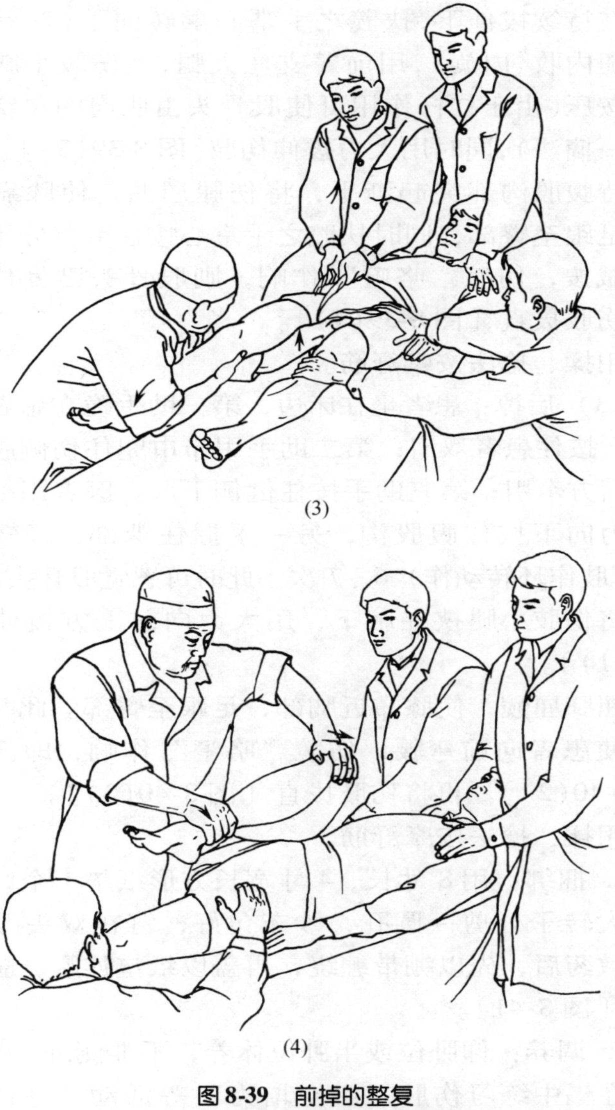

(3)

(4)

图 8-39　前掉的整复

（1）拔伸摇晃　（2）用大鱼际顶住腹股沟部　（3）将伤肢内旋、内收　（4）将髋、膝关节屈曲施戳按法在持续拔伸下，扶髋之手掌心翻转向下（此动作可使大腿内收、内旋），用前臂支住大腿，夹伤肢小腿之肩向下按压（由于杠杆作用可使股骨头由肌肉的包绕中脱出——摘法），同时用大力拔伸伤肢〔图 8-39(3)〕。

待腹股沟部突起渐平，将伤腿屈曲，使膝靠近胸部，足跟至臀部，同时扶髋之手掌心按住突起处用大力向下戳按，伤髋“咯噔”作响，则股骨头已复位，然后将伤肢拔直〔图 8-39(4)〕。

用揉、捻法按摩舒筋。

（3）后掉：患者坐在床边，第一助手跪在患者身后床上，按住患者双肩；第二助手用布巾兜住伤侧腹股沟部向后方牵引；第三助手按住健侧下肢。医者用一手虎口用力向下按住腹股沟，另一手握住踝部，轻轻摇晃（使下肢作环转动作）6～7 次，此时可感觉股骨头活动。

将伤肢小腿挟在腋下，用大力向前上方拔伸〔图 8-40(1)〕。

屈膝屈髋，使膝靠近胸部，足跟至臀部。此时第一助手使患者向前弯腰，伤髋“咯噔”作响，即已复位〔图 8-40(2)〕。再将伤肢拔直〔图 8-40(3)〕。

用揉、捻法按摩舒筋。

2. 捆绑：用 8 寸长、4 寸宽长方形纸垫 1 个，在相当于大转子处剪一圆孔，纱布包好，钉在双头绷带中间，敷药后，先以绷带缠绕，再盖以纸垫连腰、髋一并缠妥〔图 8-41〕。

3. 调养：仰卧位或半卧位休养，不准侧卧。4 周后开始在榻中练习伤肢“蹬空增力”等活动。每日解开固定物，以活血止痛腾药熨敷患处，并用揉捻法舒筋。6 周后可持双拐练习行走。

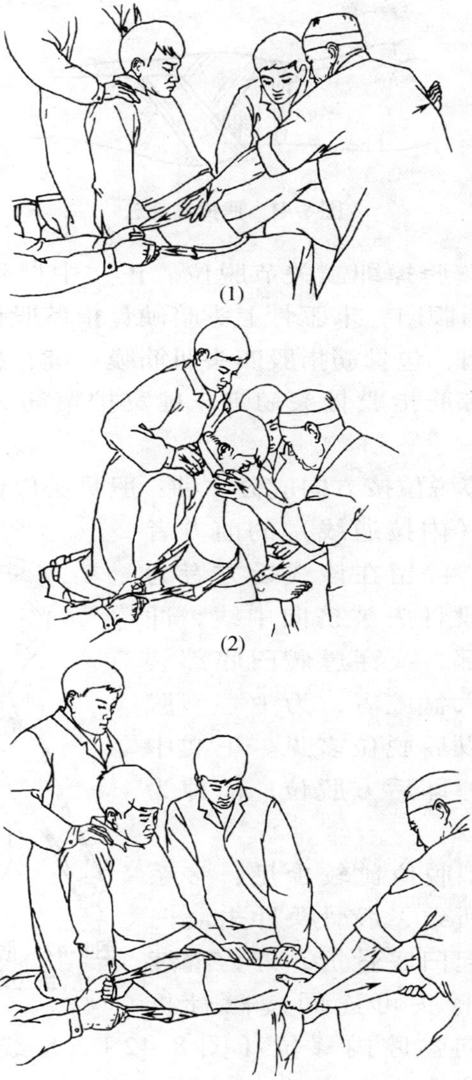

(1)

(2)

(3)

图 8-40　后掉的整复

（1）向前上方拔伸　（2）屈曲髋、膝关节　（3）将伤肢拔直

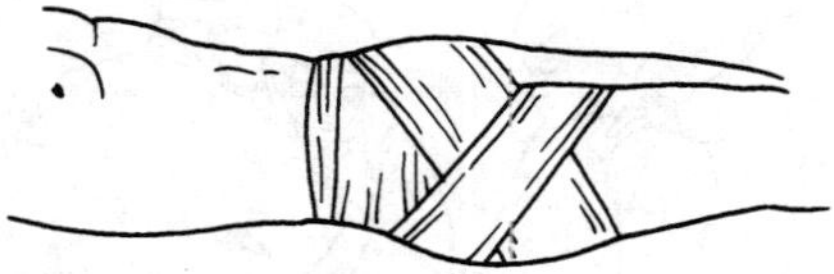

图 8-41　胯掉捆绑法

【按】　胯掉即髋关节脱位。正文中楗骨头即股骨头；楗窠指髋臼，末躯骨上头暗硬骨指髂股韧带；簋筋指臀部肌肉，包骨筋指股四头肌筋膜；楗骨护头筋为关节囊，连带筋指股骨头韧带，楗窠护窠筋为髋关节盂缘。

髋关节脱位按方向应分 3 种：股骨头停留在髂坐骨结节联线（内拉通线）的前方者为前脱位；停留在该线后方者为后脱位；股骨头被挤向中线，冲破髋臼底部，或穿过髋臼底部裂隙，而进入盆腔者，为中心型脱位，其中以后脱位多见。正文中上掉、后掉即后方脱位；前掉为前方脱位。

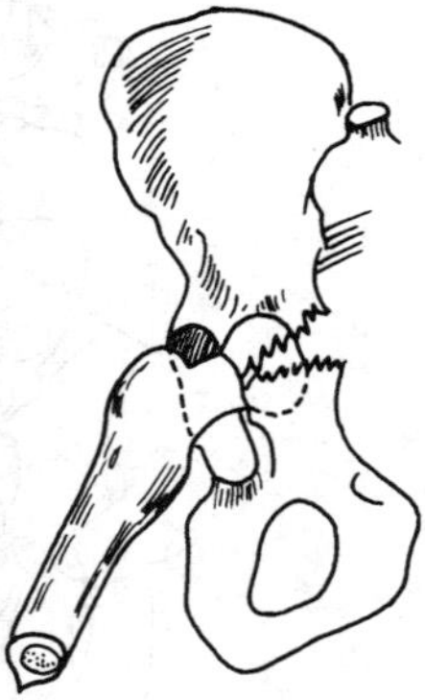

图 8-42　髋关节中心型脱位示意图

中心型脱位比较少见，多系传达暴力所致，股骨头冲击髋臼底部，引起臼底骨折，外力继续作用，股骨头可连同髋臼骨折片，一齐向盆腔内移位〔图 8-42〕。X 线检查有助于确定脱位方向和类型，以及有无合并骨折等并发症。

新鲜髋关节脱位，用手法复位，一般都可获得满意复位。术后除正文中捆绑外，尚须加皮肤牵引或骨牵引，固定4～5周。陈旧性髋关节脱位，为受伤3周后来诊者，此时，软组织已在畸形位置上愈合，血肿已在髋关节周围软组织中机化，破裂的关节囊、关节周围的肌肉也已发生挛缩，故股骨头被大量的疤痕组织固定于异常的位置上。此时闭合复位，往往不能成功，须手术治疗。

脱位复位后3个月以内，患肢不能负重，以免外伤后引起缺血的股骨头受压而塌陷。以后2～3个月还应拍X片复查，确证无股骨头缺血坏死时，方可弃拐逐渐负重行走。

第十一节　膝盖骨挪位（髌骨脱位）

膝盖骨（髌骨）为额外骨。其形圆而扁，广大5寸，上宽下尖，覆盖在伏兔骨（股骨髁）之上，周围共有16道额外筋，为膝盖骨包骨筋。小腿伸直时，膝盖骨可作上、下、左、右被动活动；小腿屈曲时膝盖骨不能活动。

【病因】　如有蹴、震、颤、拐可致膝盖骨挪位，以向外侧挪位者多见。

【临床表现】　膝盖骨挪位后，患处肿胀疼痛，不能动转，腿不能伸直，亦不能屈曲，只能成半屈状。站立困难，步履难行。如向内挪者，外面之筋僵就；如向外挪者，内面之筋僵就。

【治疗】

1. 手法：患者坐在床边。助手双手拿住大腿下端，固定不动。医者一手由外侧用拇、食二指圈住髌骨，并拿住伤膝，另一手由小腿内侧拿住足踝部，轻轻摇晃

（做环转动作）小腿6~7次〔图8-43(1)〕。

将小腿挟在医者两腿之间，将伤肢拔直，如髌骨向外方移位，用一手拇、食二指由内侧圈住髌骨，用另一手拇指或大鱼际推住髌骨外缘，随即使膝关节屈曲，足跟至臀部，同时拿伤膝之拇指或大鱼际向内推按，伤膝作响，髌骨即已复位〔图8-43(2)(3)〕。

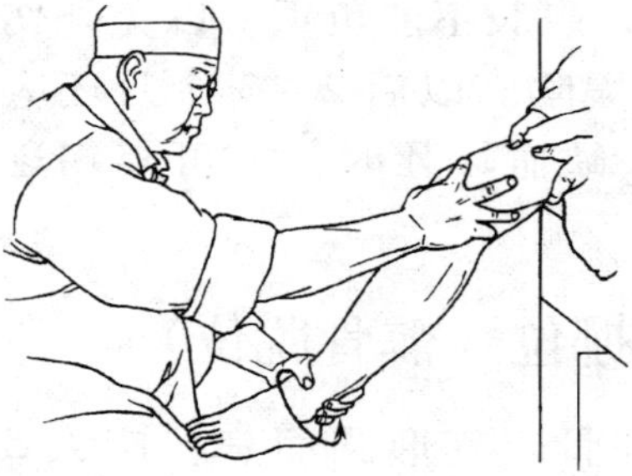

(1)

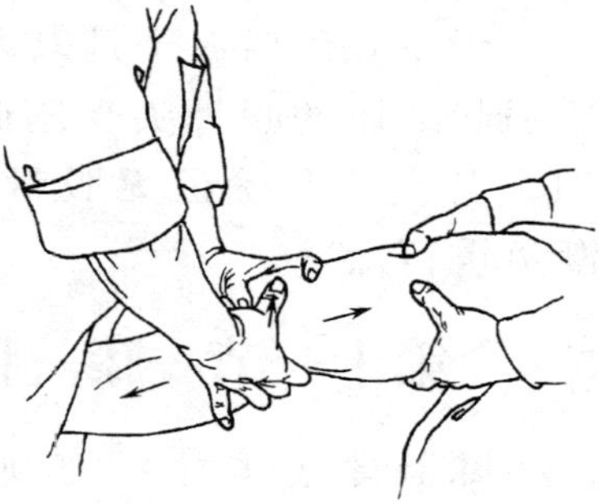

(2)

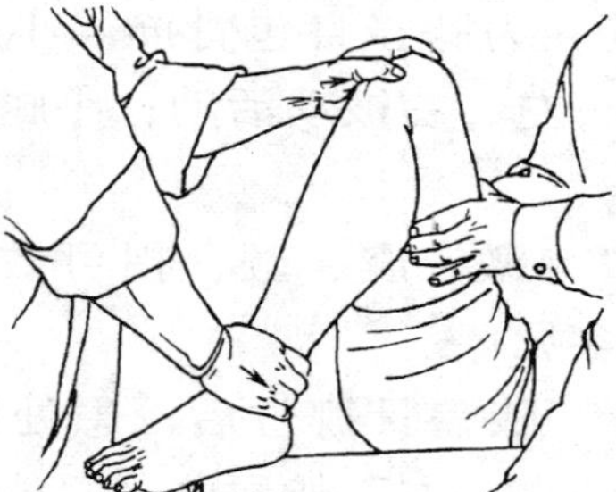

(3)

图8-43　膝盖骨挪位的整复

（1）摇晃小腿　（2）在拔伸下将髌骨推向内侧　（3）将膝关节屈曲

向内侧移位，方法与上相反。

将小腿拔直，用揉、捻、捋、顺法按摩舒筋。

2. 捆绑：敷药后，用抱膝器固定，方法与髌骨骨折同。

3. 调养：整复后即日开始练习膝关节屈伸活动，可以主动步行，每日以正骨止痛腾药熨敷，并进行按摩舒筋，敷药、捆绑。10 日可愈。

【按】 髌骨在其解剖结构上不甚稳定，但有以下特点：髌骨有二斜形的关节面，在其中央部呈纵嵴形隆起，该嵴与股骨下端、凹形的滑车关节面相对应，可阻止髌骨左、右滑动。收缩的股四头肌和紧张的关节囊，使髌骨紧贴于滑车关节面上，阻止髌骨左、右活动，股内侧股为股四头股中最有力的肌肉，附着于髌骨内上缘，向内上牵拉髌骨，可以防止髌骨向外滑脱，即刘老大夫所说的髌骨周围有 16 道筋，这 16 道筋虽然难以确切的一一指明，但也说明了其解剖结构的特点。

髌骨脱位按脱位性质分为：创伤性脱位和习惯性脱位。创伤性脱位有单纯髌骨脱位和合并髌骨本身骨折，股骨髁骨折等，本文指单纯髌骨脱位而言。创伤性单纯性髌骨脱位，用以上手法及固定，效果较好。习惯性脱位或合并骨折等并发症者，单纯用手法复位、抱膝器固定，就难于达到良好效果了，而应根据患者具体情况，选择一种或数种方法治疗。

第十二节　膝骱大错（膝关节脱位）

膝盖关骱又名虎眼，在末躯骨（股骨）下头，骺胫骨（胫腓骨）上头，前方有膝盖骨（髌骨），为伸屈之主骱。膝骱内有软骨 1 块；膝盖骨下有暗硬骨 2 块；骺胫骨上端之间有暗硬骨 1 块；膝骱内、外侧各有暗硬骨 1 块；伏兔骨、膝腘骨有护头筋 1 道，膝盖骨周围有额外筋 16 道。

【病因】 如有跌、打、压、砸，或有强烈撞击，可致膝骱大错。

【临床表现】 膝骱大错，当时臃肿胀起，疼痛难忍不息，不能行走站立，膝骱处呈前凸后凹或前凹后凸。伤腿已短，量诊时患膝增粗，异常活动明显，并有圆滑的“噜噜”声〔图8-44〕。

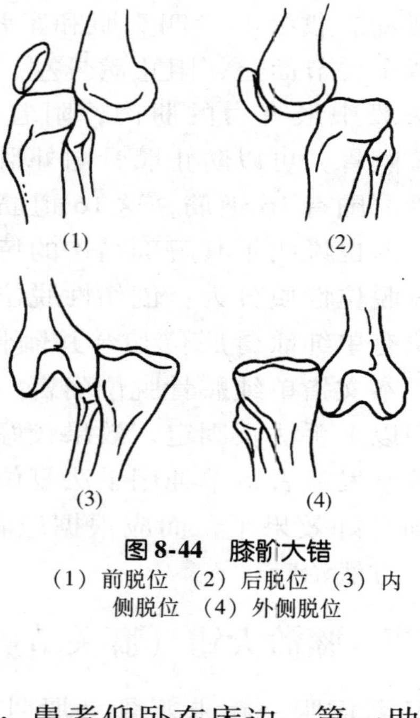

图8-44 膝骱大错

（1）前脱位 （2）后脱位 （3）内侧脱位 （4）外侧脱位

【治疗】

1. 手法：患者仰卧在床边。第一助手站在伤肢外侧，用双手拿住大腿下端；第二助手站在伤肢足侧，一手自足内侧拿住足面，另一手握住小腿下端。医者站在伤肢外侧，将膝关节稍屈，嘱两助手相对大力拔伸，同时医者按脱位的方向施捺正法：

（1）前脱位：一手手掌放在小腿上端向下戳按，

另一手手掌放在腘窝上挺托〔图 8-45〕。

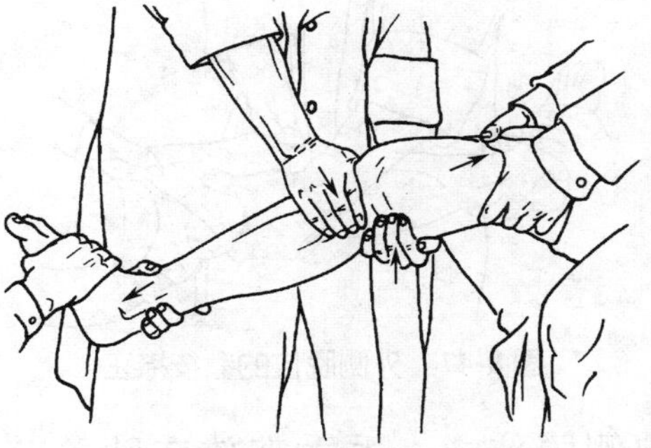

图 8-45　前脱位的戳按捺正

（2）后脱位：一手手掌放在腘窝向上挺托，另一手手掌按在大腿下端向下戳按〔图 8-46〕。

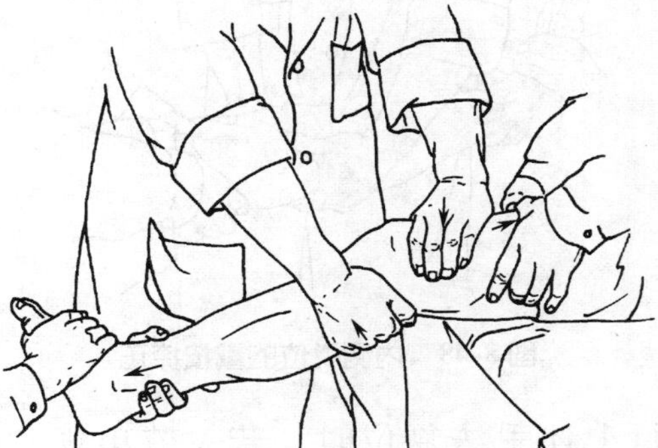

图 8-46　后脱位的戳按捺正

（3）外侧脱位：一手手掌放在膝关节内侧迎住，另一手手掌在小腿上端的外侧，向内侧推按〔图 8-47〕。

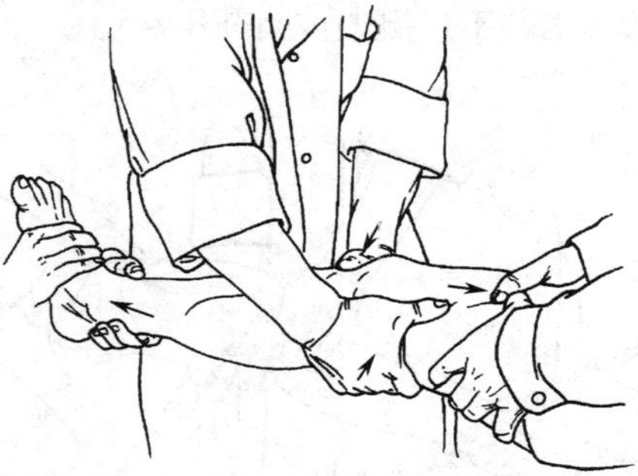

图 8-47　外侧脱位的戳按捺正

（4）内侧脱位：一手手掌放在膝关节外侧迎住，另一手手掌放在小腿上端的内侧向外侧推按〔图 8-48〕。

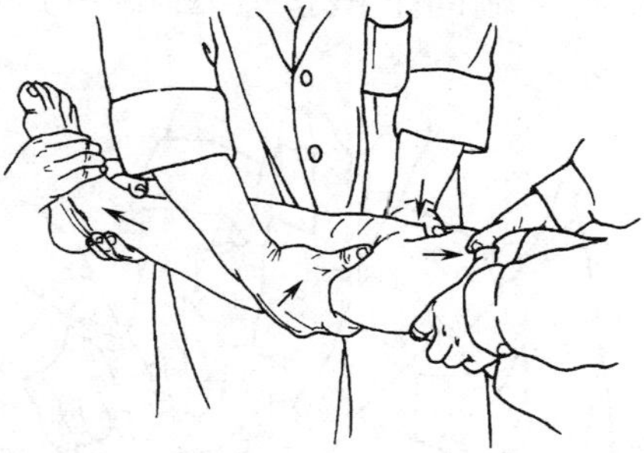

图 8-48　内侧脱位的戳按捺正

在进行上述手法复位时，若关节出现“咯噜”响声，畸形消失者，即为复位，然后再施如下手法。

两助手徐徐放松拔伸，医者双手握住膝关节两侧，使膝关节屈曲，膝部靠近胸部，足跟至臀部，然后再将膝关节拔直〔图 8-49〕。

2. 捆绑：敷药后，使膝关节稍屈，进行捆绑固定。内层用长 1 尺，宽 4 寸的小底托垫 1 个，垫好棉花，放

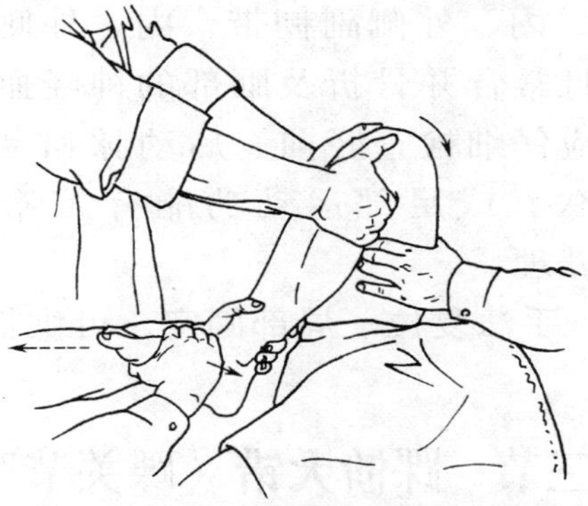

图 8-49　膝骱大错复位后进行屈膝、拔直手法

在腘窝下，膝关节内、外侧用桥形纸垫夹住，上盖 2 个单月牙垫，分别放在股骨下端和胫、腓骨上端，绷带缠绕。外层用 13 个小纸牌，股骨下端放 7 个，胫腓骨上端放 6 个，分别码匀如椽子形，上下纸牌交叉 2～3 寸，4 条线带缚住即可。

3. 调养：整复后伤肢保持稍屈位，不可向内、外转动，即日开始练习踝关节“登空增力”活动，3 周后去外层小纸牌，开始扶双拐下床，练习伤肢少量负重行走，并练习“白鹤摇膝”及膝关节屈伸活动。一般 6～7 周可愈。

【按】 膝骱大错即膝关节脱位。正文中膝骱内软骨为半月板。膝盖骨下暗硬骨为十字韧带，骱胫骨上端之间暗硬骨为腓骨小头韧带，膝骱内外暗硬骨为内、外侧副韧带。伏兔骨、膝腘骨护头筋为关节囊，膝盖骨周围额外筋，为股四头肌腱及腱鞘。膝关节脱位临床少见。膝关节周围肌肉韧带保护很好，内、外侧副韧带及前后十字韧带力量坚强，除非有相当大的暴力，才可能使膝关节脱位。膝关节脱位时，除十字韧带断裂外，内、外侧副韧带，内、外侧半月板，也常被撕裂，且常合并骨折及腘部的神经血管损伤，治疗前，后均应仔细检查胫前、后动脉和足背动脉的搏动，有无消失，或足部运动功能有无障碍，一旦确诊，应及时处理。

正文中，手法复位、局部固定，可供临床上参考使用。

第十三节　踝骱大错（踝关节脱位）

踝骱由骱骨下头之内踝骨（胫骨下端内踝）、胫骨下头之外踝骨（腓骨下端外踝）和跂骨（距骨）接交成骱〔图 8-50〕。是站立行走之主骱，而跂骨为骱、胫骨之柱鼎石。骱骨下头有护头筋一道，内、外踝包骨筋二道、护头筋二道及跂骨护头筋二道，故踝骱较坚固稳定。

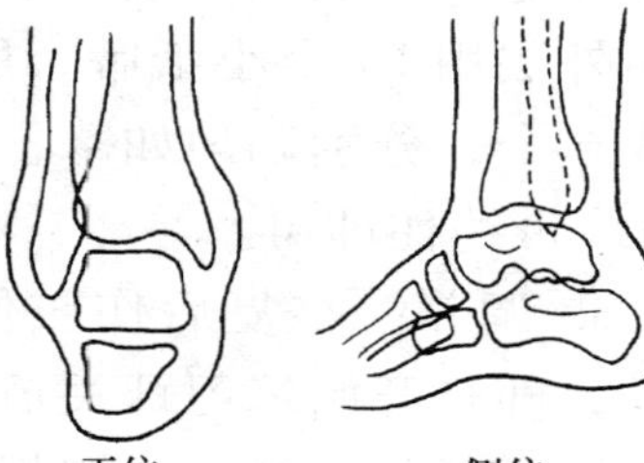

图 8-50　踝骱示意图

【病因】　踝骱大错多因由高处坠落或跑跳时单足着地而损伤，亦有由压砸致伤者。足尖着地踝骱向外踒踏，跂骨向内离错；足尖着地踝骱向内踒踏时，跂骨则向外离错；若足面着地自身臀部或重物压砸在足跟部，跂骨则向后离错；由高坠落骨跟着地，此骨如不断则可向前离错。凡踝骱大错者多伴有内、外踝骨折之伤。

【临床表现】　踝骱大错后局部臃肿胀起，疼痛难忍不息，步履难行，亦不能屈伸翻转，皮下瘀血斑呈紫黑色，且往往有水泡形成。

踝骱大错中跂骨向内离错者，足向内歪斜，外踝凸起；跂骨向外离错时，足向外歪斜，内踝凸起；向前离错则足面显长，足跟短缩，内、外踝凸向后；后离错则足面变短，足跟显长，内、外踝凸向前。由高坠落足跟着地亦可使骱、胫骨下头分离，使跂骨上窜者，其踝骱横宽，伤肢显短〔图8-51〕。若合并内、外踝骨折之时则出现骨擦音。

【治疗】

1. 手法：患者平卧，将伤足伸出床边。第一助手

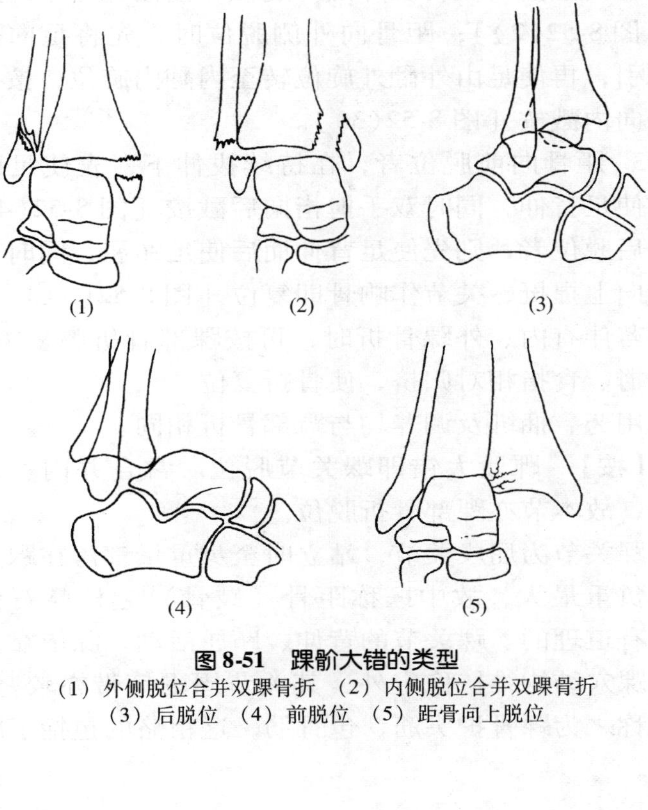

图8-51　踝骱大错的类型

（1）外侧脱位合并双踝骨折　（2）内侧脱位合并双踝骨折　（3）后脱位　（4）前脱位　（5）距骨向上脱位

用双手拿住小腿下端固定勿使摇晃；第二助手由伤骱内侧拿住足背，另一手由外侧握住足跟，二人缓缓用力相对拔伸〔图8-52(1)〕。

医者站在伤足外侧。双手拇指在胫腓骨前缘扣住，余双手四指交叉兜住足跟，从而使双手相对拿住伤踝。

嘱助手缓缓用力拔直，并使足略作跖屈、背伸活动，拿伤踝的双手用力相对归挤。若距骨向上移位者即可复位。

2. 若距骨向内侧脱位者，先将足向内翻牵引，再使足由内翻内旋位转至外翻外旋位，按内踝之手向外戳按〔图8-52(2)〕；距骨向外侧脱位时，先将足向外翻位牵引，再使足由外翻外旋位转至内翻内旋位，按外踝之手向内戳按〔图8-52(3)〕。

3. 距骨向前脱位者，在持续拔伸下，先使足跖屈而后使足背伸，同时双手拇指向后戳按〔图8-52(4)〕；若向后脱位者，则先使足背伸而后使足跖屈，同时双手四指向上提挺，关节作响骨即复位〔图8-52(5)〕。

若伴有内、外踝骨折时，再按踝部骨折整复方法，双手拇、食指相对归挤，使骨折复位。

用药、捆绑及调养均与踝部骨折相同。

【按】 踝骱大错即踝关节脱位。常合并内、外踝骨折，故本节亦踝部骨折脱位。

踝关节为屈戌关节，站立时全身重量都落在踝关节上，负重最大，故中医称距骨（跂骨）起柱鼎石作用是很有道理的。踝关节的背伸、跖屈活动，除依靠关节本身踝穴结构维持稳定外，其关节周围韧带亦较坚强，中医称之为踝骨护头筋、包骨筋，这粗略的包括了胫腓

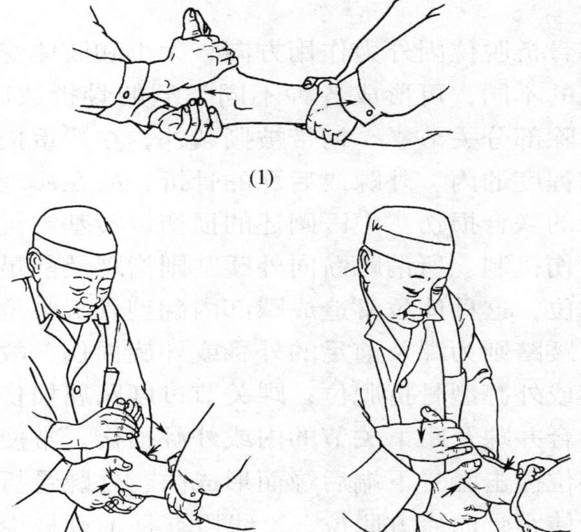

图 8-52　踝骱大错的整复

（1）助手拔伸　（2）内侧脱位时：由内旋、内翻转至外旋、外翻位，并戳按归挤　（3）外侧脱位时：由外旋、外翻转至内旋、内翻位，并戳按归挤　（4）前脱位时：先使足跖屈，再使足背伸，同时戳按归挤　（5）后脱位时：先使足背伸，再使足跖屈，同时四指向上提挺骨下端的十字韧带，踝部内、外侧副韧带及关节囊等组织。

踝部骨折脱位因外力作用方向、大小和肢体受伤时所处位置的不同，可形成各种不同类型的骨折或脱位。在损伤时除部分关节囊、韧带被撕裂外，在严重损伤中常有不同程度的内、外踝或后踝的骨折，故在病理改变上是复杂的联合损伤。中医阐述的损伤机转基本符合现代医学损伤机制。所谓踝骱向外踒踏则指踝及前足的内翻损伤体位，这种体位常造成踝部内翻型骨折脱位；而踝骱向内踒踏则为踝及前足的外翻或外旋损伤，故常为踝部外旋或外翻型骨折脱位；踝关节过度跖屈损伤或在损伤同时合并踝及距下关节的内或外翻损伤，常使距骨向后方移位撞击胫骨下端后缘而形成内、外踝骨折及后踝骨折，使距骨向后方脱位。X 线检查是不可缺少的诊断手段，仔细研究踝关节正、侧位片和一些特殊体位的摄片，结合受伤体位及临床症状可发现踝部损伤的病理解剖变化。

本节手法治疗有独道之处，对外旋型、内翻型、外翻型及纵向挤压损伤效果较为满意。对其他类型和骨折脱位严重，复位后仍不稳定者，在固定形式上可采用中西医结合的方法进行治疗。

第十四节　三毛骨离位（足舟骨脱位）

三毛骨（足舟骨）上连跂骨（距骨），下接聚毛骨、跗骱骨和踵骨（第一、二、三楔骨），外有包骨筋包绕。

【病因】　如有跌仆、坠落或行走在不平的道路上时，足向内踒踒，可致三毛骨离位。

【临床表现】 伤后足跗部臃肿胀起，疼痛难忍，站立时只能足跟着地，步履难行，皮下青紫瘀血瘢显露。因其三毛骨离位向上向内方大错，以致足跗内侧呈现凸起〔图8-53〕。

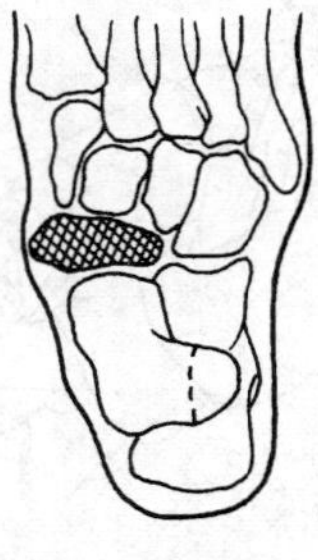

图8-53 三毛骨离位示意图

【治疗】

1. 手法

（1）患者侧卧，伤腿在下。助手用双手握住小腿下端。医者一手圈住足跟，拇指扣在伤处，余四指置于外踝处拿住踝部，另一手自蹈趾侧握住跖骨，拇指在足底，四指在足背。

（2）拿跖骨之手将足跗摇晃6~7次，然后用大力向足趾方向拔伸〔图8-54(1)〕。

（3）将双手拇指改按在足舟骨处，双手大鱼际用力向下按压，双手食、中二指向上挺托，使距舟关节分离，然后双手拇指扣压凸起的足舟骨，用力向下戳按，关节作响，畸形消失，即已复位〔图8-54(2)(3)〕。

2. 捆绑：敷药后绷带自足踝开始缠绕，绕向足外侧，经足底到伤处“十”字搭在足背，云头垫一个盖在伤处，其缺口对准内踝前下方缠妥。

3. 调养：复位后前7天卧床休息。在床上练习踝关节“蹬空增力”活动，1周后方可下床持双拐逐渐练习行走，一般3~4周可愈。

【按】 单纯足舟骨脱位比较少见。足舟骨上连距骨，下接第一、二、三楔状骨，形成距舟关节及跗间关节，借跟舟、跗横、三角等韧带，及其关节囊所连接。

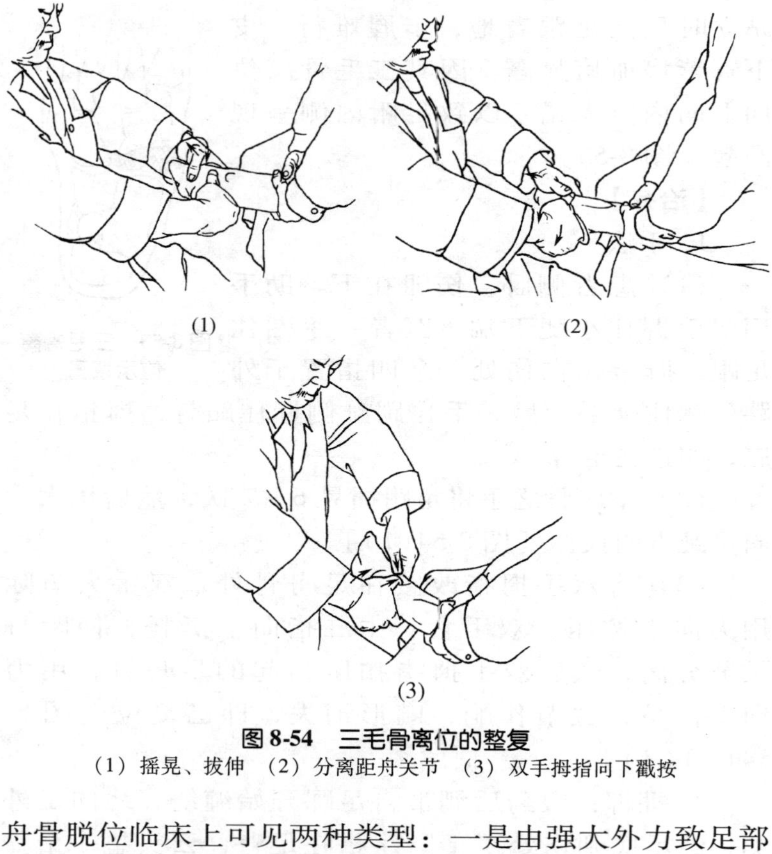

(1)

(2)

(3)

图 8-54　三毛骨离位的整复

（1）摇晃、拔伸　（2）分离距舟关节　（3）双手拇指向下戳按

舟骨脱位临床上可见两种类型：一是由强大外力致足部强力背伸、外旋，造成舟骨向内上方移位；另一种是外力使足强力跖屈、外旋，造成舟骨向内下方移位。另外，由于舟骨结节有胫后肌腱附着，故常因足前部在强力外旋的暴力下致结节部位发生撕脱骨折，骨折片多向内上方移位。故在诊断中应加以注意。骨折脱位不严重者可行上述手法治疗，而在骨折片较大、致舟骨的骨折片脱位则需手术治疗。

第十五节　巨趾本骱大错（跖蹈关节脱位）及趾骱大错（趾间关节脱位）

足趾由 14 块骨组成，巨趾（蹈趾）两节，其他四趾皆为三节，上连足掌骨（跖骨）。趾骱有包骨筋 14 道，条筋 5 道。

【病因】　若有跌仆、压砸或用足尖踢物使足趾过度伸、屈可致趾骱大错。

【临床表现】　趾骱大错后，远端趾骨多向背侧移位〔图 8-55〕。伤趾较健侧短缩，伤骱凹凸不平，掌侧面可摸到足掌骨头。巨趾大错时其骱背侧呈凹陷，肿胀较剧，疼痛难忍，不能屈伸活动，行走时只能足跟着地。其他四趾趾骱大错症状与巨趾本骱大错相似。

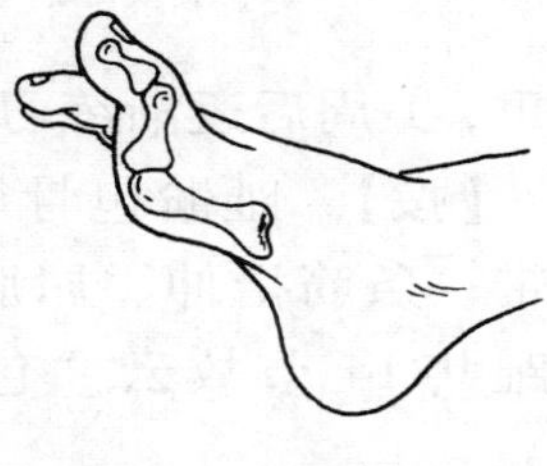

图 8-55　巨趾本骱大错的畸形

趾节向背侧移位

【治疗】　以跖蹈关节脱位为例：

1. 手法：患者正坐。医者坐在伤足外侧，将伤足放在医者的腿上，用一手拿住第一跖骨头部（如趾间关节脱位，拿住近端趾骨），另一手拿住趾骨的上下方，向上方提拔，并将趾骨推向远端（摘法）。然后在保持拔伸力量的同时，将伤趾屈曲，关节作响，畸形消失即已复位〔图 8-56〕。

2. 捆绑：敷药后，伤趾用小纸牌上下夹缚，连同外侧足趾用绷带缠绕。

3. 调养：整复后 1 周内扶双拐行走，但伤足不得

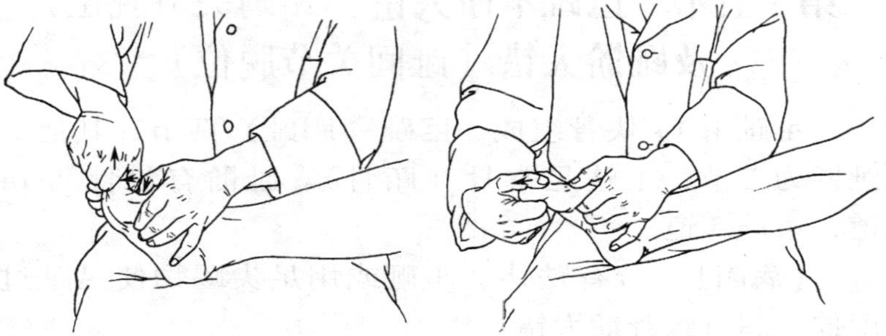

(1) (2)

图 8-56 巨趾本骱大错的整复

(1) 提拔伤趾——摘法 (2) 拔伸下将伤趾屈曲

负重，1 周后逐渐练习负重行走，一般 2 周可愈。

【按】 趾骱包骨筋系指关节囊及两侧增厚的侧副韧带；条筋指伸、屈肌腱而言（伸趾肌腱及腱膜，因足趾共 14 节故云“包骨筋 14 道”，实际为 5 条伸肌腱）。

趾关节脱位较常见，多系压砸或撞碰使关节过度背伸所致。脱位后远趾骨多向背侧方移位，在直接暴力作用下可造成趾骨骨折。骨折后由于伸肌的牵拉及暴力作用使下骨折段向背侧移位，畸形与趾关节背侧脱位畸形相似，故在诊断中应进行 X 线摄片检查，以确定诊断。

第九章 伤 筋

筋，是指人体的肌肉、肌腱、筋膜、韧带、腱鞘、滑囊、血管、神经等组织。当这些组织受到外来暴力撞击、强力扭转、牵拉压迫等原因所造成的损伤，称为伤筋，即软组织损伤。同时，伤筋又是骨折、脱位等损伤的必然并发症。骨折、脱位的后期治疗，主要是治筋，以恢复人体的正常生理功能。伤筋是临床上最常见的损伤疾患。

根据受伤原因，将单纯性伤筋疾患分为戳伤、抻伤、扭伤、闪伤、掀伤、踒伤、踬伤、挫伤等数种。总的来说，按其接受外力的性质，可分为间接暴力造成的扭伤和直接暴力所造成的挫伤两大类。扭伤是指姿势不正确，而遭受外力扭转、牵拉，使关节活动超过了正常限度，引起关节囊及其周围韧带、肌肉发生的损伤。扭伤多发生在活动较多的关节部位。挫伤是指因跌仆、压砸、打击等外力，直接作用于体表，而使筋络、肌肉乃至脏腑受到损伤。伤筋又可根据临床症状及病理表现分为筋粗、筋硬、筋僵、筋挛、筋缩、筋聚、筋错、筋翻、筋转、筋断等数种。

伤筋的临床表现，由于损伤的程度不同，差异很大。轻者仅局部疼痛、微肿，功能活动正常或轻度受限；严重者肿胀显著、疼痛剧烈、皮肤发热，皮下有青紫色瘀血斑散露，功能活动障碍或完全丧失。有的甚至与脱位及无移位的骨折很难鉴别。一般地讲，扭伤症状大多数较轻，挫伤症状较重。伤筋的临床症状多种多样，要注意与其他疾病如骨折、脱位甚至结核、肿瘤等的鉴别。

伤筋疾患虽然较骨折、脱位等损伤为轻，但治疗时，往往较骨折、脱位困难。特别有些急性伤筋疾患，由于失治或治不得法，而转成慢性者，甚至经年不愈。所以有“宁治十个骨折，不治一个脱位；宁治十个脱位，不治一个伤筋”的说法。说明伤筋的治疗比骨折、脱位复杂且困难。

伤筋疾患的治疗，与骨折、脱位一样，要尽早确定诊断，及时予以治疗。其治疗方法有手法、内服药、外敷药、腾洗药、练功疗法等多种。

手法治疗是很重要的。刘老大夫治疗伤筋有“七分手法三分药”的说法，就充分说明了这一点。“筋喜柔，不喜刚”，治疗一般性伤筋疾患时，手法应轻巧、柔韧、和缓，切忌粗暴。手法所施，其轻、重、徐、疾也各有不同。急性新鲜损伤，手法宜轻；慢性陈旧性损伤，手法可略重。而一些严重的急性伤筋、疼痛、肿胀剧烈的，还应禁忌手法。

“筋喜温而恶寒”，不但受伤局部应尽量保暖，还应禁忌寒凉药物。若陈旧性伤筋，大多兼有痹痛者，更应以温通为主，故应用腾、洗药物治疗是不可缺少的。

伤筋用药，外敷多用正骨散、八仙散、消肿化瘀散、化筋散、活化散等。内服药多用正骨紫金丹、舒筋壮力丸等。一些严重伤筋疾患，局部还应加以固定。可用纸垫、木板等捆绑固定，以利损伤组织的修复。除特殊用药、固定外，在各论中均不再重复。

第一节　下巴暗硬骨离位伤筋

（颞下颌关节紊乱症）

下巴骨（下颌骨）位于面部，曲似弓形，尾如钩状，为食物之主骨，其骱内有暗硬骨一块，下巴骨尾部有钩筋一道。

【病因】 如有咀嚼硬物过度劳累，或因气血虚弱受风寒侵袭，而引起此症。

下巴钩筋属肾，肾气不足则筋弱而易受伤。若过度劳累复加风寒，则虚弱之筋受损。开口忽大忽小，忽左忽右，筋位不合。

【临床表现】 开口或闭口时，下巴骱发出响声，有时疼痛，多发为一侧，双侧者少。张口时下巴骨向健侧歪斜；闭口时，牙缝不能并齐。经医检查，患者正坐凳上。医者站在患者背后，用双手小指末节，伸入患者两耳，令患者张口闭口，可闻其骱"咯噔"作响，两侧骨骱闭合有先有后，运动不齐。再令患者张口，用食指触摸伤处，按之疼痛，即是此症。

【治疗】

1. 手法：用勾、戳、归挤法。

以左侧为例：患者正坐凳上。一助手站在患者身后，双手扶住患者后枕部。医者站在患者前方，以左手食指缠消毒纱布，伸入患者口腔，勾住门齿及牙龈，右手拇指按在伤处（颞颌关节处），余四指拿住下颌骨体向前下方拔伸，同时用摇法，摇晃6～7次。右手拇指用捻法，揉捻伤处（颞颌关节及咬肌）〔图9-1〕。

左手食指拿出口腔，用手掌托其下颌，使患者闭口，同时右手拇指在伤处用戳按法〔图9-1（2）〕。

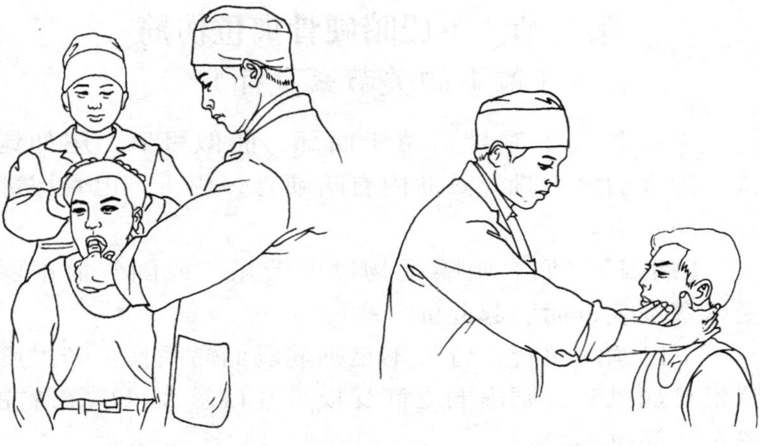

(1) (2)

图 9-1 下巴暗硬骨离位的治疗手法
（1）揉捻 （2）戳按

若牙咬骀时，下颌向右侧偏歪者，医者站在患者身后，左手掌放在左颞部，右手掌大、小鱼际按在下颌体右侧，在左手推挤下，令患者作张口闭口动作，在闭口时略用力，同时右手向左上方归挤，双手用力推按，使其偏歪的下颌挪正〔图 9-2〕。

2. 调养：嘱患者每日用拇指点按上关、下关、听宫等穴位，在张口时按捻高突酸痛之翼外肌。用热毛巾腾患处，不嚼硬物，慎避风寒。

【按】 下巴暗硬骨离位伤筋，是指颞下颌关节紊乱症中有弹响者，即颞下颌关节弹响症。"离位"并不是指脱位，而是包含有扭伤、捩伤的意思。正文中的下巴暗硬骨为关节软骨盘，下巴钩筋为翼外肌。

颞下颌关节由颞骨的下颌关节窝、关节结节与下方的下颌髁状突构成。关节腔内有一关节软骨盘，周缘与

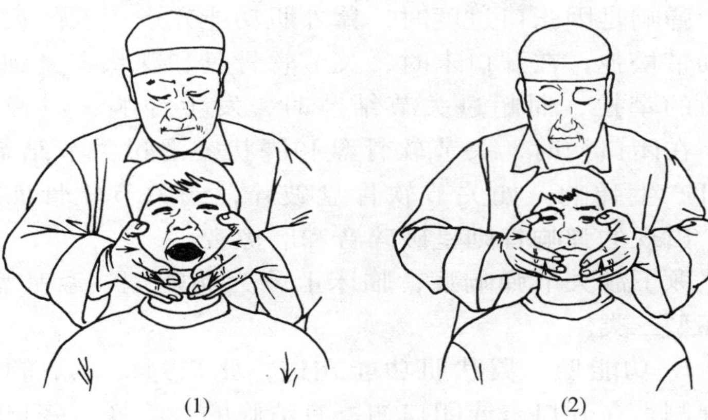

图 9-2　下巴暗硬骨离位伤筋的治疗手法

（1）两侧归挤　（2）将口闭合

关节囊相连〔图 9-3〕。翼外肌起于蝶骨翼外板，止点有二：上头止于下颌关节盘前缘，下头止于下颌髁状突颈部。单侧肌肉收缩时下颌骨偏向对侧，双侧肌收缩，下颌前伸。翼内肌起于翼凹，止于下颌支及下颌角内面，其收缩可升下颌骨。

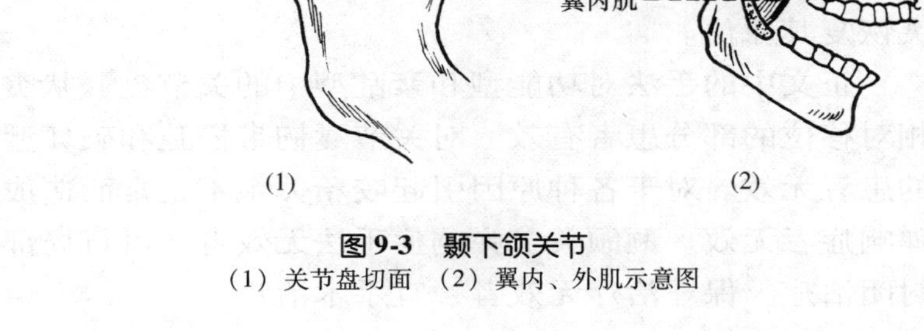

图 9-3　颞下颌关节

（1）关节盘切面　（2）翼内、外肌示意图弹响是因张口过度时，翼外肌功能亢进，或因关节囊韧带松弛，在开口末时，关节软骨盘和髁状突受到翼外肌的牵拉，而超过关节结节时，发生弹响，声音清脆。在闭口初时，关节软骨盘和髁状突滑过关节结节，又可产生弹响。如关节软骨盘破碎，或关节软骨面磨损，出现的弹响音则呈破碎音和磨擦音。

颞下颌关节弹响症，临床上分为功能型、紊乱型、破坏型三类。

1. 功能型：翼状肌功能亢进，张口过大，下颌偏向健侧，在开口末或闭口初，有清脆的弹响音，张口时髁突前方有压痛。

2. 紊乱型:关节盘和髁状突相对移位,或关节囊和韧带松弛,表现为在开口末和闭口初有弹响,在开口时下颌骨常有不规则的左、右摆动,在髁状突前后均有压痛。

3. 破坏型：关节软骨盘或关节软骨面受到破坏，张口不规则或有交锁现象。张口时疼痛，并发出破碎音或磨擦音，在关节结节处有压痛。

正文中手法用勾法，其主要目的是将下颌骨向前下方牵引，使翼外肌附着处、关节软骨盘和髁状突颈部向前下移位。然后，用摇、捻法，使翼外肌止点处受到按摩，促进局部的血液循环，调节翼外肌的机能。用推挤、归按手法，可使过度向前移位之关节软骨盘和髁状突恢复其原位。

正文中的手法对功能型和紊乱型中的关节盘髁状突相对移位的部分患者有效。对关节囊韧带松弛和破坏型的患者无效。对于各种原因引起咬殆关系不正常而造成弹响症者无效。颞颌关节弹响症手法无效者，可行局部封闭治疗。保守治疗无效者，宜手术治疗。

第二节 脖项伤筋（颈部软组织损伤）

脖项骨（颈椎）三节。上节1寸2分，中节1寸3分，下节1寸4分，共长3寸9分。每节各有软骨1块。外有护项筋左、右各4道，寿台包骨筋左、右各1道，背后有大板筋2道，前项窝有伸、屈筋左、右各2道，后项窝有后合筋左右各2道。

【病因】 如有内扭必伤其护项筋；或有睡眠时卧枕不合，亦能伤及脖项筋；或有体弱，劳累过度，受风寒侵袭，亦可引起本病。项筋一伤，筋自僵就。

【临床表现】 伤颈后筋者，头前屈、后伸困难；伤右侧筋者，头向左侧歪斜；伤左侧筋者，头向右侧歪斜；若伤两侧筋者，则颈项强直，不能左、右回顾。检查时，伤处筋肉僵硬，按之痛甚。甚者掣及头部和肩部。复加风寒侵袭者，疼痛加重，窜疼窜麻于肩、臂、手指之间，成为痹症。

【治疗】

1. 手法

（1）摇晃转捻法：以右侧伤筋为例。

患者正坐凳上。医者在患者背后，用双手拇指放在患者枕骨后方（风池穴上方），余双手四指托住下颌，双前臂压住患者双肩。

将头向左侧方提起，同时作环转摇晃，逐渐将头转正，提起〔图9-4（1）〕。

在保持提起的牵引力下，将头前屈、后仰，再转向左侧。医者倒手，用左手托住下颌，左肩与左枕部抵住患者枕部（倒手时牵引力量不可放松），用右手拇指按压所伤之筋，自上而下用揉捻法，揉捻的同时，将患者头向右后方旋转〔图9-4（2）〕。

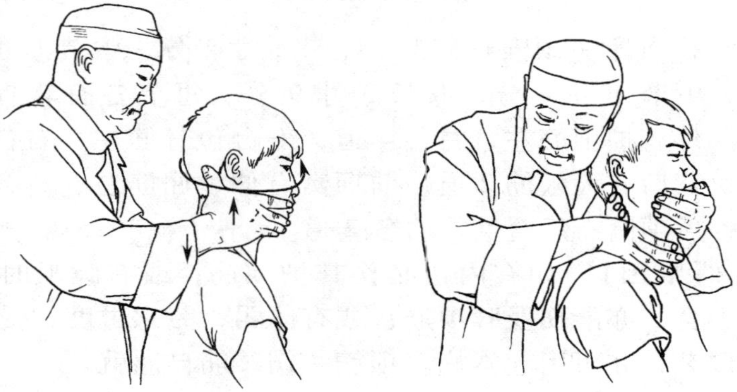

(1) (2)

图9-4　脖项伤筋的治疗方法提端转捻法

（1）提端摇晃　（2）将头旋向健侧并捻揉舒筋

（2）拔伸推按法：以右侧伤筋为例。

患者正坐凳上。医者站在患侧右侧,以右手手掌推按住伤处的上方,左手拿住患者右手诸指,并使其屈肘,然后双手缓缓用力,向相反的方向推按,使颈部肌肉舒展〔图9-5〕。

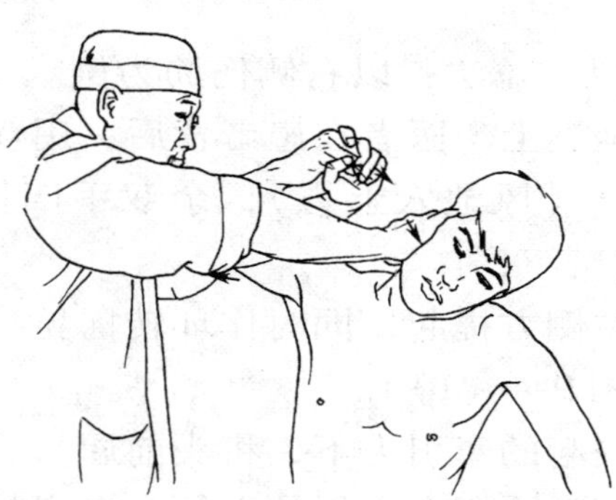

图9-5　拔伸推按法

（3）提捏法：患者正坐凳上。医者站在患者背后，用一手拇、食二指捏住颈部僵硬之筋，提捏数次〔图9-6〕。

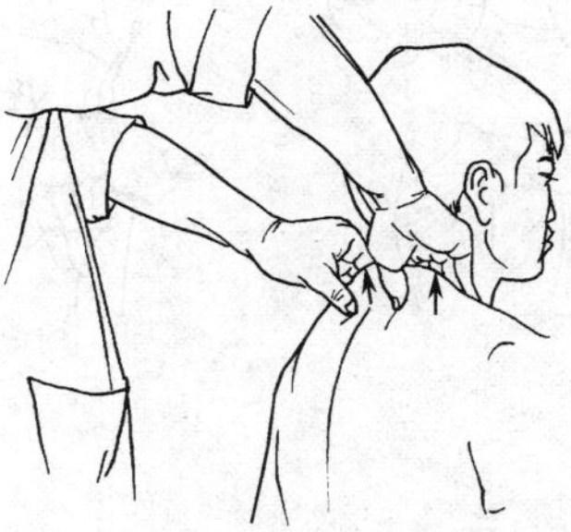

图9-6　提捏法

（4）点穴开筋法：患者正坐凳上。医者站在患者背后，逐次点：百会、风池、肩井、肩髃、肩临、曲池、手三里、内外关、合谷、列缺〔图9-7〕。

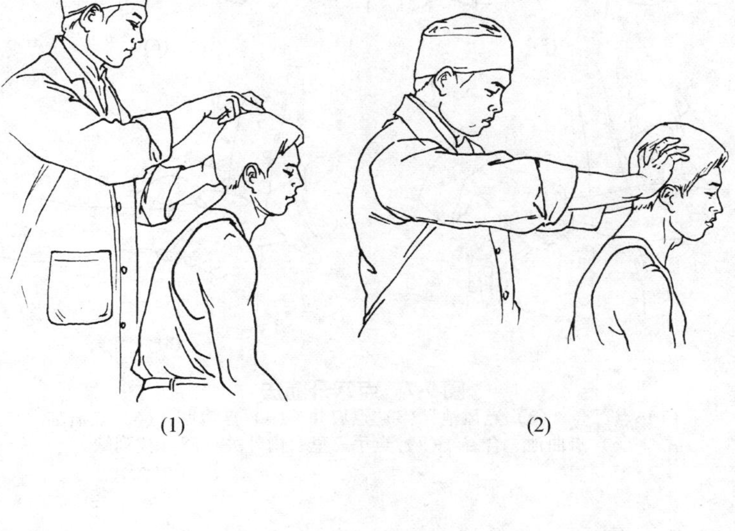

(1)　　(2)

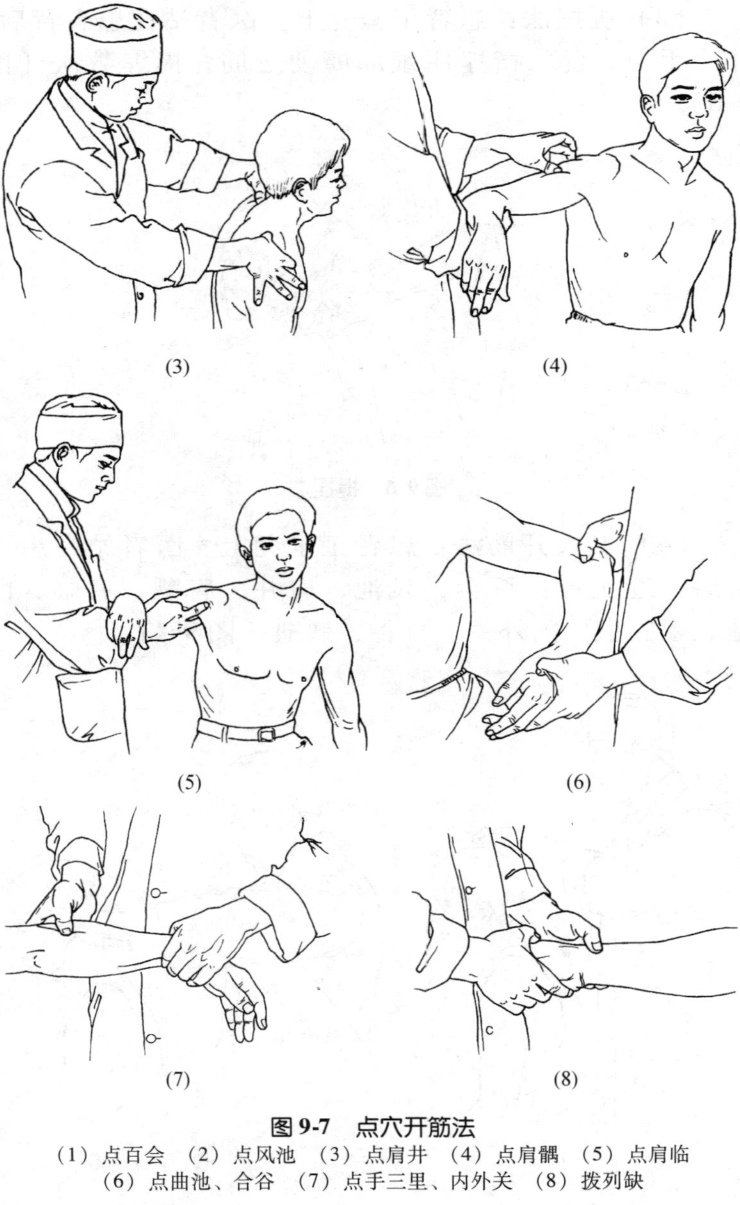

图9-7　点穴开筋法

（1）点百会　（2）点风池　（3）点肩井　（4）点肩髃　（5）点肩临
（6）点曲池、合谷　（7）点手三里、内外关　（8）拨列缺

（5）拨筋法：患者正坐凳上。医者在患侧面向患者。一手托其肘，另一手指在极泉穴弹拨。使患手五指麻胀为度〔图 9-8〕。

（6）捻散法：患者正坐凳上。医者在患者背后，用双手大鱼际按压在颈部肩部筋肉上，前后捻散之〔图 9-9〕。

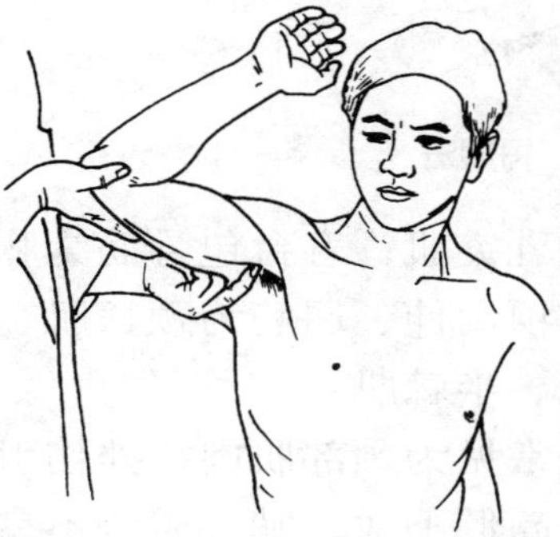

图 9-8　拨筋法

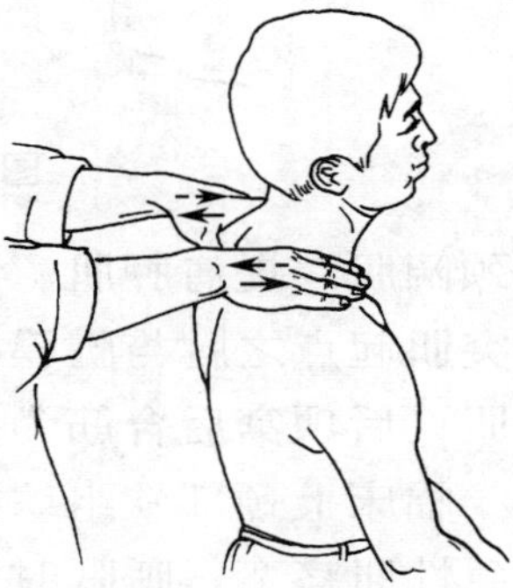

图 9-9　捻散法

（7）捋顺法：患者正坐凳上。医者站在患者伤侧，一手拿腕，一手由肩部起，沿上肢外侧向下捋之，直到手指，再由上肢内侧向上顺之，直到肩部。反复 10 余次〔图 9-10〕。

2. 功能锻炼：可练习“与项争力势”、“哪吒探海势”、“犀牛望月势”、“金狮摇头势”。

3. 调养：睡眠时宜卧低枕。可用腾洗药腾敷患部，注意颈部保暖。

【按】 脖项伤筋指颈部软组织损伤后的肌肉痉挛而言（落枕）。伤筋兼痹症者与现代医学的根型颈椎病近似。颈椎应为七节，正文中脖项骨三节，仅供参考。正文中软骨系指椎间盘组织，大板筋为斜方肌；护项筋

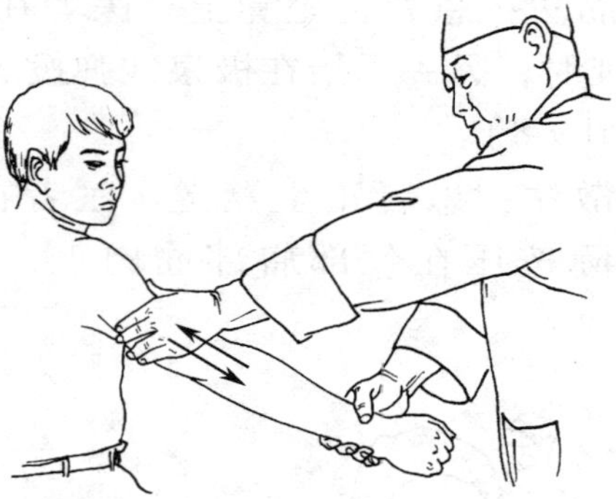

图 9-10　捋顺法

为颈阔肌、提肩胛肌、胸锁乳突肌；寿台包骨筋为胸锁乳突肌起点之腱与腱膜；前项窝伸、屈筋为颈长肌、头长肌；后项窝后合筋为夹肌、半棘肌。

临床上颈部软组织损伤常见为颈部肌肉扭挫伤引起的急性肌痉挛；睡眠时枕头高低不适，躺卧姿势不良而引起的落枕。在急性损伤中，可因直接或间接外力而损伤了肌肉、韧带、颈椎关节突关节或关节囊，引起上述组织的撕裂伤，产生局部组织中的出血、渗出、关节囊松弛。反复损伤或长期慢性劳损，颈椎间盘发生退变，久之椎体边缘骨赘增生，椎间孔前、后径变小。加之损伤后瘢痕粘连，可使脊髓或神经根受到刺激、压迫，产生神经症状，即神经根型颈椎病，与正文中痹症的症状相仿。

正文中手法，对急性损伤引起的肌痉挛、落枕及颈部其他软组织扭、挫伤，效果良好。可选用 1 ~3 手法。一般施术后，即可缓解疼痛，增加颈部活动范围。对根型颈椎病，可先用点穴开筋法，后再选用其他手法，一般效果亦好，但疗程较长。对其他类型颈椎病，也可适用，能缓解症状。

第三节 胸部挫伤（胸壁挫伤）

肋骨左、右各12条。每条肋骨前端有软肋骨1块（肋软骨）。上6肋的软肋骨直接与胸前骨相接，7～10肋的软肋骨则联合成人字骨，也与胸前骨联接。其软肋骨为抱护肋骨之主用也。11、12肋又名小肋。

【病因】 如有跌打、碰撞，或有由高坠下，重物压砸，可致胸部挫伤。胸部挫伤可有两种之分，软肋与硬肋分离，痛有定处，为软、硬挫伤；伤之筋肉气血，痛无定处，则为挫伤。

【临床表现】 遇有此症，患者以手扶按痛处，伤处微肿，疼痛难忍，呼吸困难，咳嗽作痛，弯腰时疼痛加重。检查时，医者用拇、食二指自胸前骨起，徐徐寻按软肋，局部微肿，按之痛甚者，为挫伤；如软、硬肋骨接交处，塌岗不平，按之剧痛，则为软、硬肋错伤。

【治疗】

1. 手法：患者正坐凳上。助手蹲在前方，用双手分别按住患者两腹股沟部。医者站在患者身后，将双臂穿过患者两腋，抱住患者，一手持毛巾，准备堵患者口鼻，另一手掌扶按伤处。将患者徐徐提起，轻轻摇晃6～7次〔图9-11（1）〕。

用提端法将患者向上提起，并使其后仰，令患者深吸气后，用毛巾捂住患者口鼻〔图9-11（2）〕。

速撤捂口鼻之手，令患者咳嗽一声，同时医者之胸压患者之背，使患者稍前屈，扶按伤处之手，向后戳按之〔图9-11（3）〕。

2. 药物：可用复元活血汤、三黄宝腊丸、黎桐丸

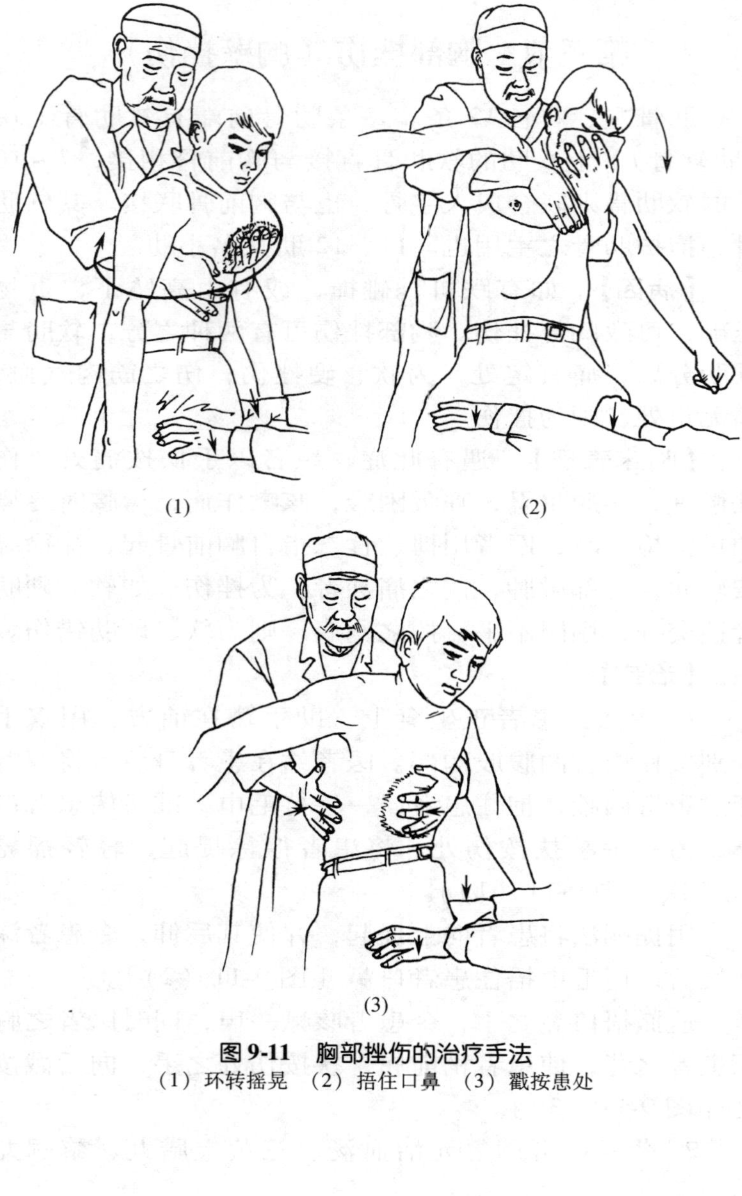

图 9-11　胸部挫伤的治疗手法
（1）环转摇晃　（2）捂住口鼻　（3）戳按患处

内服，活血化瘀，理气止痛。

3. 捆绑：一般不需捆绑，疼痛较重者可用绷带经胸缠绕。

4. 调养：可用腾药，换腾换敷，每日 1 次，忌风寒急气，生冷凉物。

【按】 胸部挫伤，是由直接外力所引起的一种胸壁软组织损伤，包括胸壁软组织（筋膜、肌肉）、肋骨与肋软骨的骨膜损伤，和胸肋关节半脱位及肋骨与肋软骨交接处的半脱位，临床上比较多见。

胸壁挫伤，可能有皮肤擦伤、肌肉挫伤以及骨膜的损伤，使呼吸、咳嗽均感疼痛，压痛位置局限。如为胸肋关节半脱位、肋骨与肋软骨的半脱位，则疼痛较为剧烈，局部可扪及凸凹不平之畸形。重者可有呼吸困难。

正文中的手法是一种有效的治疗方法。通过轻轻的提端摇晃，使胸部各肌肉韧带皆呈自然紧张状态，而后再深吸气，使胸廓内压力增高，胸廓膨隆，然后在身体向前屈的同时，用手向下戳按高起之骨，使其复位，效果良好。

第四节　岔气（胸壁扭伤）

【病因】 如有强力举重，用力过猛；或搬扛重物用力不当；或挤压；或因身体扭转；或咳嗽时发生气机失调，胁下作痛者，为岔气，亦称努伤。有伤气、伤血之分。

【临床表现】 岔气后胸胁部胀满，不敢深呼吸，不敢咳嗽。咳嗽或动转时疼痛加重。伤气者外无形迹，惟觉胸胁胀满，痛无定处，伤血者痛有定处。但临症多为气血两伤。检查时，医者用拇、食二指沿肋缘自后向前，徐徐寻按，伤处按之痛甚，肋挡宽窄不一，即是“并挡”。

【治疗】

1. 手法：以右侧岔气为例。

提端法：患者坐在凳上。助手蹲在患者前方，用双手按住患者两腹股沟部，医者右手持毛巾，站在患者背后，两臂自患者腋下穿过，抱住患者。

将患者轻轻摇晃6~7次，用提端法提起，嘱患者深吸气后，用毛巾捂住患者口鼻，并使患者身体向左侧倾斜。

再使患者身体斜向右侧，同时速撤捂口鼻之手，将手改按在伤处戳按，同时令患者用力咳嗽。此手法可重复2~3次（图同胸壁挫伤节）。

再用捋顺法，沿肋骨走行方向，徐徐捋按舒筋。

2. 药物：可服活血理气药物，如复元活血汤、努伤化瘀丸、三黄宝腊丸等，效果更佳。

3. 调养：百日内不可剧烈运动，忌荤腥油腻、内寒急气。

【按】 胸壁是由胸椎横突的肋凹和肋骨小头构成肋椎关节，其前方借肋软骨与胸骨联接，加上肋间肌肉、韧带、筋膜等组织，共同构成的。

正文所述“岔气”亦称努伤。系指因间接暴力造成的肋椎关节半脱位及肋间软组织牵拉伤。由于肋椎关节半脱位，而使肋骨向下移位，造成肋间隙不等宽，即所谓“并挡”；或因肌肉韧带撕裂伤，造成的组织间出血，渗出、酸性代谢产物的积聚，从而压迫或刺激了肋间神经，引起肋间神经痛。患者往往自觉窜痛，痛无定处，有时出现带状灼痛区。中医辨证为伤气、伤血和气血两伤。

正文中的手法治疗，能使肋椎关节半脱位复位，亦有缓解肌肉痉挛、舒筋活血、减轻疼痛之作用，效果良好。

第五节　前肋包骨筋离位伤筋（肋软骨炎）

前肋有包骨筋左、右各12道。

【病因】 如有跌打、碰撞，或因劳累日久，再遇气急郁闷，可致此症。

【临床表现】 遇有此症，前肋微有肿胀，胸疼胸闷，甚则佝偻难仰，咳嗽深呼吸时疼痛加重。检查时，医者以拇、食二指自胸骨边缘起，沿肋骨徐徐触摸，伤处高起压痛，手不能持重物。日久失治，或治不得法，则伤处突起明显，其筋聚坚硬如骨。

【治疗】

1. 手法

（1）提端法：患者正坐凳上。一助手蹲在前方，用双手分别按住患者两腹股沟部。医者站在患者身后，双臂穿过患者两腋，抱住患者。将患者轻轻向上提起，环转摇晃6～7次，用提端法提起后，速撤伤手，用二手掌戳按凸起处，同时医者之胸压患者之背，令患者前屈〔图9-12〕。

（2）拍打法：以右侧为例。

患者坐在凳上。医者站在患侧，一手扶其肩部（拇指在后，余四指在前），另一手拿住腕部，将患侧上肢拉直与肩相平，环转摇晃6～7次〔图9-13（1）〕。

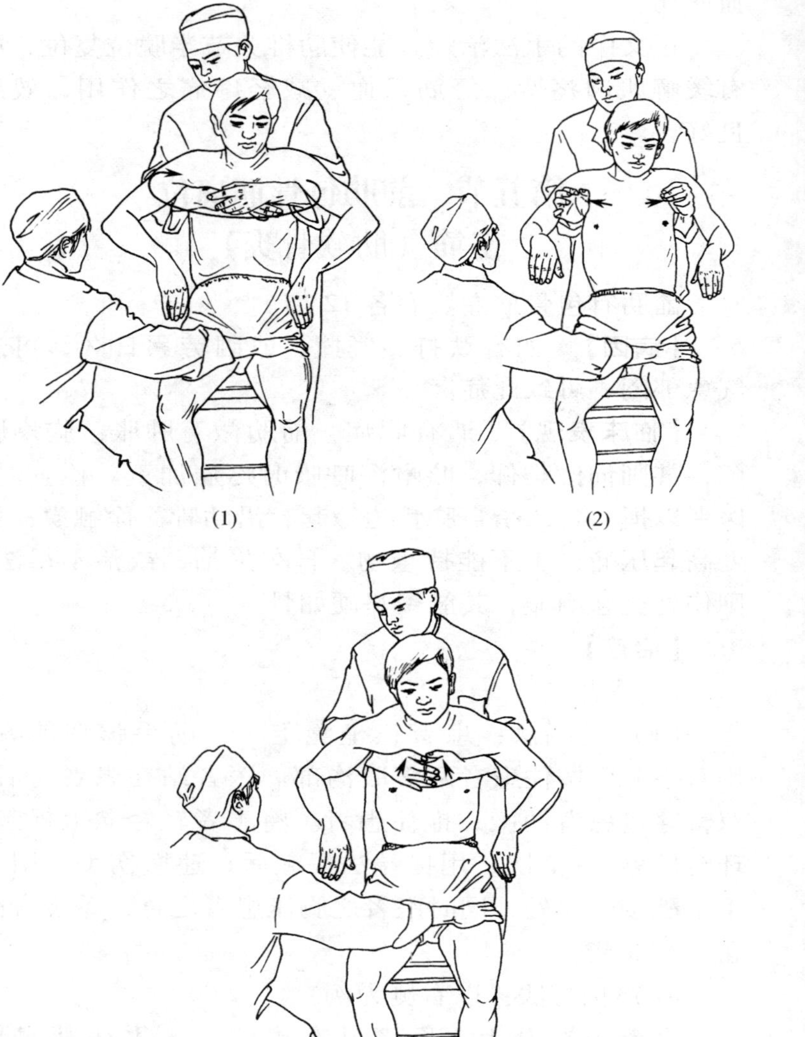

图 9-12　提端法

（1）环转摇晃　（2）提起　（3）二手掌戳按突起处

将伤臂高举过头，屈曲肘关节，伤肢手指触到右肩。医者骑马蹲裆势站好。

拿肩部之手的手背放在胸前疼痛处，轻轻拍打数次〔图9-13（2）〕。

嘱患者咳嗽一声，同时拿腕之手迅速将伤臂拉直；拍胸之手迅速翻掌拍打疼痛处〔图9-13（3）〕。

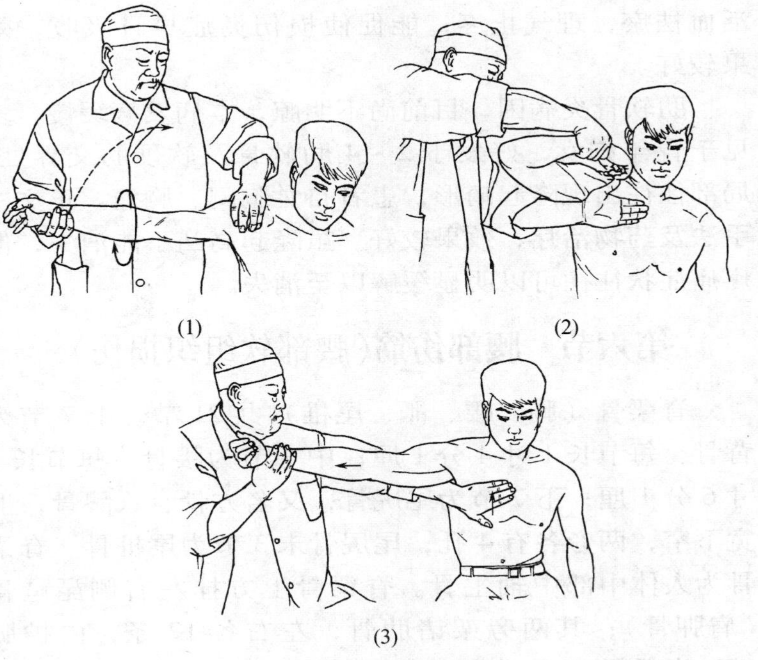

图9-13　拍打法

（1）摇晃后将上肢高举　（2）手背置于胸前疼痛处　（3）手掌拍打疼痛处

2. 内治法　本症为气血郁滞经脉不通，以理气为主，辅以活血通络。方以柴胡舒肝散、复元活血汤等方剂加减化裁。局部高凸明显者，内服药物后疼痛多能缓解，但高凸肿大往往不能很快消退。

【按】 前肋包骨筋离位伤筋，即肋软骨挫伤及肋软骨炎。正文中前肋包骨筋为肋骨骨膜和肋间外肌筋膜。

肋软骨挫伤，实际上是骨膜及软组织的损伤。多系较轻的直接暴力作用于局部，组织间出血、炎性渗出，继而机化粘连，纤维组织增生，致使肋软骨损伤部位隆起，产生疼痛。正文中手法及药物治疗，可以活血祛瘀，理气止疼；能促使损伤炎症早日吸收，效果较好。

肋软骨炎病因，目前尚不明瞭，本病发病缓慢，多见于青年妇女，好发于2～4肋软骨及软硬肋交界处。局部往往出现隆起畸形，患者自觉胸闷、胸痛。正文中手法及药物治疗，效果较好。虽隆起高凸不能消失，但疼痛症状往往可以明显缓解以至消失。

第六节　腰部伤筋(腰部软组织损伤)

脊梁骨（胸、腰、骶、尾椎）共21节。上7节为背骨，每节长1寸4分1厘；中7节为腰骨，每节长1寸6分1厘；下7节为尾尻骨，又名方骨、八髎骨，上宽下窄，两旁各有4孔；尾尻骨末3节为尾桩骨。脊梁骨为人体中部中轴主骨。脊梁骨上方挂左右侧琵琶骨（肩胛骨）；其两旁架诸肋骨，左右各12条，内护脏腑；脊梁骨下方借方骨与两侧环簋骨（髂骨）接交，成为下载两腿之主骨。

人身腰背筋道自上而下有琵琶骨包骨筋左右各2道；通背筋2道；肩膀后下方有后等筋2道；项脊腰背两侧有大板筋2道；大板筋外侧左、右有伸、屈筋各1道。脊梁骨每节之间有软骨1块，共23块；内有包骨筋24道；抱棘筋21道；胛肋骨包骨筋左、右各4道，皆为腰背深部筋道。

【病因】 腰部伤筋可分为急性、慢性和伤筋兼痹3种。

急性伤筋有以下几种之分：由搬持重物姿势不正确，或以轻误重、以重误轻而用力不当所致者称扭腰；由抬持重物左右歪斜或前俯后仰致伤者称闪腰；由压砸或跌打仆坠而致伤者称为挫伤。这些卒然损伤使腰背诸筋肉受损，血脉凝涩，经络壅滞发为腰背急性疼痛，不得转侧。

慢性伤筋多由于长期弯腰工作，或经常负重过度而积累成劳伤；或因急性损伤日久失治，或治不得法而转变成慢性伤筋。

无论急性损伤或是慢性劳伤，均可使脊梁骨包骨筋或抱棘筋受损。伤后气血失调，外卫不固，风寒湿三邪乘虚而入，阻滞经络，痹塞不通，以致腰腿疼痛、麻木，不能转侧及屈伸俯仰，而成为伤筋兼痹。

【临床表现】 急性伤筋时腰背板直，塌腰不起。伤左侧者向右屈转疼痛；伤右侧者向左屈转疼痛。伤轻者多有歪斜，双手叉腰，疼痛难忍，步履难行；重者卧床不起，不能转侧，甚则咳嗽、说话或打喷嚏时均感疼痛加重，按之伤处，筋肉僵硬。

慢性伤筋症状多较急性伤筋者为轻，久站久坐及弯腰疼痛加重。胸部虽能转动，但伤处疼痛，筋僵。晨起腰痛减轻，劳累后加重，腰部沉重，酸痛无力，缠绵不休。

伤筋兼痹者，由于风寒湿外邪侵袭，阻塞经络，腰腿串疼串麻。站立、行走、咳嗽、喷嚏，或用力大小便时均能使疼痛加重。遇天气变化痛势更甚，腰腿畏寒俱冷。重者腰脊两侧筋僵、筋挛，俯仰转侧艰难，身体歪斜，步履难行。

【治疗】

1. 手法

（1）捻散法：患者俯卧位。医者站在患侧，用单手或双手大小鱼际掌根部（或整手掌部位），在损伤腰背筋肉部位由上而下，由肩背至下腰做均匀、和缓的捻、散动作，捻散时力量由轻到重。捻、散法各做3～5次〔图9-14〕。

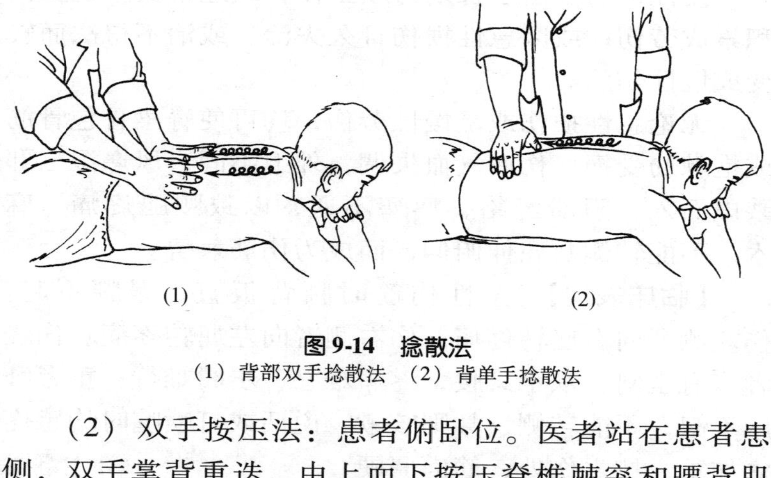

(1)　(2)

图9-14　捻散法

（1）背部双手捻散法　（2）背单手捻散法

（2）双手按压法：患者俯卧位。医者站在患者患侧，双手掌背重迭，由上而下按压脊椎棘突和腰背肌肉，动作要稳重缓和，操作3～5次，使其软组织放松〔图9-15〕。

（3）指针点穴法：多以一手数穴为法，循经取之，常用穴位如下表（表9-1）和图所示〔图9-16〕。

（4）摇晃屈戳法：患者侧卧床边，伤侧在上。一助手蹲在患者背后，一手扶在腋下，另一手掌按在伤处。

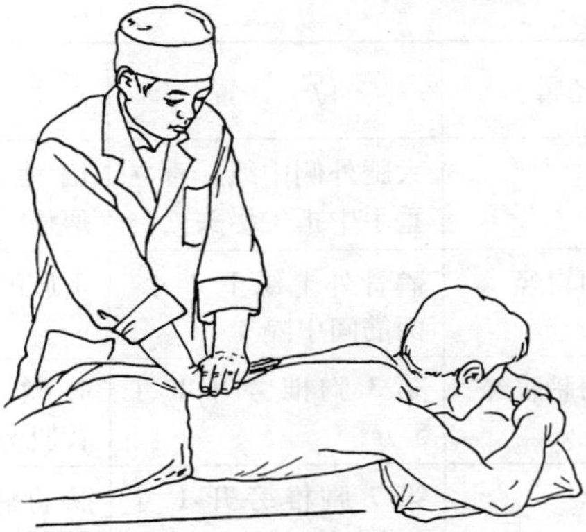

图9-15 双手按压法

表9-1 指针点穴法常用穴位

穴名	经属	位　置	主　治
髀关	足阳明胃经	腹股沟横纹中	腰腿疼,下肢麻木痿软,筋挛急,屈伸不利
伏兔	同上	髌骨上缘6寸	膝痛冷麻，下肢痿软
膝眼	同上	膝盖下凹处	下肢痹痛，膝关节酸楚，活动不利
足三里	同上	外膝眼下3寸，胫骨旁开1寸	腹痛、腹泻、下肢冷麻
阴陵泉	足太阴脾经	膝内侧胫骨内髁下缘凹陷中	失眠，小便不利，下肢酸痛
三阴交	足太阴脾经	内踝上3寸，胫骨后缘	失眠，遗尿，小便不利
悬钟	足少阳胆经	外踝尖上3寸，腓骨后缘	头痛，项背强，下肢酸痛
环跳	足少阳胆经	股骨大粗隆后下方，肌肉凹陷中	腰腿疼痛，偏瘫

续表

穴名	经属	位　　置	主　　治
风市	同上	大腿外侧中线，直立垂手中指尖尽头处	偏瘫，下肢痿软，痹痛
梁丘	足阳明胃经	髌骨外上缘上2寸，两筋间中隔	下肢酸麻，冷痛
肺俞	足太阳膀胱经	第3胸椎旁开1寸5分	咳嗽、气喘、胸闷、背肌劳损
肝俞	同上	第7胸椎旁开1寸5分	胁肋痛、背痛、双目模糊
三焦俞	同上	第1～2腰椎之间旁开1寸5分	腰背强痛、肠鸣、腹胀
大肠俞	同上	第4～5腰椎棘突间旁开1寸5分	腰腿痛、劳损、肠炎
八髎	同上	第1～4骶骨孔中	腰腿痛、泌尿生殖系疾患
秩边	同上	第4骶椎旁开3寸	腰臀痛、下肢痿痹、便秘
承扶	同上	臀横纹中点	下肢痿痹、腰背痛
殷门	同上	承扶穴下6寸	腰背痛、膝关节屈伸不利
委中	同上	腘窝中央两大筋中间	腰背痛、膝关节屈伸不利
承山	同上	小腿后腓肠肌人字纹处	腰腿痛、肌挛急
昆仑	同上	外踝后缘与跟腱内侧之间凹陷处	颈项强，腰背痛，踝痛
太溪	足少阴肾经	内踝尖与跟腱之间凹陷处	失眠，遗精，阳痿，妇女病

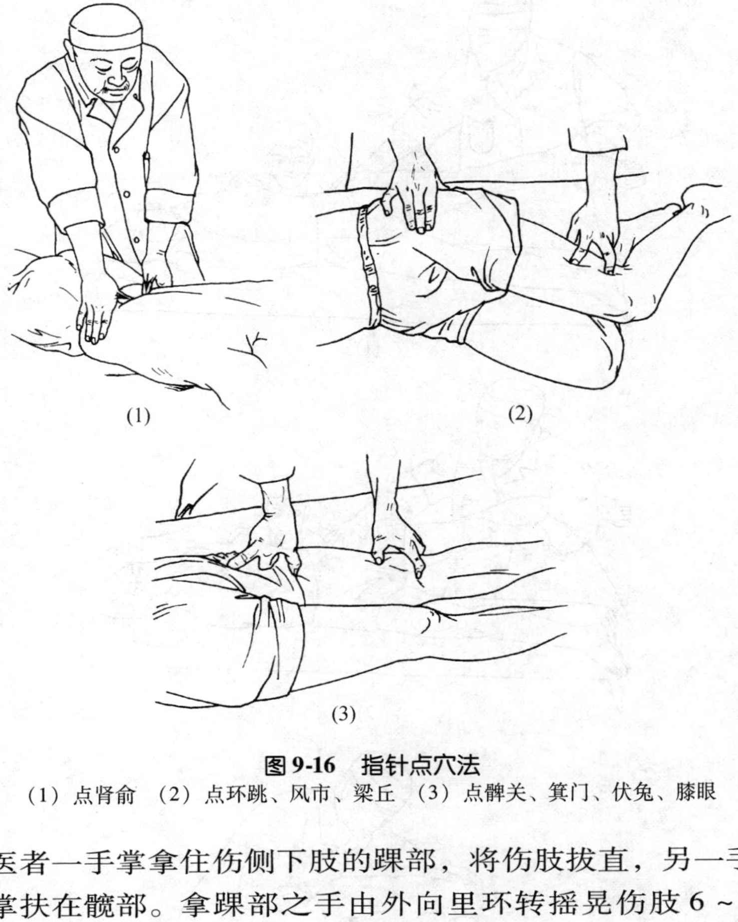

图 9-16　指针点穴法

（1）点肾俞　（2）点环跳、风市、梁丘　（3）点髀关、箕门、伏兔、膝眼

医者一手掌拿住伤侧下肢的踝部，将伤肢拔直，另一手掌扶在髋部。拿踝部之手由外向里环转摇晃伤肢 6～7 次〔图 9-17（1）〕。

医者将伤侧下肢小腿挟在腋下进行拔伸〔图 9-17（2）〕，然后将伤肢屈曲，使膝关节靠近胸部，足跟接近臀部，同时扶髋部之手改按在伤处助手之手背上，进行戳按〔图 9-17（3）〕。最后将伤肢伸直。

（5）搬提戳按法：患者俯卧位，两下肢自然伸直，

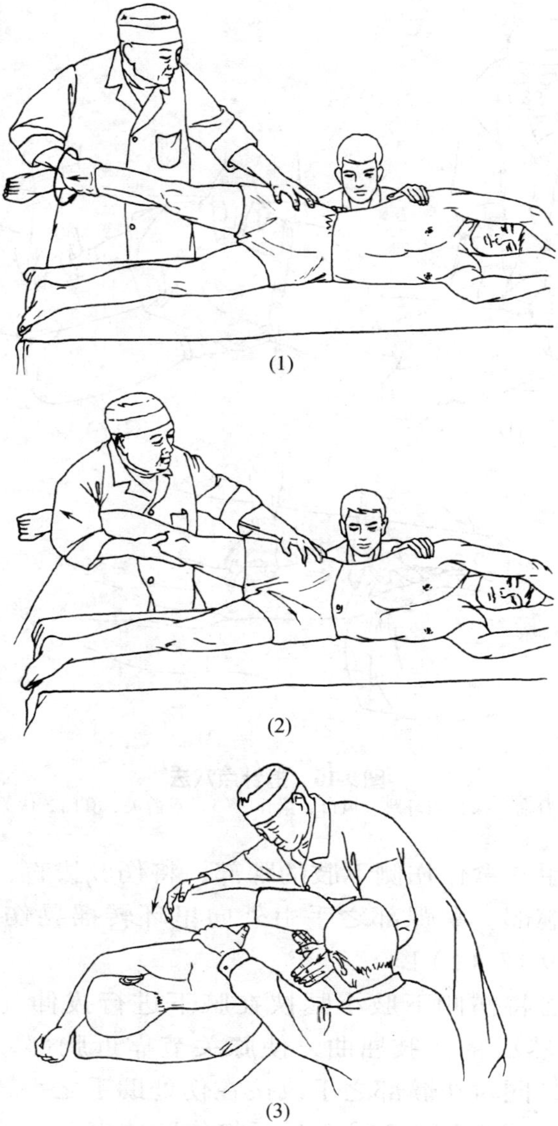

(1)

(2)

(3)

图 9-17　摇晃屈戳法

（1）摇晃　（2）拔伸　（3）屈戳

两手放在胸侧壁或放在头前方。医者站在健侧，用一手掌按住腰部痛处，一手依次向背侧搬提患者的两肩及两下肢，搬提的同时，按腰部之手掌用力向下戳按〔图9-18〕。

（6）摇晃戳按法：患者俯卧位。医者一手掌按住

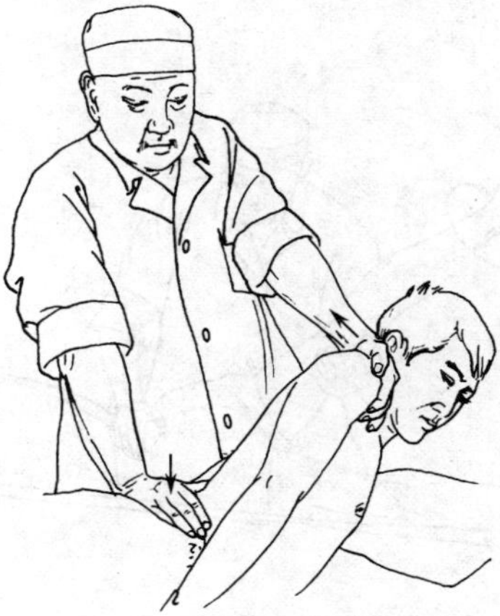

(1)

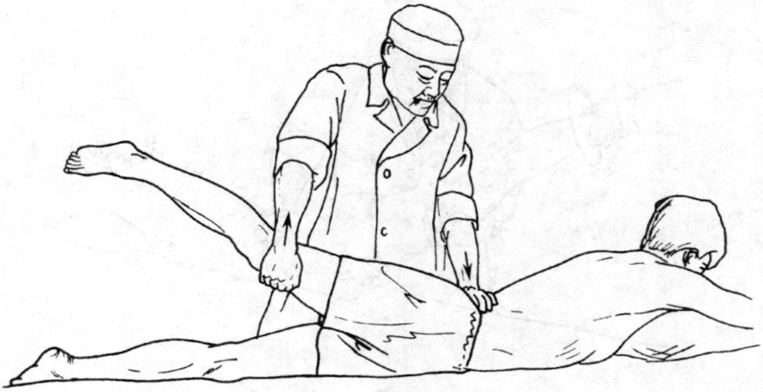

(2)

图 9-18 搬提戳按法
（1）搬提肩部戳按 （2）搬提下肢戳按

腰痛处，另一手抱住患者下肢向上托起，环转摇晃6～7次，再向斜上方拔直，同时按腰部之手掌用力向下戳按〔图9-19（1）〕。助手握住患者双足踝部，并将下肢提起。医者用一手掌按住腰部痛处，另一手前臂抱住两下肢，与助手协同用力，将下肢环转摇晃6～7次。然后再用力向斜上方拔伸，同时按腰部之手掌用力向下戳按〔图9-19（2）〕。

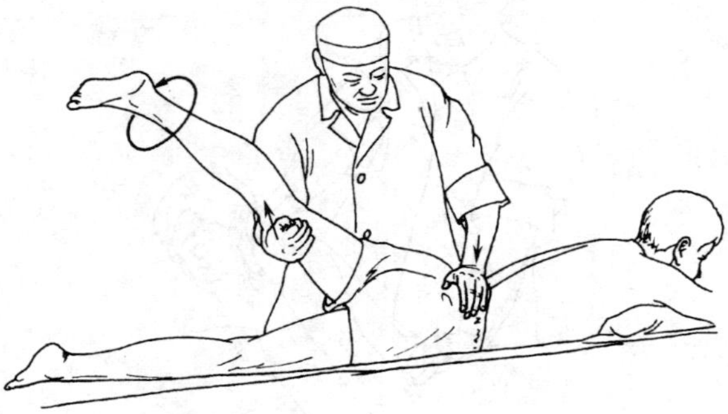

(1)

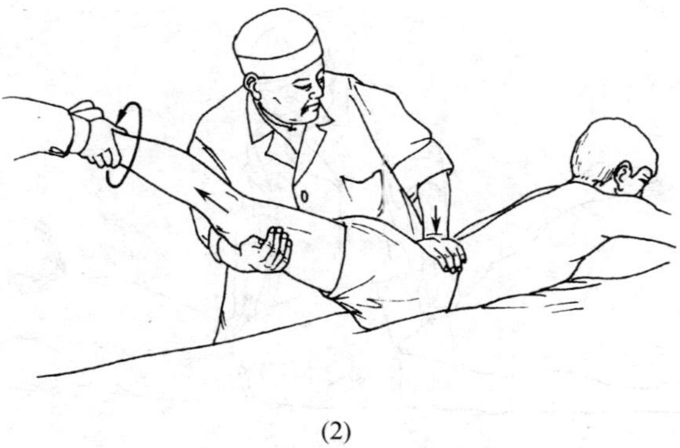

(2)

图9-19　摇晃戳按法
（1）单腿　（2）双腿

（7）抖腰法：患者俯卧位。助手用布巾由患者背部兜住患者两腋。医者握住患者双踝部，与助手协同用力拔直的同时，将臀部抖起，离床面2～3寸高〔图9-20（1）〕。然后将双膝屈曲，助手与医者分别推患者的双肩及两小腿〔图9-20（2）〕。

（8）推搬法：患者侧卧。医者站在患者背后，一手搬住患者肩部，另一手推住臀部，向相反方向进行搬

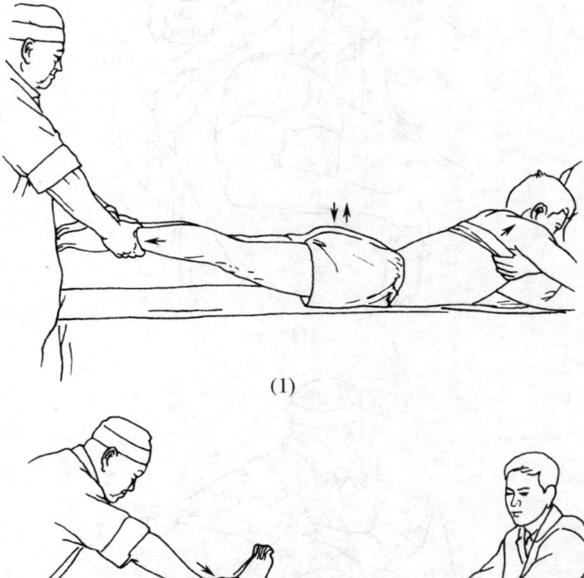

(1)

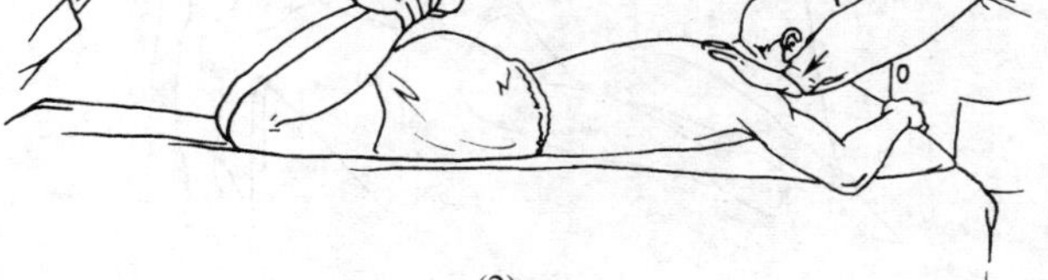

(2)

图9-20　抖腰法

（1）抖腰　（2）屈膝

推，使腰部做扭转活动〔图 9-21（1）〕。再推住肩部，搬臀部，同样作相反方向的搬推〔图 9-21（2）〕。

（9）提拉戳按法：患者侧卧。助手固定患者上身，

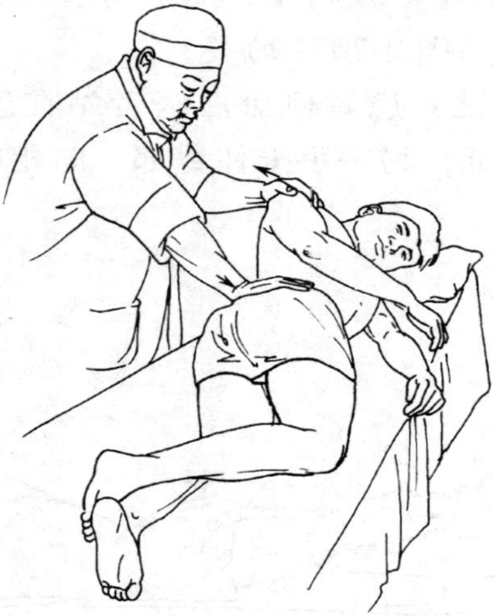

(1)

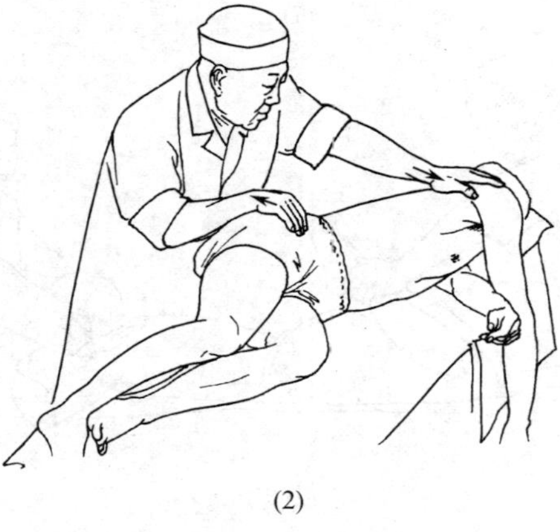

(2)

图 9-21 推搬法

（1）推臀搬肩 （2）推肩搬臀

勿使摇动。医者一手握住患者踝部，向后提拉，另一手按住腰部痛处，向前戳按〔图9-22〕。

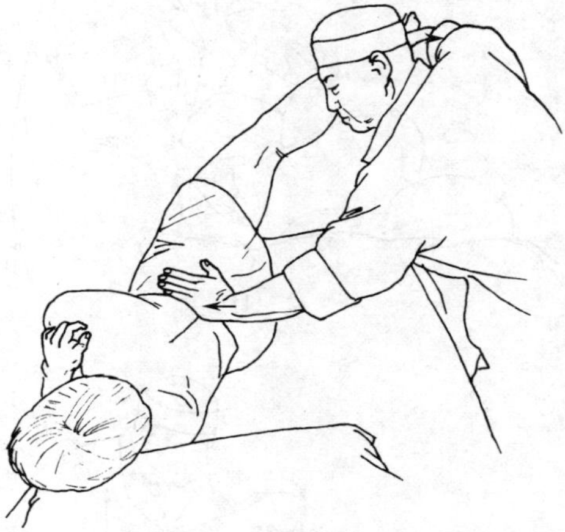

图9-22　提拉戳按法（图内助手未画）

（10）屈膝摇晃戳按法：患者侧卧。助手固定患者上身，勿使摇动。医者用一前臂抱住下肢，使患者髋、膝关节屈曲，并环转摇晃、屈伸6～7次〔图9-23(1)〕。再尽量使髋、膝关节屈曲，使膝靠近其胸部，另一手掌按在腰部疼痛处，用力戳按〔图9-23（2)〕。然后将腿拔直。

（11）仰卧屈膝屈髋晃腰法：患者仰卧。助手按住双肩。嘱患者屈膝屈髋。医者用一手按在患者双膝上，另一手按在双小腿上，使其做环转动作左右各6～7次。医者用力向前下方按压患者小腿，使膝靠近胸部〔图9-24（1)〕。然后，置小腿上的前臂改置于小腿下方，两手靠近抱住小腿，用力将双下肢向前上方拔直〔图9-24（2)〕。

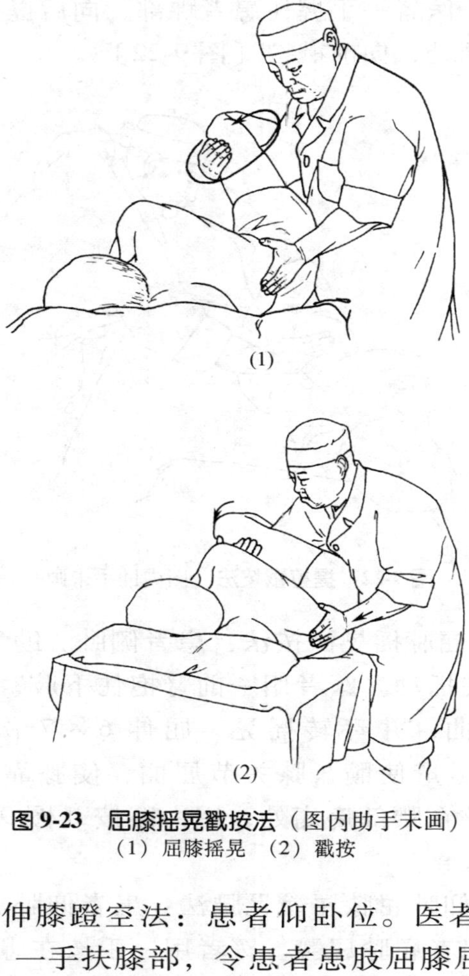

图9-23 屈膝摇晃戳按法（图内助手未画）
（1）屈膝摇晃 （2）戳按

（12）伸膝蹬空法：患者仰卧位。医者一手握住伤侧踝部，一手扶膝部，令患者患肢屈膝屈髋后，行髋关节摇晃6~7次〔图9-25（1）〕。扶踝部之手改放在膝及小腿后方，扶膝之手保护膝部〔图9-25（2）〕，然后作较迅速的提拔蹬空的被动伸膝动作〔图9-25（3）〕。抬腿幅度由小至大，以患者能忍受疼痛为限。

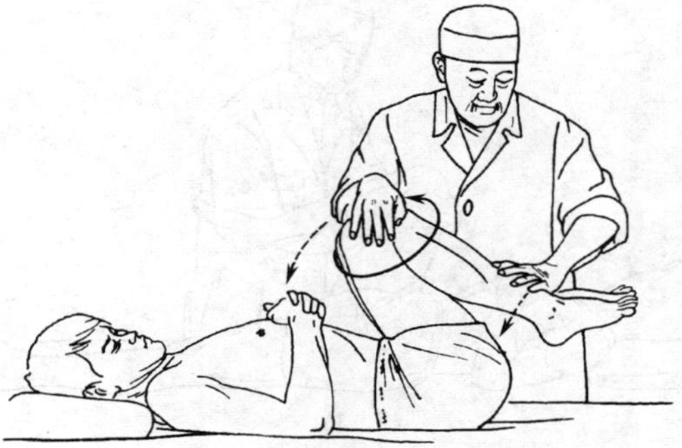

(1)

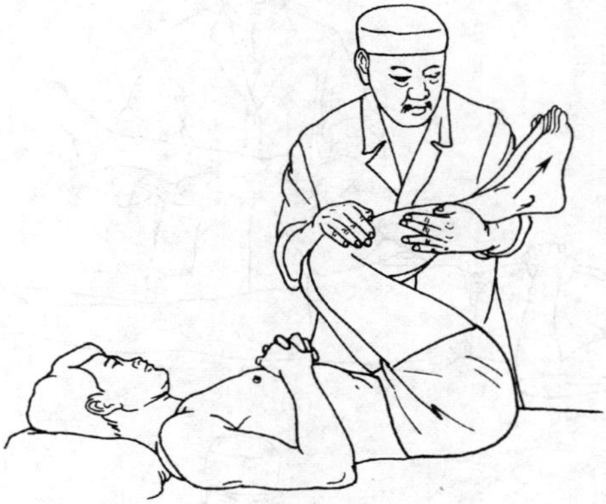

(2)

图 9-24　仰卧屈膝晃腰法（图内助手未画）
（1）屈膝晃腰　（2）将双下肢拔直

（13）摇晃提端法：患者坐凳上。助手蹲在患者前方，用双手按住两腹股沟部。医者站在患者背后，两臂从患者两腋下穿过，两手靠拢抱住躯干，并用膝部抵住患者腰部（如右侧扭伤即用右膝）。施术时，先环转摇晃患者躯干〔图 9-26（1）〕6 ~ 7 次后，再向后上方将患者提起，并向斜后方倾斜，使腰部做扭屈动作。先向

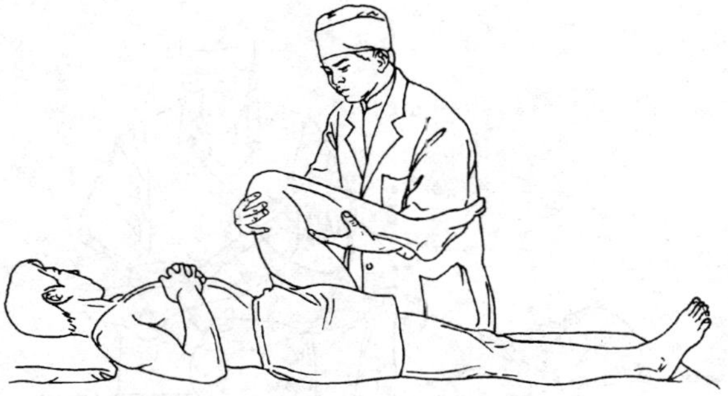

(1)

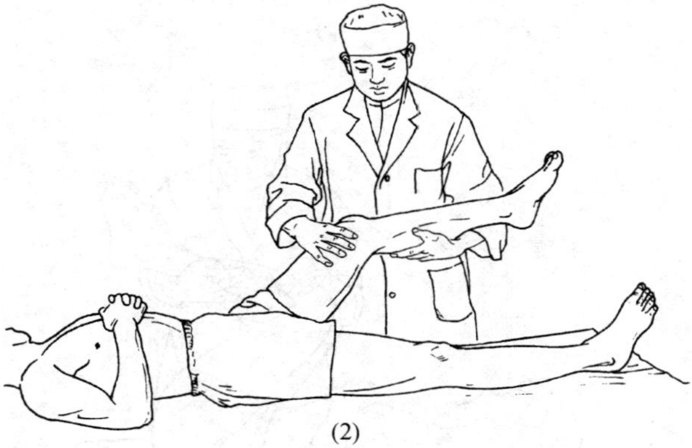

(2)

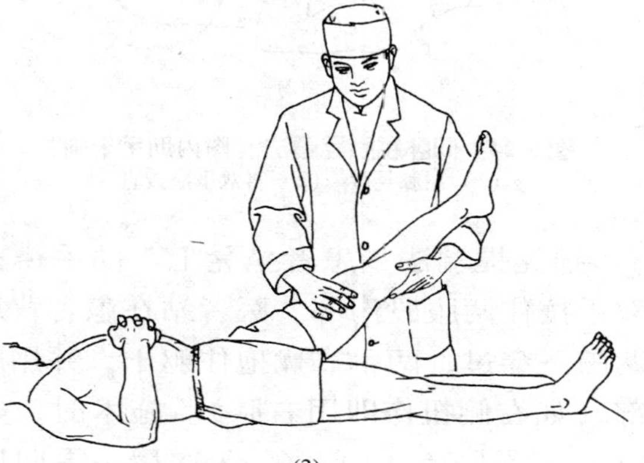

(3)

图 9-25 伸膝蹬空法

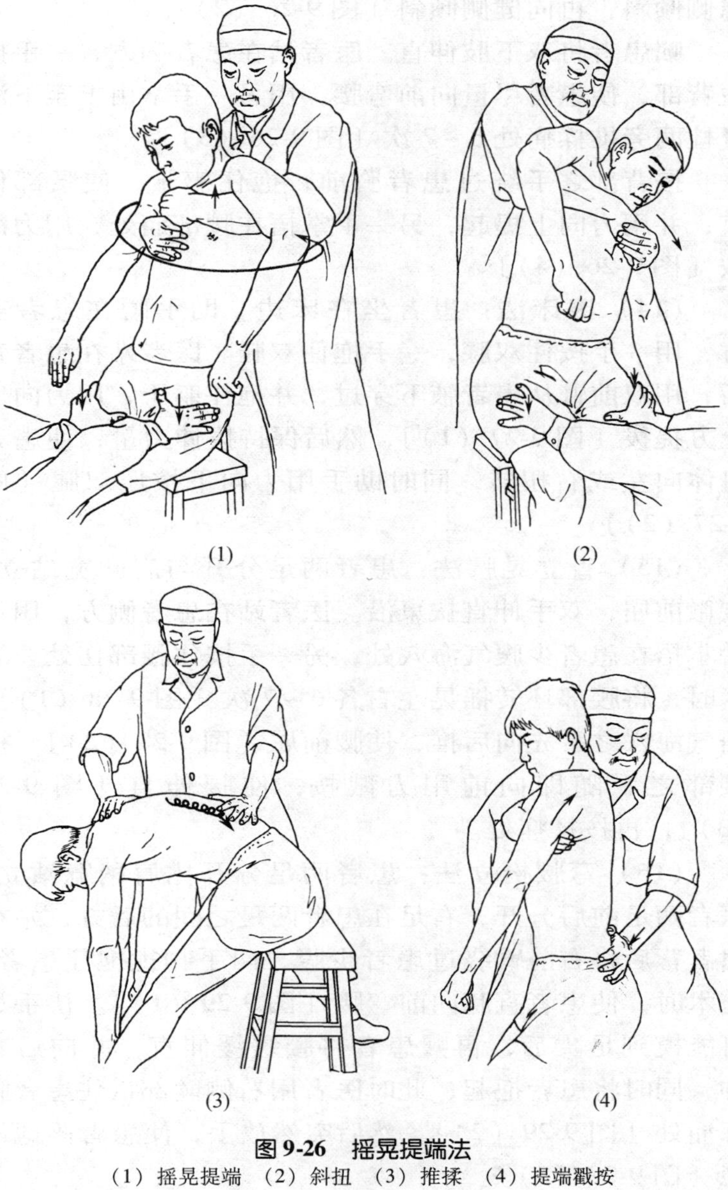

图 9-26　摇晃提端法

（1）摇晃提端　（2）斜扭　（3）推揉　（4）提端戳按

患侧倾斜，再向健侧倾斜〔图9-26（2）〕。

嘱患者将双下肢伸直。医者站在患者侧方，一手按住背部，使患者尽量向前弯腰，用另一手掌由上至下沿脊柱两旁推揉痛处6~7次〔图9-26（3）〕。

按背部之手绕过患者胸前，抱住躯干，使腰部伸直，并用力向上提起，另一手掌捂在腰部痛处，用力戳按〔图9-26（4）〕。

（14）滚床法：患者坐在床边。助手蹲在患者前方，用一手按住双膝，一手抱住双腿。医者站在患者背后，用双前臂从患者腋下穿过，并抱住躯干，用力向后上方提拔〔图9-27（1）〕，然后保持拔伸力量，使患者身体向左或右扭转，同时助手用力向下按压双腿〔图9-27（2）〕。

（15）直立晃腰法：患者两足分开与肩同宽站立，腰微前屈，双手伸直扶桌沿。医者站在患者侧方，用一手掌捂在患者少腹气海穴处，另一手按住腰部伤处。施术时，将腰部环转摇晃左右各6~7次〔图9-28（1）〕；捂气海穴之手先向后推，使腰前屈〔图9-28（2）〕，按腰部之手随即向前用力戳按，使腰伸直〔图9-28（3）〕，再按揉痛处。

（16）弯腰挺立法：患者两足分开比肩稍宽站立。医者两足前后分开，右足在患者两足之间的后方，站在患者背后将右前臂绕过患者少腹，两手扣拢抱住患者。施术时，使患者直膝向前弯腰〔图9-29（1）〕。待手尽可能摸到足尖后，再嘱患者将腰缓缓伸直，并向后背伸，同时将患者抱起，此时医者用右侧髋部抵住患者腰部痛处〔图9-29（2）〕，然后突然放手，使患者落地站稳〔图9-29（3）〕。

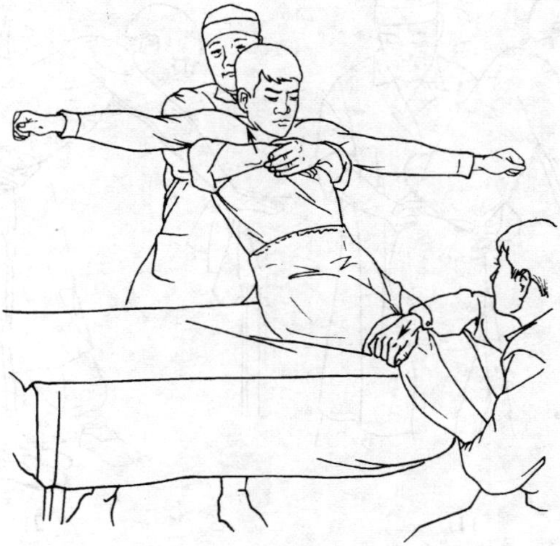

(1)

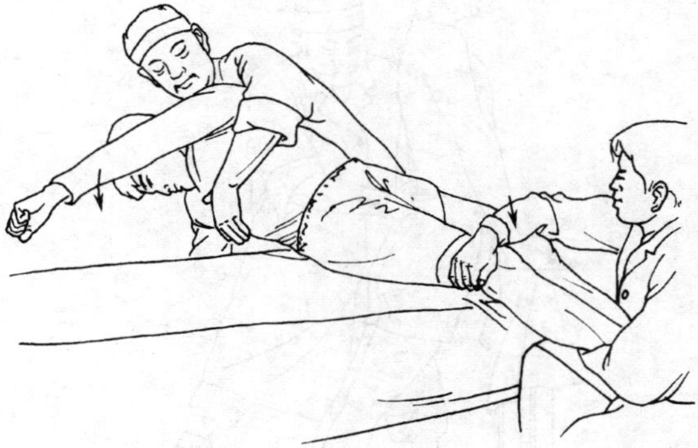

(2)

图 9-27　滚床法

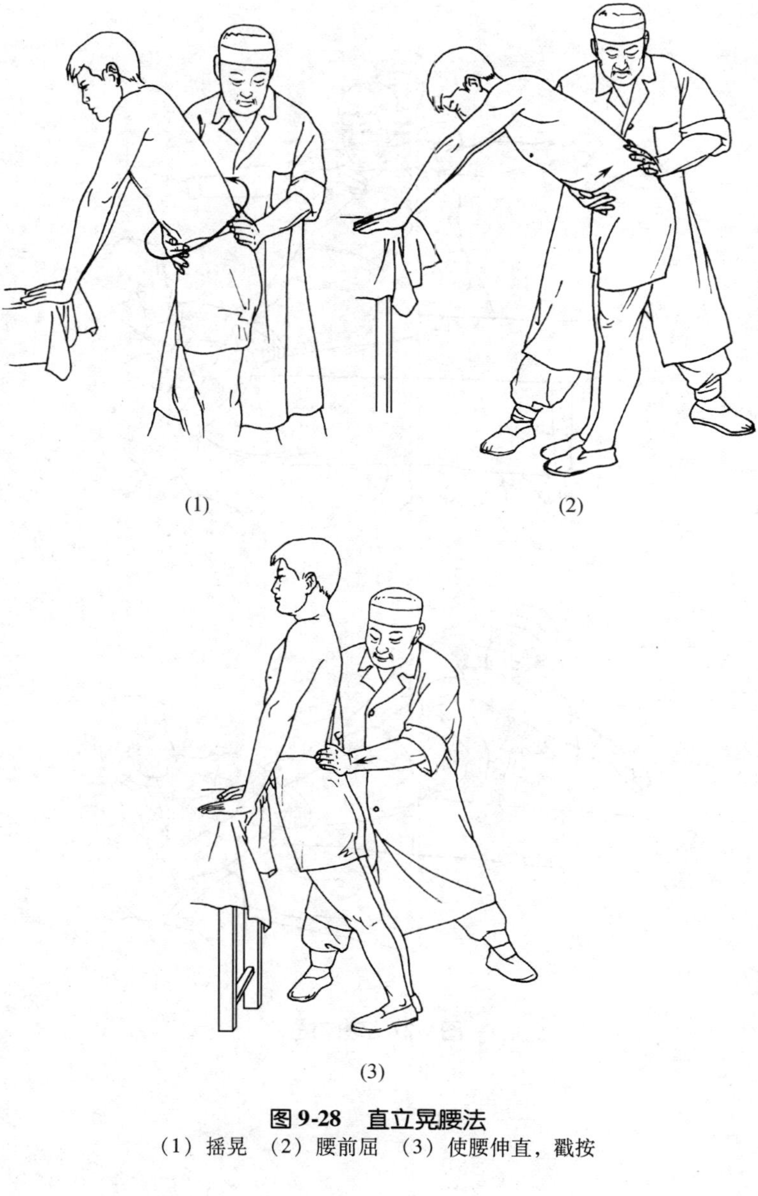

图 9-28　直立晃腰法

（1）摇晃　（2）腰前屈　（3）使腰伸直，戳按

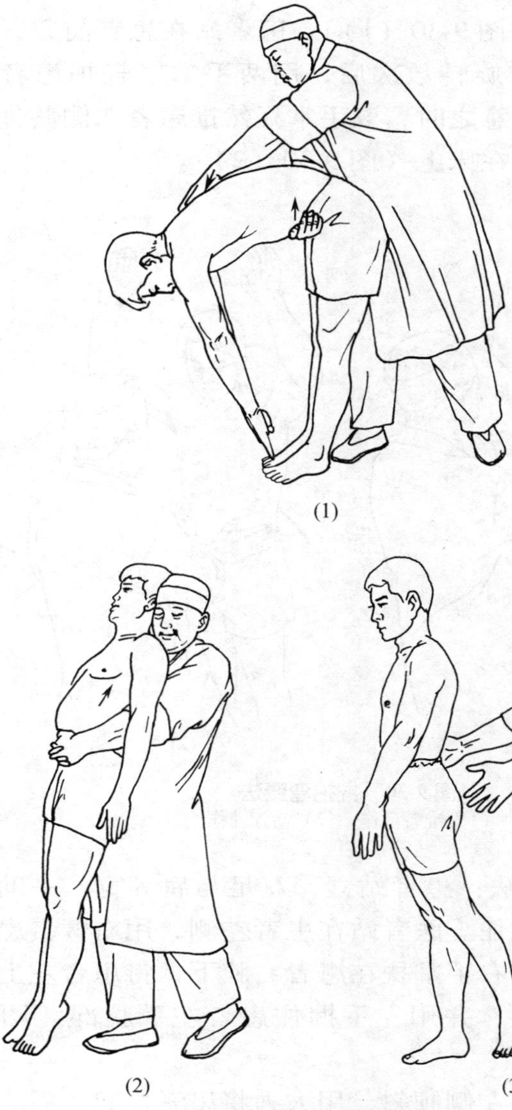

(1)

(2) (3)

图 9-29　弯腰挺立法

(1)弯腰　(2)腰向后伸,医者抱起患者　(3)突然放手,使患者双足同时落地站稳

(17) 推拍弯腰法：患者直立，双手高举站立在床边，面向医者〔图9-30 (1)〕。医者站在患者前方，扶患者两肩，左右旋转数次后，用两手掌轻轻拍患者胸部，在患者不注意之时，双手掌猛然推患者双侧髂骨前部，使患者跌坐在床上（图9-30 (2)〕。

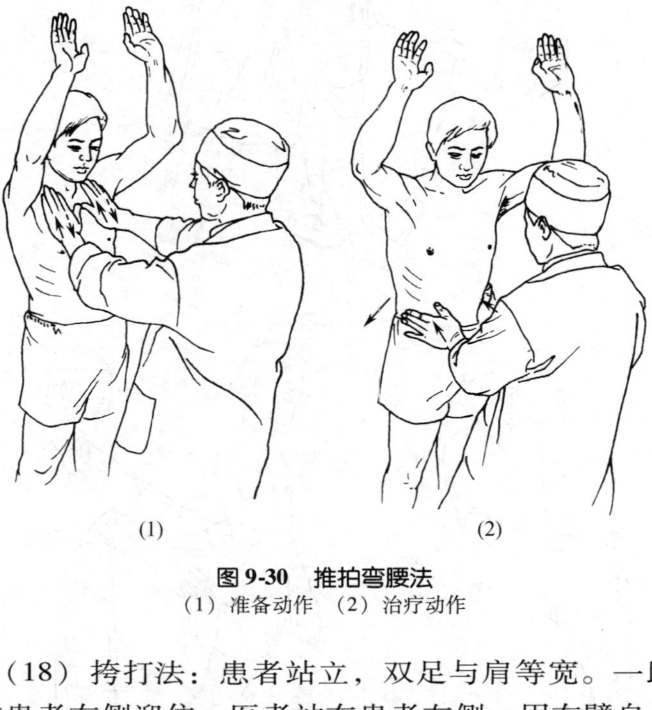

(1)　　(2)

图9-30　推拍弯腰法
(1) 准备动作　(2) 治疗动作

(18) 挎打法：患者站立，双足与肩等宽。一助手站在患者右侧迎住。医者站在患者左侧，用右臂自患者背后抱住患者，右手掌扶在患者右腋下，将患者左上肢搭在医者肩背上，并用左手握住患者左手腕部〔图9-31 (1)〕。

医者身体向左侧倾斜，用大力将患者提起，后突然把患者向上抛起〔图9-31 (2)〕。

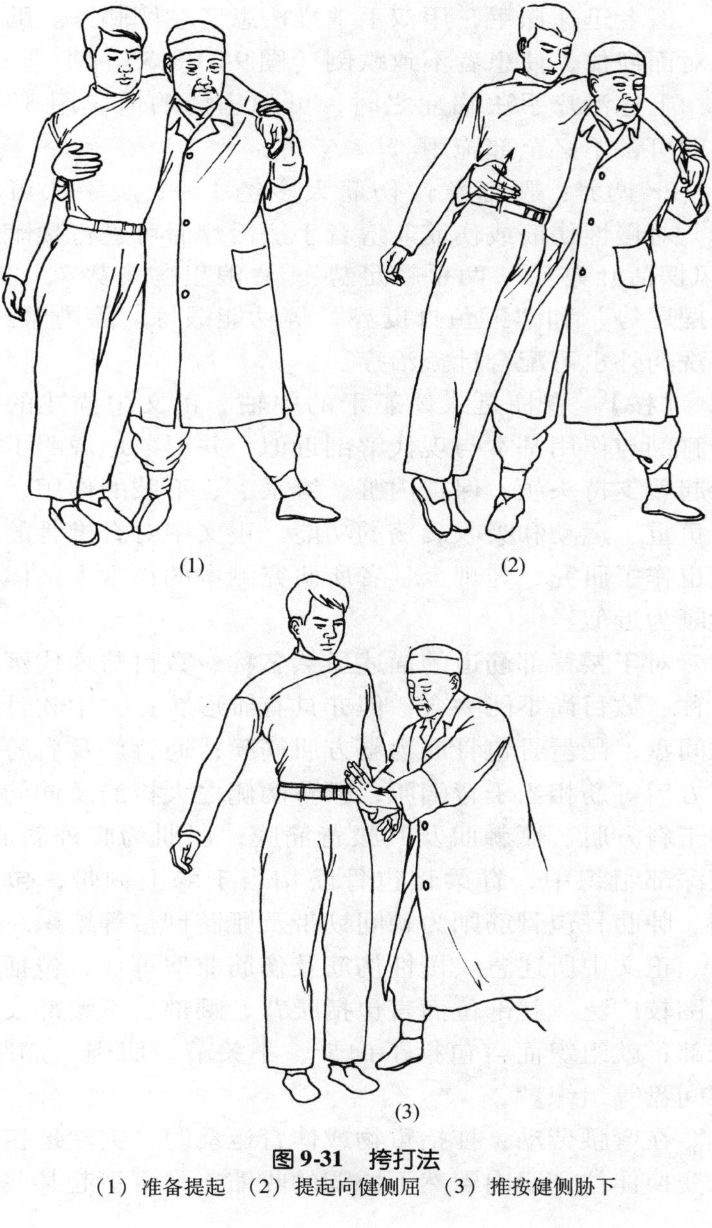

图 9-31　挎打法
（1）准备提起　（2）提起向健侧屈　（3）推按健侧胁下

医者迅速撤手，用双手掌推按患者左侧胁下。助手在对面迎住，使患者不致跌倒〔图9-31（3）〕。

上述治疗手法临症之时，可随病情酌情应用3～5法即可，不必全部施用。

2. 调养：腰部急性伤筋大多经1～2次手法可治愈，对慢性伤筋或伤筋兼痹者手法治疗后可进行腰髋部“风摆荷叶势”、“两手攀足势”、“浪里荡舟势”、“摇头摆尾势”和“鲤鱼打挺势”等功能锻炼。除内服药、腾洗药外也可配合针灸治疗。

【按】 脊柱是人体躯干的中轴。正文中描述的躯干解剖与作用基本与现代解剖近似，并形象地说明了躯干起着支持头颅、保护内脏、维系上、下肢的作用，并有负重、运动和吸收震荡的功能。正文中对脊椎骨的厚度也作了研究，与现今学者所研究测量的正常人椎体厚度颇为近似。

对于腰背部筋道的描述虽然名称、数目与现代医学名称、数目尚不能吻合，但亦具有雏形。正文中软骨指椎间盘；琵琶骨包骨筋为斜方肌筋膜；通背筋及肩膀后下方后等筋相当于背阔肌；腰背两侧之大板筋及伸筋相当于斜方肌、骶棘肌及其腰背筋膜；屈肌为腹外斜肌。其深部组织中，脊梁骨包骨筋相当于棘上韧带；包棘筋、胂肋骨包骨筋则为棘间韧带及骶髂韧带等组织。

正文中所述急、慢性伤筋及伤筋兼痹等症，包括的范围较广泛。就部位而言包括腰背、腰部、下腰部及腰骶部；就组织而言包括了韧带、小关节、肌肉、筋膜、椎间盘等组织。

在弯腰劳动、扛抬重物或体育运动时，突然地扭转或变换体位，肌肉骤然不协调的收缩，常可引起某些韧带的部分纤维断裂或牵拉伤。例如当人体弯腰时棘上韧带与棘间韧带紧张，在外力作用下超过被牵伸的弹性范围，这种损伤往往出现在抬举重物时，腰肌突然用不上力，瞬间失去平衡状态而使腰椎突然屈曲所致。临床症状以弯腰时疼痛加重，棘突或棘突间压痛明显。日久失治或治不得法，或腰部反复过度前屈、后伸的运动使韧带组织牵拉或挤伤而变成慢性损伤。临床上产生慢性腰腿疼，腰部肌肉痉挛，活动受限。

在急性损伤中，腰部小关节韧带亦常可损伤；长时间的弯腰劳动，也可致小关节周围的软组织劳损，形成慢性腰痛。另一种情况则发生在暴力下使关节囊、滑膜与关节周围韧带扭伤、撕裂或嵌顿，这种损伤部位常见于骶髂关节、腰骶关节及脊柱椎间关节。损伤后受累部位压痛，腰部过伸或骨盆扭转时疼痛加重，腰前凸变直，两侧腰肌痉挛而形成平腰状态，直立时腰拔直，躯干前倾，患者多用双手扶其腰部支撑。

人的日常生活和劳动都离不开腰部的活动，且腰部又是躯干运动中幅度较大的部位，其深、浅组织所承受张力较大，因此腰肌损伤在临床多见。急性腰肌损伤往往由于突然扭转或负重而引起腰背筋膜、骶棘肌等软组织扭伤、牵拉伤或组织部分的撕裂伤，可伤及单侧或双侧。损伤后伤部疼痛、僵板，并且可在髂后上棘、骶骨背侧面及腰椎横突处出现压痛，腰部活动范围受限。慢性腰肌损伤则由于急性期未能及时治疗或治疗不当，而使撕裂出血之组织不能很快修复，血肿机化，引起组织间粘连而残留慢性腰痛。

正文中所述的急性或慢性伤筋使脊梁骨深部包骨筋或抱棘筋受累,伤后由于气血运行失调,外卫不固而感受风、寒、湿三邪侵袭，造成经络阻塞而致腰腿痛，尤以下肢串疼、串麻为临床常见腰腿痛病症之一。多发生于青、壮年，尤以体力劳动者较多。本症系由于腰椎间盘发生退行性变，以后纤维环部分或全部破坏。连同髓核一并向外膨出所致。发生部位多在腰椎4～5之间及腰5～骶1之间。突出方向为向左或向右侧突出较为常见，但亦有向后方突出者。其突出物突破后纵韧带而压迫邻近的神经根或将神经根顶起和挤开，产生神经压迫或刺激症状。受压神经充血、肿胀，有时和突出物粘连在一起而发生腰腿痛及坐骨神经痛。椎间盘突出的病理变化一般公认为三种类型，即幼弱型、成熟型和移行型。在这三种类型中，经保守治疗尤其是经手法治疗后，治愈或好转者大部分为幼弱型和移行型，而成熟型者手法治疗效果均不理想。故在手法治疗选择适应证时需加以注意。

手法治疗急、慢性腰部伤筋适应证的选择可参考下表（表9-2）：

表9-2　手法治疗急、慢性腰部伤筋适应证

手法名称	作　用	主　治
捻散法	舒筋通络，解除肌肉痉挛，促进血液循环	急、慢性腰肌扭挫伤
双掌按压法	解除肌肉痉挛，颤动脊柱关节突关节，改善关节与周围组织平衡关系	脊柱韧带及小关节突关节扭挫伤、滑膜嵌顿及急、慢性损伤
点穴法	疏通经络，活其气血，改善血液循环，消炎止痛	急、慢性腰痛，椎间盘突出症
侧卧摇晃屈戳法	调解下腰椎间关节、腰骶关节及软组织之间的平衡关系	腰椎间关节扭伤，骶髂、腰骶关节扭挫伤及半脱位（微细移位）

续表

手法名称	作用	主治
搬提戳按法 摇晃戳按法 抖腰法 推搬法 提拉戳按法	使脊柱旋转、牵开，以改善椎间关节、韧带的内在平衡关系，与周围肌肉的外在平衡关系，使两者互相协调一致	脊柱小关节突关节紊乱症椎间盘突出症，急慢性腰背肌筋膜及肌肉的扭挫伤
屈膝摇晃戳按法	舒通腰部及腰骶、髂腰部肌肉，滑利关节，促进血液循环	急、慢性腰部、骶髂、腰骶关节扭挫伤
仰卧屈膝晃腰法	舒通腰背肌、筋膜及腰肌，使腰椎间关节与骨盆伸屈、旋转，牵拉棘上及棘间韧带，改善生理弧度	腰背肌筋膜、肌肉及韧带扭伤，腰前屈受限者
伸膝蹬空法	动伸屈髋、膝关节，使大腿屈肌群受牵伸，以解除肌肉痉挛，促进血液循环	腰椎间盘突出症腰腿痛
摇晃提端法	牵拉脊柱小关节，伸展韧带及腰背肌及筋膜	急、慢性扭挫伤,坐立困难者,腰部后伸受限者
滚床法	牵引椎间关节，旋转脊柱矫正非固定性脊柱侧弯畸形	因椎间关节平衡紊乱所致的脊柱非固定性侧弯畸形
直立晃腰法	被动活动腰椎间关节，舒通肌肉及棘间韧带	急、慢性扭挫伤，腰椎间盘脱出症前屈、后伸受限者
弯腰挺立法	舒通腰背肌肉、筋膜，用自身牵引力牵拉脊椎间韧带及小关节	腰部软组织损伤后前屈受限者，腰骶关节扭伤
推拍弯腰法	牵伸腰背肌及筋膜，使腰部突然前屈	损伤后前屈受限者
跨打法	牵拉椎间组织及一侧腰肌、腹斜肌筋膜，使腰侧屈	损伤后侧屈受限者

第七节　交骨自开（耻骨联合分离）

交骨（耻骨）者，男为下横骨，女为交骨，位于胛肋骨之前方。本为两骨合缝，有血糟粘之。

【病因】 妇女怀孕7~8个月胎儿入骨盆时，或产后，可出现交骨自开。

老妇人如有后仰跌伤，两腿分开，臀部着地，亦有此症。

青壮年妇女，如有跌打、压砸，碰撞，可致交骨自开，常伴有骨折。

【临床表现】 遇有此症，患处疼痛，行走艰难，只能斜身行走。单腿不能站立，也不能抬起，上、下台阶其痛更甚，重者须扶杖而行。检查时，令患者仰卧床榻，患者双腿不能并拢，也不能伸直。医者用双手按压两环籑骨，交骨中间疼痛，按着一侧下肢，另一侧下肢不能抬起。用手指尖按压交骨中间，其处痛甚，其缝显宽，即为此症。

【治疗】

1. 手法：患者脱去长裤，坐在床边，身体微向后仰，其右手按在交骨处。一助手在背后扶其后背；另一助手站在患者前方，面向患者，两手拿住患者双足踝部；医者坐在患者左侧，以左髋部迎住患者的左髋部，用右手按在患者右髋部，左手握住患者左手腕〔图9-32（1）〕。

患者前方之助手，使患者双腿叉开、屈曲，两足跟靠近臀部，听医者指挥。医者令助手将两腿向前拉直之时，医者左手拿患者左手拍打患者之右手，同时医者之右手拉按患者右髋部，使之向内合拢〔图9-32（2）（3）〕。

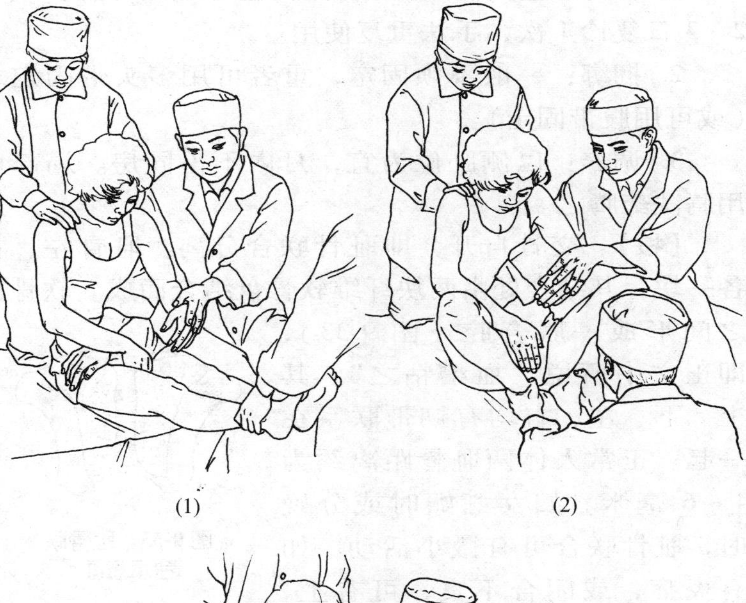

图 9-32　交骨自开的手法

（1）患者、助手、术者的位置 （2）预备姿势

（3）牵拉、拍打、归挤

本手法可重复使用2～3次，轻者1次可愈，重者2～3日复诊1次，手法重复使用。

2. 捆绑：一般不须固定，重者可用多头带固定之（或可用腹带固定）。

3. 调养：以侧卧位为宜，月内不得同房。局部可用腾洗药腾之。

【按】 交骨自开，即耻骨联合分离。耻骨左、右各一块，其结合处由两块纤维软骨盘结合而成。软骨盘之间形成一联合腔〔图 9-33〕，即正文中所说“血糟粘之”。其上、下、左、右均有韧带联系在一起。正常人体两耻骨距离约为4～6毫米。妇女妊娠时或分娩时，耻骨联合可有微小活动。如有炎症，或闭合不良，可有上、下微细错位。亦有因跌、碰、撞击等损伤而致本症者。X线片上可见联合处间隙增宽或对合不良，有炎症者耻骨联合处粗糙。

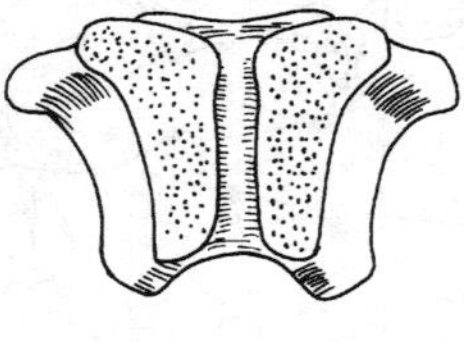

图 9-33 耻骨联合示意图

正文中之手法，对本症效果明显，尤其是对孕妇耻骨联合分离者，效果更著。

本手法是以医者左髋部迎住患者右髋部，而医者之左手扶着患者的左髋。用力拉时，可以产生向心的归挤力量。站在患者前方之助手将患者之腿外展外旋曲屈，再内收内旋伸直时，亦可产生一个向心力，将两个力巧妙地结合在一起，使耻骨联合分离复位。

如耻骨联合分离日久，或耻骨联合无菌性炎症，X线片显示耻骨联合部位粗糙者，除手法外，可配合强的松龙局部封闭，则效果更佳。

第八节　膀缝伤筋（肩部软组织损伤）

膀骱（肩关节）为上肢用力、动转之主骱。臑骨肩端处有暗硬骨1块，吞口筋1道，连带筋1道，膀腋前有前等筋、后有后等筋各1道，胳膊有伸、屈、力、通筋4道。诸筋上通琵琶骨，下通肘骱。膀骱又有3缝之说，即前缝、后缝、上缝，为最易受伤之处。

【病因】　如有抻、戳、闪、拧，或有掀挫，可伤膀缝。伤臂突然后背内拧，可伤前缝；伤臂高举过力，或有掀挫，可伤上缝；其后缝损伤，多由伤臂突然前伸抻、戳所致。

【临床表现】

1. 前缝：膀骱前方肿胀疼痛，伤臂前伸疼痛、无力，后背痛甚。检查时，伤处按之痛甚，伤臂前伸、高举及后背时活动受限，不能持物抬肩。闪挫日久，肿胀已消，伤处酸痛，筋粗僵硬。

2. 后缝：膀骱后方肿胀疼痛，伤臂前伸、后背时疼痛，活动受限，只能后背，不能前伸高举，不能托持重物。检查时，伤处按之痛甚，横伸、高举困难，甚者手不能摸到健肩。

3. 上缝：伤臂酸软，活动后可轻松一时，十数日后，肩部疼痛，只能前伸，横伸高举活动只有一半。伤膀动转不灵。检查时，膀骱肩峰骨（肩峰）下按之疼痛。甚者肿胀，伤臂横伸高举一半时痛甚，医者一手持其腕，稍用力拔伸，方可抬起。

以上3缝伤筋，若有迟日失治或治不得法，再受风寒侵袭，可成老膀缝。

【治疗】

1. 手法

（1）前缝伤筋：患者坐在凳上。助手用治疗巾兜住伤腋，略向健侧水平牵引。医者站在伤肩后外方，用一手拿住伤肩，拇指在肩后，余四指在肩前，并用中指按住前缝；另一手握住伤臂的腕部，将上肢拉平，环转摇晃上肢6～7次〔图9-34（1）〕。

拿肩之手垫在伤侧腋下，拇指竖起，贴在前缝处，向健侧用力撑之，握腕之手改拿前臂下端，两手同时用力，相对拔伸。

保持拔伸力量，使上肢下垂并屈肘，伤臂内收，使手触及健肩〔图9-34（2）（3）〕。

仍屈肘，将上肢托平，左、右摆动6～7次〔图9-34（4）〕。

手法同前，并保持屈肘，使伤臂后伸。医者用拿肩之手的拇指按住前缝，向后戳按，拿前臂下端之手将伤臂向斜前方拔直〔图9-34（5）（6）〕。

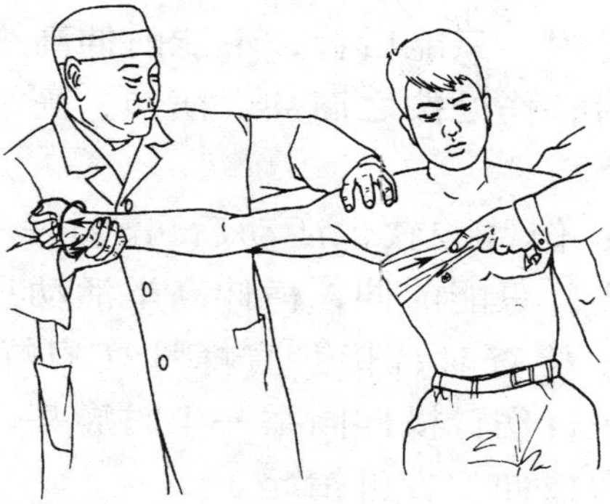

(1)

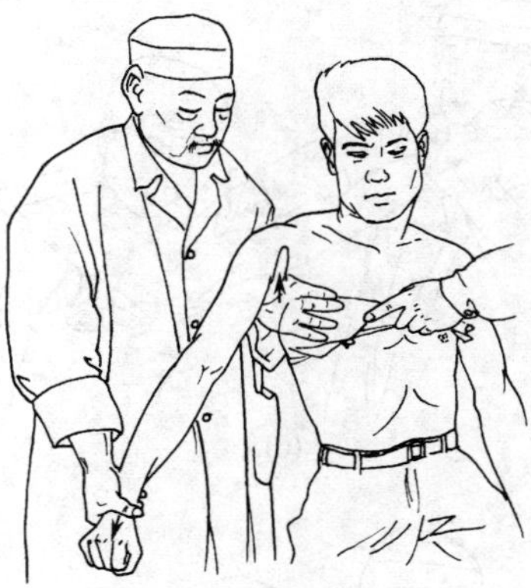

(2)

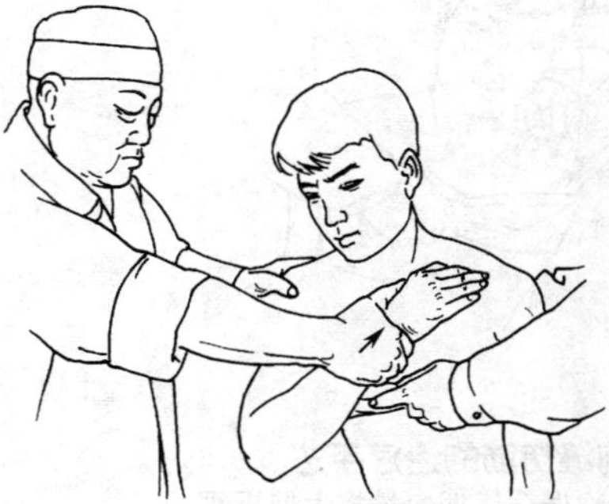

(3)

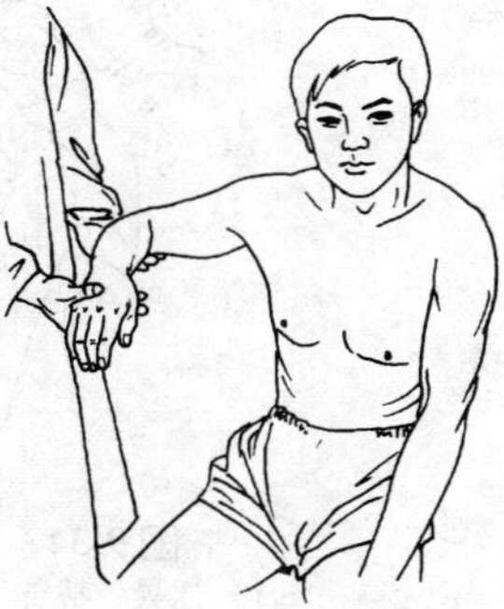

(4)

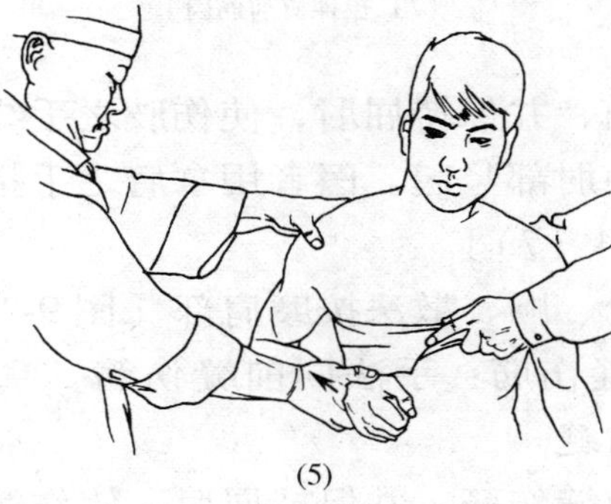

(5)

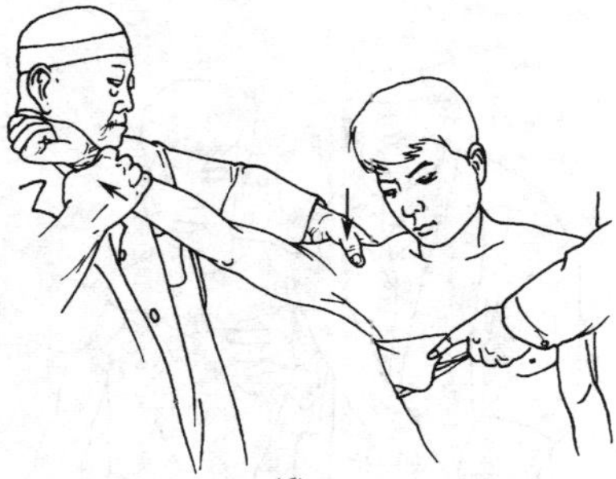

(6)

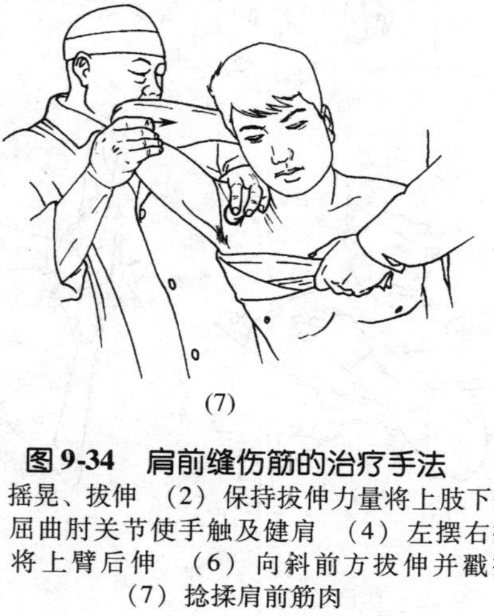

(7)

图 9-34　肩前缝伤筋的治疗手法

(1) 摇晃、拔伸　(2) 保持拔伸力量将上肢下垂
(3) 屈曲肘关节使手触及健肩　(4) 左摆右摆
(5) 将上臂后伸　(6) 向斜前方拔伸并戳按
(7) 捻揉肩前筋肉

手法同前，并保持屈肘，使伤肢之手绕过头顶，放在头后，并使肘部竖起。医者用拿肩之手指，揉捻肩部前方〔图 9-34 (7)〕。

用归、合、顺、散法按摩肩部〔图 9-35〕。

(2) 后缝伤筋：手法同前缝伤筋。拿肩之手的拇指顶住伤肩后缝。

手法同前缝伤筋，并保持屈肘，使伤臂之手绕过头

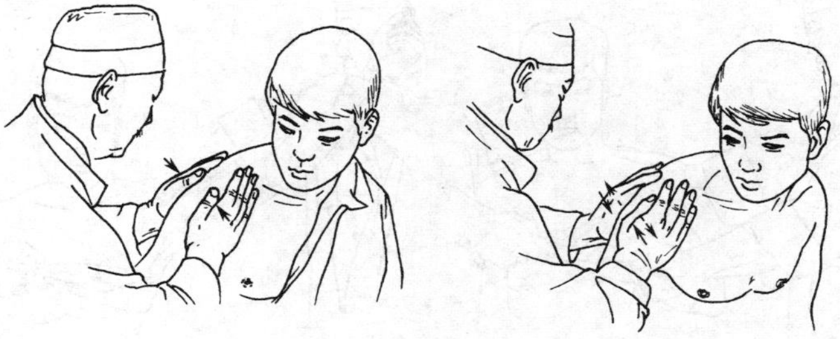

(1) (2)

图 9-35 归合顺散手法

顶，放在头后，并使肘部竖起，再将伤肢屈肘后伸，同时医者用拿肩之手的拇指用力向上顶托后缝。

将肘部竖起后，医者用拇指揉捻肩后部之筋肉。

用归、合、顺、散法按摩肩部诸筋。

（3）上缝伤筋：手法同前缝伤筋，拿肩之手用大鱼际压住上缝部位。

手法同前缝伤筋，并保持屈肘，使伤臂之手绕过头顶。医者拿前臂远端之手，将伤肢向斜前上方拔伸，同时拿肩之手的大鱼际，在伤肩上缝处向下戳按〔图 9-36（1)(2)〕。

将肘部竖起，医者用拇指揉捻肩部上方之筋肉〔图 9-36（3)〕。

用归、合、顺、散法按摩肩部。

2. 调养：每日用腾洗药，腾敷患处，肩部保暖。

【按】 膀缝伤筋，指肩部软组织损伤。正文中暗硬骨为岗上肌肌腱；吞口筋系指关节囊及关节盂缘；连带筋为肱二头肌肌腱及盂肱韧带；前等筋为胸大肌；后等筋为背阔肌；伸、屈、力、通筋指上臂伸、屈肌群及外展、外旋肌群。

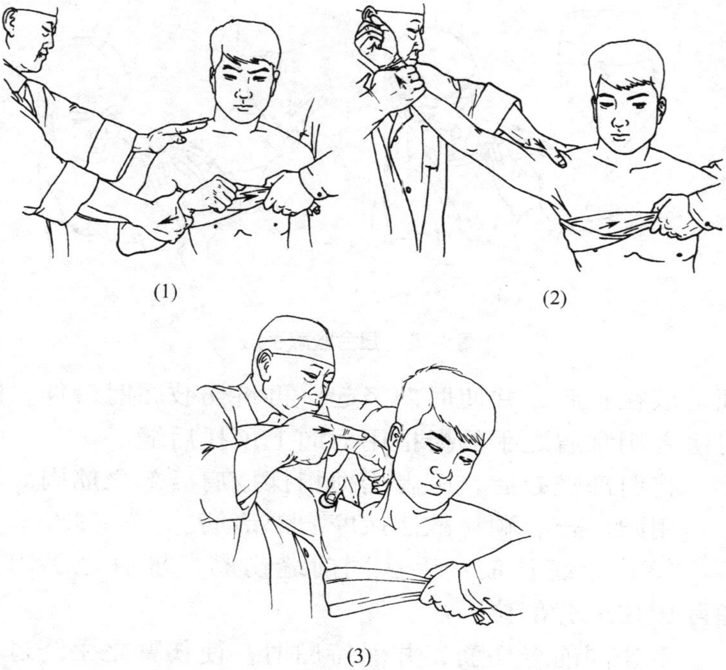

(1)　(2)　(3)

图 9-36　肩上缝伤筋的治疗手法

（1）上臂后伸　（2）向斜前上方拔伸　（3）捻揉肩上筋肉

肩部软组织损伤，刘老大夫习惯于用 3 个缝来代表：前缝伤筋是指肱二头肌长、短肌腱、三角肌前束的损伤及肌腱炎；后缝伤筋是指肱三头肌长腱、三角肌后束的损伤及肌腱炎；上缝伤筋则指岗上肌肌腱损伤、岗上肌肌腱炎、三角肌下滑囊炎而言。

1. 前缝伤筋：肱二头肌长、短肌腱及三角肌前束均位于肩关节前方。肱二头肌短头附着于肩胛骨喙突。当上臂过度外展、后伸可引起肱二头肌短头部位的牵拉损伤。肱二头肌长头腱走行于肱骨大、小结节间沟之纤维骨性管，并通过肩关节止于盂上粗隆。当肩关节过度外展、后伸，或屈肘时受阻，或由于肩部环转运动过度，其腱在纤维骨性管中反复磨擦，可使肱二头肌长头腱损伤。上述损伤，在早期因牵拉或磨擦，可使腱纤维部分撕裂、出血、炎性渗出，影响上肢外展、后伸、外旋、前臂屈曲等活动。日久机化，形成瘢痕，与周围组织粘连，成为慢性炎症。三角肌前束损伤，常见于当肩外展90°时，再过度外旋，受到牵拉；或在托举、投掷中受阻而致。临床表现为三角肌前缘压痛，肩外展、前屈抗阻疼痛。以上损伤即前缝伤筋。

另外，肱二头肌长头肌腱断裂，常发生于肱骨结节间沟的部位。该腱在沟中长期慢性磨损，或经常反复封闭，损伤了腱纤维，引起肌腱变性失去弹性，再因一次骤然收缩，或轻微用力屈肘而发生断裂。肌腱断裂后，症状多不明显，患者常述说屈肘无力，屈前臂抗阻时，可见患侧肱二头肌肌腹呈单峰膨隆（若断裂部位在肌腹，则为双峰膨隆畸形）。肱二头肌断裂后，不影响肩部运动，仅感伤肢无力。个别患者不能抬肩，应与肱二头肌腱损伤或肌腱炎鉴别。

2. 后缝伤筋：肩关节后部软组织损伤中，以肱三头肌长腱及三角肌后束损伤为常见。肱三头肌长腱抵止于肩胛盂下缘。当上臂过度前伸、内收或后伸受阻时，可使肱三头肌长头肌腱、三角肌后束及关节囊后部受到牵拉，而损伤。

3. 上缝伤筋：是指肩关节外侧及上方的软组织损伤。该部位的肌肉主要有岗上肌及三角肌中部纤维。其肩袖有4块肌肉（岗上肌、岗下肌、小圆肌、肩胛下肌）。这些肌肉的腱扁平与关节囊联在一起，附着于肱骨外科颈，有稳定肱骨头作用。肌腱与三角肌之间，有三角肌下滑囊（又称肩峰下滑囊），在运动中起着防止肌腱与肌肉磨擦的作用。当上臂骤然外展受阻，或肩部环转运动时，容易招致损伤。主要临床表现为三角肌下滑囊炎症状，局部疼痛，活动受限。肩外侧，相当于肩峰下锐痛。肩的外形，可因滑囊炎而膨隆，肩外展、前伸、后伸及内、外旋转抗阻疼痛，肩主动或被动外展60°～120°时疼痛（即疼痛弧）。用力牵拉上臂，超过外展120°时，疼痛减轻或消失。这一症状说明，疼痛的产生是肩袖或三角肌下滑囊与肩峰和肩锁韧带相互磨擦的结果。慢性磨损或失治、误治，可转为慢性炎症。岗上肌肌腱退行性变后，遇有外伤，可使肌腱断裂。断裂处多在大结节上1～1.5厘米处。伤后锐痛，疼痛弧典型，肱骨头转动时有磨擦音。肩部外展起动功能丧失，自主外展时，由于肩胛骨的代偿运动可出现高耸肩体征，应予鉴别。

正文中手法，对3个部位损伤的治疗效果满意。其中尤以新鲜损伤，效果更为显著。慢性炎症者，除手法治疗外，尚可配合局部封闭治疗。

第九节　老膀缝（肩关节周围炎）

【病因】　老膀缝又名漏肩风。膀骱伤筋日久，失治或误治，或有伤筋受凉夹气，气血凝滞，气郁不畅，聚在肩部，筋僵筋挛作痛，则成此症。

【临床表现】　遇有此症，膀骱僵硬，动转受限或失灵，不能前伸、横伸或高举。最初感觉肩部疼痛，尤以夜间为甚，疼痛不息，辗转不能入寐。如果失治，在

6～7 个月后，逐渐沉重，前伸不能直，后背不能去，横伸伤手不能过膀，甚至肘不离肋。

检查之时，外观无肿胀，亦无其他形迹，膀骱前、后、上缝处，按之痛甚。日久筋痿肉缩，穿衣困难，不能梳头。

【治疗】

1. 手法

（1）点穴开筋法：患者正坐凳上，医者站在患者后面，按顺序点以下穴位：肩井，患侧肩髃，前、后肩临，极泉、曲池、合谷、手三里、内关、外关、列缺〔参见图 9-7〕。

（2）捋筋法：医者站在患侧，一手托腕，一手从肩部开始，用捋筋法，从内侧向下捋到拇指末端，并依次捋虎口及其余四指。每指捋 2 次，共 12 次〔图 9-37〕。

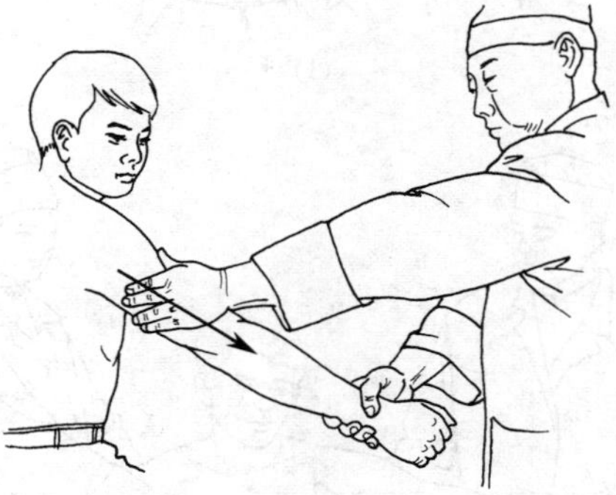

图 9-37　捋筋法

（3）摇拔屈转法：医者站在患者肩后外方。用一手拿住患肩，拇指在肩后，余四指在肩前，另一手握住伤臂腕部，在轻轻牵引下，摇晃上肢 6～7 次〔图 9-38

（1）〕。

拿肩之手改放到腋下，向健侧用力撑之，握腕之手，移至前臂远端，两手同时用力，相对拔伸，以伤臂外展最高位置为度〔图9-38（2）〕。

保持拔伸力量，使上肢下垂并屈肘，患手触健肩〔图9-38（3）〕。

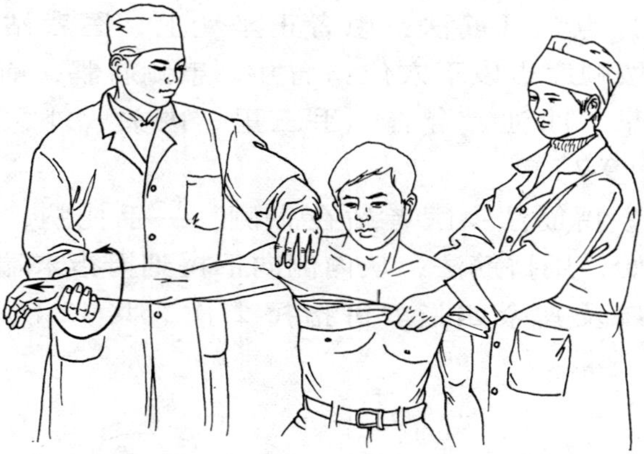

(1)

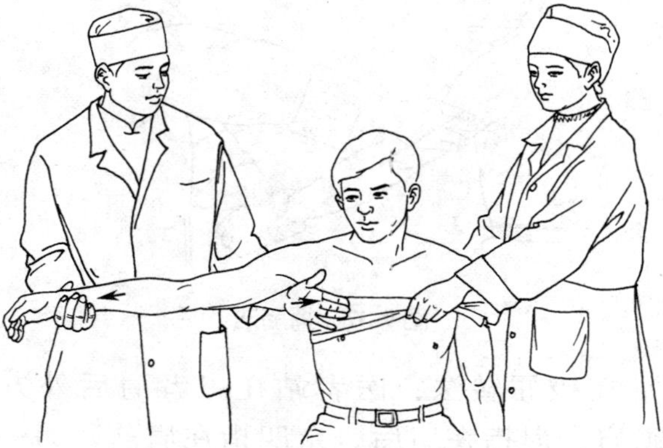

(2)

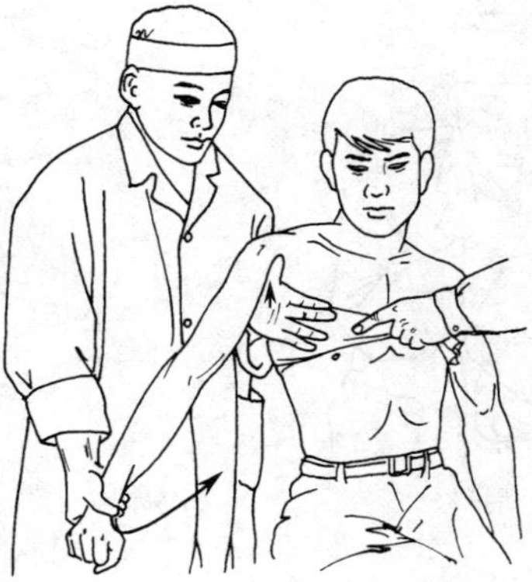
(3)

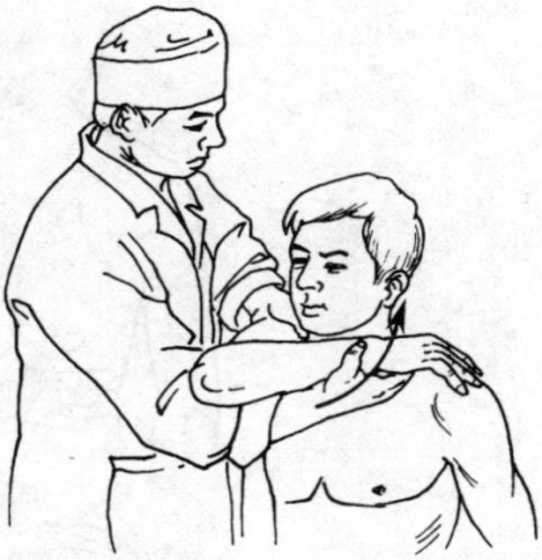
(4)

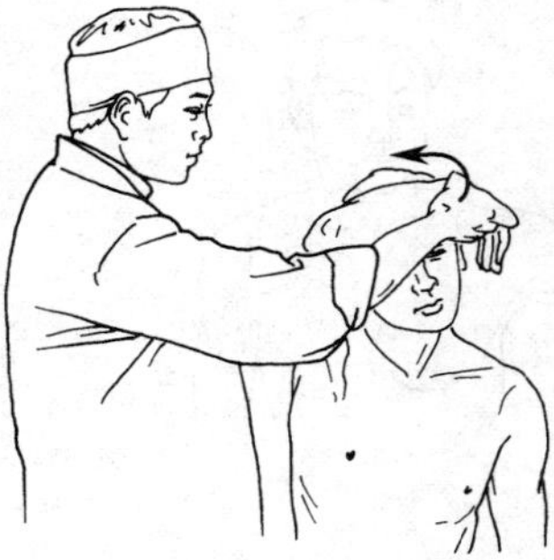
(5)

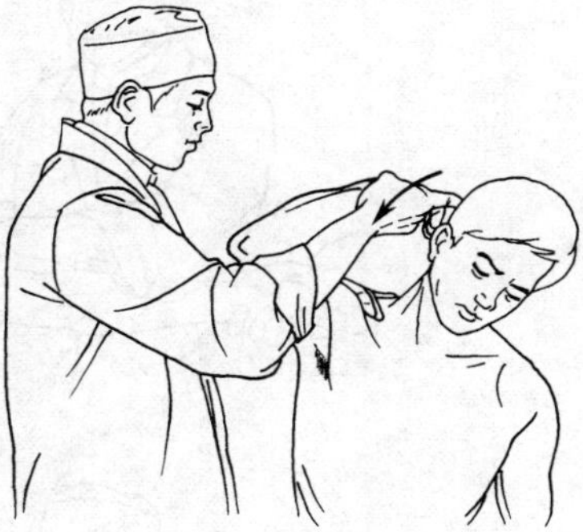
(6)

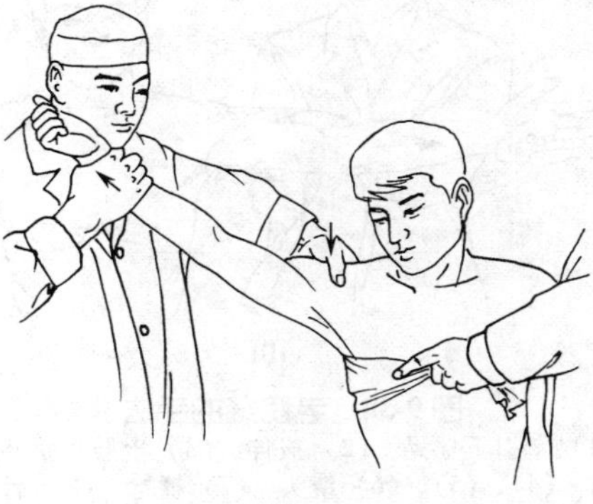
(7)

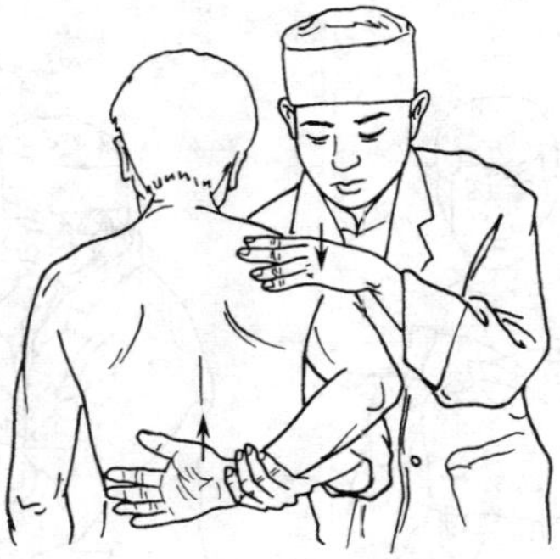

(8)

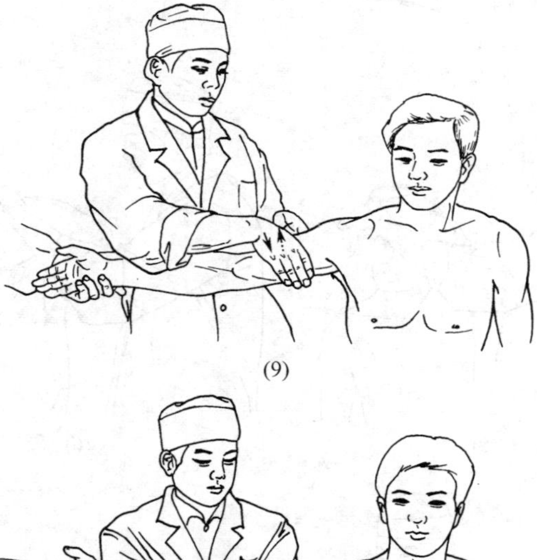

(9)

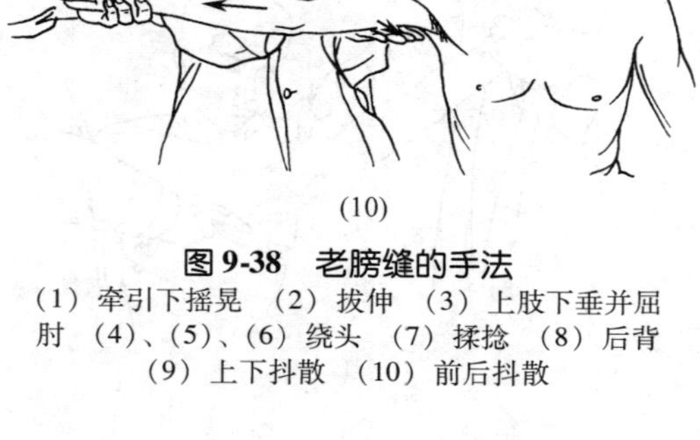

(10)

图9-38　老膀缝的手法

（1）牵引下摇晃　（2）拔伸　（3）上肢下垂并屈肘　（4）、（5）、（6）绕头　（7）揉捻　（8）后背　（9）上下抖散　（10）前后抖散医者腋下之手撤出，改按肩部，另一手之肘部托患者之肘，使患手从头顶绕至患肩，绕头时肘部应尽力竖起，患手尽量向后。绕头活动6～7次〔图9-38（4）（5）（6）〕。

将患臂向前上方拉直，同时医者在肩部之手拇指揉捻患肩〔图9-38（7）〕。

使患者之手向内转，患肩向下向后背，医者转身面向后，呈弓箭步，塌腰，并以医者之肩顶在患肩前方，使患者屈肘，患手尽量向后背，可上、下颤动3～5次〔图9-38（8）〕。

医者平身，患肢由后背到略横伸。令一助手托扶患臂，医者用合掌散法，先从患者肩部起上、下抖散到腕部〔图9-38（9）〕。再从肩部起前、后抖散到腕部〔图9-38（10）〕。

将患臂放下，医者用归、合、顺、散法按摩肩部。

（4）顿筋法：治前缝部位疼痛较重、筋肉挛缩者。以右肩为例：医者站在患者斜前方。用右手虎口按住肩部前方，左手握住患者右手食、中、无名、小四指，并将患者右手搭在患者右肩，医者左肘将患者肘部抬高，然后用力将患肢向右斜前方拔伸，同时右手虎口向上戳按肩前缝部位。以上手法可反复3～4次〔图9-39〕。

（5）抖筋法：治后缝部位，疼痛较重者。医者站在伤侧，握住伤侧之食、中、无名、小四指，将患肢向斜前下方拉直，嘱患者肌肉放松，用力抖动数次〔图9-40〕。

（6）颤筋法：治上缝部位疼痛较重者。医者站在伤侧，双手握住患肢腕部，将患肢向斜下方拉直，嘱其

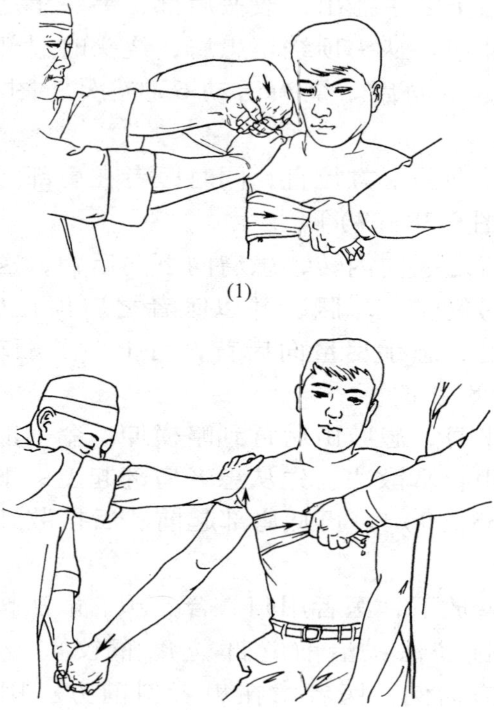

(1)

(2)

图 9-39　顿筋法

(1)上臂外展高举，肘、腕关节屈曲　(2)迅速向斜后下方拔伸

肌肉放松，将患肢用力上、下颤抖〔图 9-41〕。

2. 调养：每周作手法 2 ~ 3 次，可用腾药腾患侧肩部。每日坚持作肩部功能锻炼活动，如“大鹏展翅势”、“蝎子爬墙势”、“车轮环转势”等动作。

【按】　肩关节是人体 6 大关节中活动度最大的关节。肩部的活动是由肩锁关节、胸锁关节、盂肱关节、肩胛胸壁关节、肩峰肱骨关节 5 个关节联合运动而完成〔图 9-42〕。

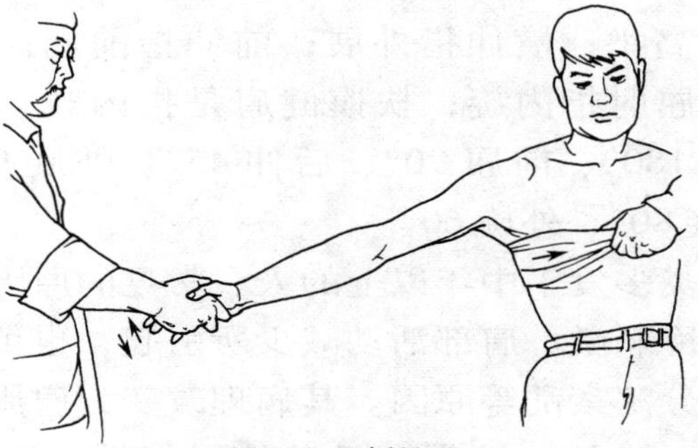

图 9-40　抖筋法

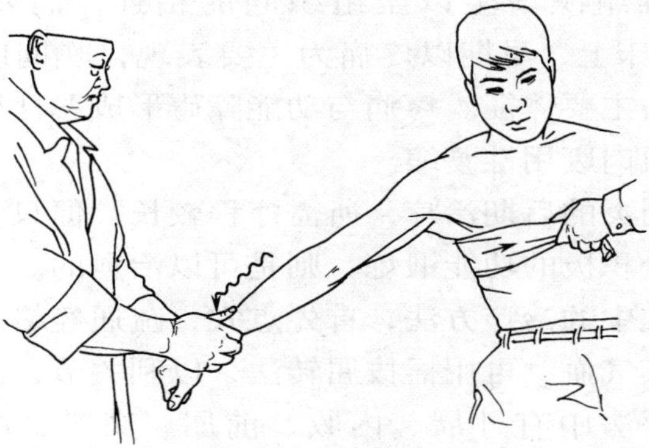

图 9-41　颤筋法

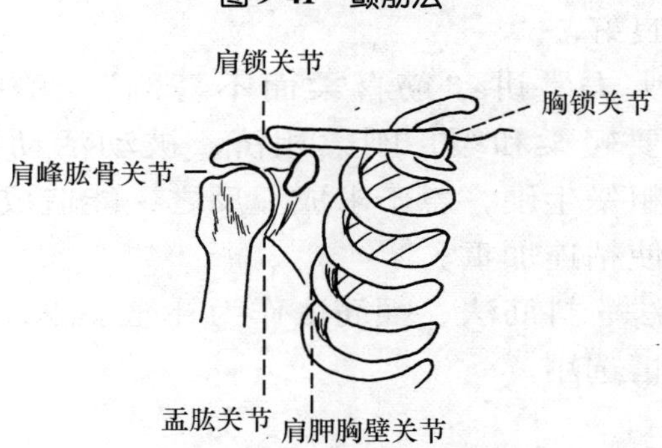

图 9-42　肩部关节示意图

老膀缝即肩关节周围炎（简称肩周炎）。本节正文中抬高即高举；横伸指外展；前伸指前屈；后背指后伸；后背屈肘指内旋；扶摸健肩是指内收。其活动范围：高举 180°、前屈 90°、后伸 45°、外展 90°、内收 45°、内旋 80°、外旋 60°。

肩周炎多发于中年以上的人。常见的原因有肩部的外伤、寒冷刺激、肩部活动减少所引起，也可有情绪的变化、内分泌紊乱等原因。其病理改变为肩周软组织包括关节囊、肩袖、韧带、肌腱的退行性改变、炎性渗出、纤维组织增生以至组织间的粘连，而发生“冻结”。临床上，早期以疼痛为主要表现，晚期以功能活动障碍为主要体征。疼痛与功能障碍形成恶性循环，以至发生肌肉废用性萎缩。

肩周炎的后期治疗，所需疗程较长。但只要治疗得法，配合积极的功能锻炼，则是可以治愈的。

正文中的治疗方法，首先点穴，疏通经络。继用捋法，活其气血，再用摇拔屈转法，以利关节，并解除其粘连。手法中有外展、内收、前屈、高举、内旋、后伸、外旋的各方向活动，被动的加强了肩部的活动范围。效果良好。

刘老大夫常讲：“筋喜柔而不喜刚”。治疗肩周炎时，手法要轻柔和缓，刚柔相济。被动活动要循序渐进，不可粗暴生硬，急于求成。反之，能造成肩部新的损伤，而使粘连加重。

顿筋法、抖筋法、颤筋法作为补充手法，临床应用时，可酌情选用。

第十节　琵琶骨离位伤筋（背部软组织挨伤及背肌劳损）

琵琶骨（肩胛骨）为上载两膀之主骨。左、右各1块。琵琶骨有包骨筋1道，边缘有软骨1块，项脊两侧有大板筋2道，大板筋外侧有伸屈筋各1道。

【病因】 如有抻戳，或有掀闪可致琵琶骨离位伤筋。

【临床表现】 遇有此症，肩背部疼痛难忍，琵琶骨内缘肿胀高起，按之痛甚，筋肉僵硬。疼痛可牵掣颈部及肩部，甚者咳嗽呼吸作痛。伤臂前伸、后背、横伸受限，不能持物。如有迁延时日，或治不得法，肿疼已不明显，筋自僵旧，肩背酸沉无力，如负重物。甚者困倦疲乏，两眼无神。

【治疗】

手法：患者正坐凳上，嘱其将肌肉放松。先以指针法点穴开筋，取风池、天柱、大椎、肩井，秉风、天宗等穴位〔参见图9-7〕。

助手站在患者健侧，一手扶肩，另一手掌心扶住患者胸前部。医者站在患者伤侧后外方，用一手拇指在后，四指在前，拿住肩关节；另一手拿腕部，稍加牵引下，将伤臂环转摇晃6～7次〔图9-43（1）〕。双手同时用力，横向相对拔伸。再以医者之膝顶住患者腋窝，使伤肢横伸，再高举〔图9-43（2）〕。

将伤肢屈肘内收，使手触及对侧肩部〔图9-43（3）〕。

仍将伤肢保持屈肘状态，并使伤肢后伸，同时用拿肩部之手的小鱼际按住肩胛内缘，用力向前戳按，助手用手掌迎之〔图9-43（4）〕。

拿腕之手将上肢向斜上方拔伸，同时拿肩之手虎口张开，用食指根及拇指腹用力，沿肩胛骨内缘，由上向下捋顺之〔图9-43（5）〕。

本手法要连贯，可以重复2～3次。

将伤肢屈肘抬高，撤掉助手。医者站在健侧，一手扶其肘，另一手用大、小鱼际及掌根部位，用捻散法揉捻肩胛内缘之筋〔图9-43（6）〕。

【调养】 每日睡前可用腾洗药，腾熨伤处，局部注意保暖。

术后每日进行“车轮环转”、“金狮摇头”等术式功能锻炼。

【按】 琵琶骨离位伤筋，系指肩胛部软组织急性捩伤和肩背部肌肉、筋膜慢性劳损。正文中软骨指肩胛肌及大、小菱形肌在肩胛骨脊缘的附着处；琵琶骨包骨筋指斜方肌筋膜；大板筋为斜方肌；屈筋指骶棘肌、背阔肌和腹外斜肌筋膜。

肩胛骨位于胸廓后方，脊柱两侧。上角平第二肋骨，下角平第七肋骨。肩胛提肌抵止于上角，小菱形肌和大菱形肌分别止于其脊缘中下部，斜方肌的中、下部纤维覆盖在肩胛骨脊缘的骨板上。

肩胛骨在肌肉作用下，可有上升、下降、前屈、后伸、外展、内收的功能。

肩及肩胛超出正常的活动范围，或肌肉不协调的骤然收缩，可引起附着在肩胛骨上的斜方肌、提肩胛肌以及大、小菱形肌的牵拉性损伤，即抻、戳、掀、闪。如损伤日久失治，或长期缺乏背肌运动者，常造成筋膜劳损。

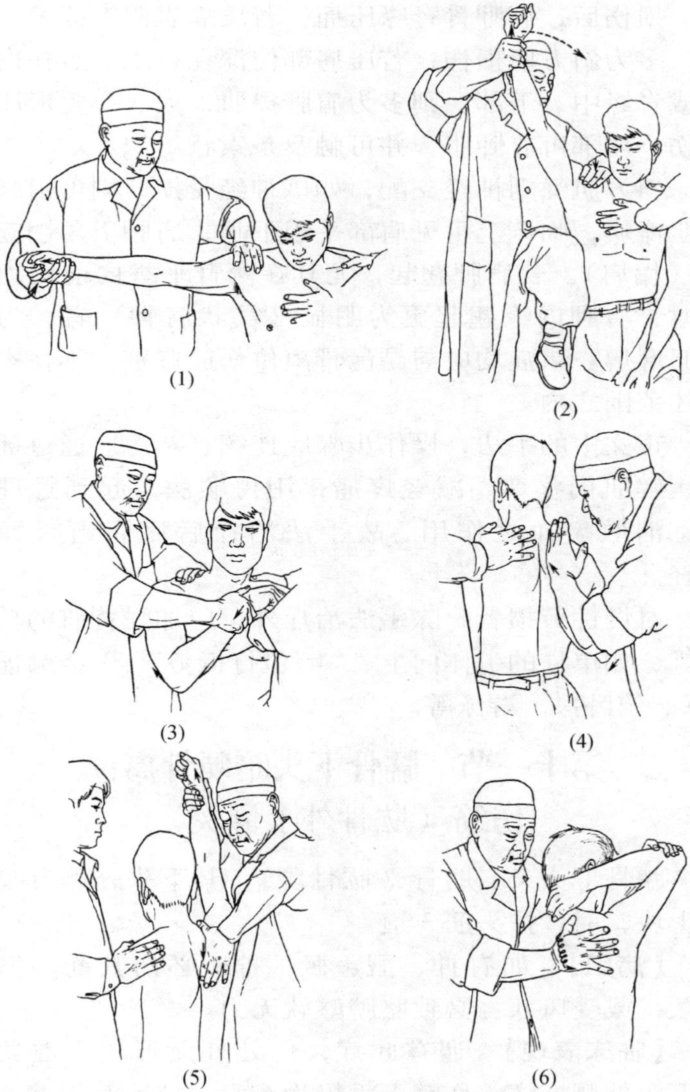

图 9-43　琵琶骨离位伤筋的治疗手法

（1）摇晃拔伸　（2）拔伸高举　（3）使伤侧手触及健肩　（4）屈肘后伸，用小鱼际戳按　（5）拔伸顺筋　（6）运法按摩损伤后，肩胛骨脊缘压痛。若压痛表浅，范围广泛者，多为斜方肌损伤；若压痛部位深在，压痛点在内上角或脊缘中、下部，则多为肩胛提肌，大、小菱形肌的损伤。局部可有肿胀，并可触及条索状组织。

斜方肌受副神经支配，如该神经受损，则可引起斜方肌瘫痪，临床上可见肩部平坦下垂，肩胛下角翘起等症（塌肩）。若肩胛翘起，尤其在两臂平举向前用力推墙时，肩胛内缘翘起更为明显（翼状肩胛）者，为前锯肌麻痹。诸症均应与琵琶骨离位伤筋鉴别，不在本文所述范围之内。

正文中的手法，操作步骤应连续、熟练。通过摇晃以缓解肌肉痉挛、减轻疼痛；用捋顺法，起到舒理筋肉、消散瘀血之作用。故手法治疗后疼痛当时即可减轻。

对慢性劳损者，除手法治疗外，应加强背肌的功能锻炼，如单杠的引体向上、“鲤鱼打挺势”、“金狮摇头势”、俯卧撑、游泳等。

第十一节　臑骨下头暗硬骨离位伤筋（肱骨外上髁炎）

臑骨下头又名肘骨（肱骨髁），其下头外侧有暗硬骨 1 块，肘骨护头筋 3 道。

【病因】　如有抻、戳、撅、拧，必伤其筋。伤筋日久，或受风寒，必致胳膊酸软无力。

【临床表现】　遇有此症，伤处外无形迹，惟觉臑骨下头外侧疼痛，伤臂下垂提物有力，持物时伤臂不能直举，直举时疼痛，酸软无力。检查时，医者以一手托其前臂，另一手拇指指端仔细寻按，臑骨下头外侧疼痛明显。伤筋日久，伤处略有凸起，按之其硬如骨，即是此症。

【治疗】

1. 手法：患者正坐。助手站在患者伤侧，双手握住上臂下端固定不动。医者在患者前方，丁字步站好，用一手拇指按在伤肘痛点，余四指在肘内侧，拿肘部，另一手拿住前臂下端，患手掌心向上。

拿患臂之手，由内向外环转摇晃前臂 6～7 次；同时拿伤肘之拇指在局部轻轻揉捻。将伤臂拔直，再屈肘，使手指触及伤侧肩部，再拔直，二次拔直时，拿肘之拇指用力按压痛点〔图 9-44（1）(2)(3)〕。

将伤臂旋前，拿前臂远端之手改为由外向内，使伤臂从外向内环转摇晃，同时拿肘部之手拇指在痛点轻轻揉捻〔图 9-44（4)〕。

将伤臂拔直，伤肢掌心翻转向上（外旋），屈肘使伤肘手指触及肩部，再将伤臂拔直，拔直之时，拿肘之手拇指用力按压痛点。

再用揉捻法按摩舒筋。

2. 用药：用活化散、化筋散外敷。

【按】 臑骨下头暗硬骨离位伤筋，即肱骨外上髁炎。在运动损伤中，常见于网球运动员，故又称之为“网球肘”。

正文中之暗硬骨，系指肱骨外上髁部所附丽的桡侧伸腕长、短肌、伸指总肌、尺侧伸腕肌肌腱；其护头筋系指关节囊。

肱骨外上髁炎，在急性损伤中，多为肘关节过度伸直，前臂极度旋前，腕关节骤然屈曲时，使前臂伸肌群起始点之腱纤维受到牵拉伤或部分撕裂，而引起急性创

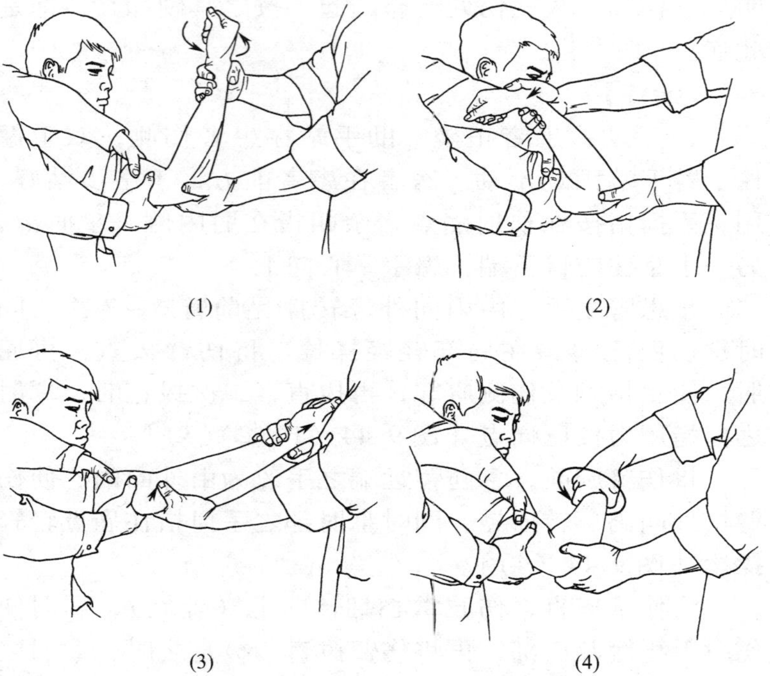

图 9-44　肘暗硬骨离位伤筋的治疗手法

（1）由内向外环转摇晃　（2）屈肘　（3）拔伸归挤　（4）由外向内环转摇晃

伤性炎症。临床上以手工劳动者多发，如抹灰工、包装工等。慢性损伤常由于长时期的重复上述损伤的动作，使该部位的腱组织发生水肿、渗出，以至机化、粘连，形成慢性劳损。故急性损伤者局部可有轻微肿胀，慢性者多以组织增生、肥厚为主。

正文中对本病描述为“伤臂下垂提物有力，而持物时伤臂不能直举，直举时疼痛，酸软无力”。形象地说明了前臂伸肌腱功能受限的表现。在检查中作腕背伸抗阻时，伤处可有明显疼痛点出现，其疼痛点是以肱骨外上髁为中心的。按其肌腱附丽处，分布如图所示〔图 9-45〕。

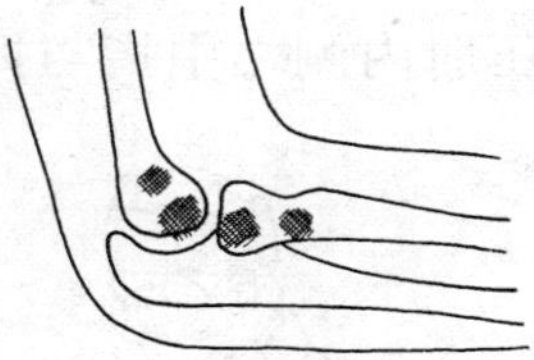
图 9-45　肱骨外上髁压痛点示意图

正文中手法治疗，对急性损伤效果满意。对慢性劳损者，揉捻手法要轻重适宜，过轻时，粘连组织得不到剥离，疗效不佳；过重时，反而会造成对组织新的创伤，而加重病情。

急、慢性损伤，除手法治疗外，配合强的松龙局部封闭，可缩短疗程，效果较好。

第十二节　曲脷包骨筋离位伤筋

（肱骨内侧髁肌腱炎）

臑骨下头内侧名曲脷（肱骨内侧髁），有包骨筋 1 道，哈筋 1 道。

【病因】　如有跌、打、仆、坠，手部着地，或有抻、戳、撅、拧，皆可致伤。

【临床表现】　伤处外无形迹，惟觉臑骨下头内侧疼痛，伤臂下垂提物时无力，持物时有力。检查时，医者以一手托其前臂，另一手拇指仔细寻按，臑骨下头内侧疼痛、微肿，伤筋日久，其筋僵硬，即是此症。

【治疗】

手法：患者正坐凳上，伤肢伸出，掌心向上，肘微屈。助手站在伤侧，用双手握住上臂下端。医者面对患者丁字步站好，一手自肘外侧环握其肘，中指按在伤处，拇指在肱骨下端外侧迎之，另一手自前臂下端内侧拿起前臂，由内向外环转摇晃 6 ~ 7 次，同时在伤处之中指在局部轻轻揉捻〔图9-46（1）〕。

将伤臂拔直，再屈肘使伤侧手指触健肩，在拔直时按压肘内侧之中指与拇指相对归挤。〔图9-46（2）〕。

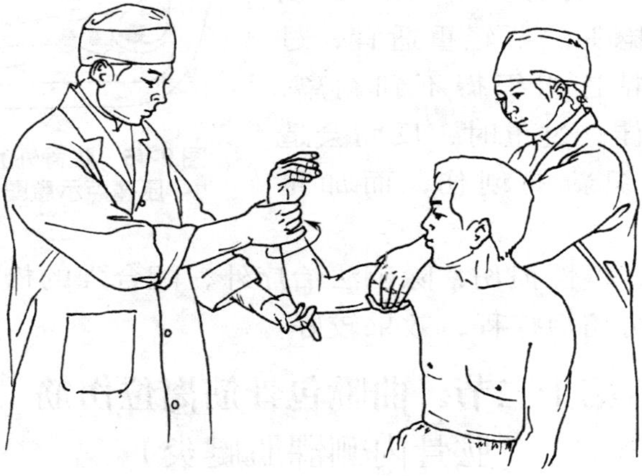

(1)

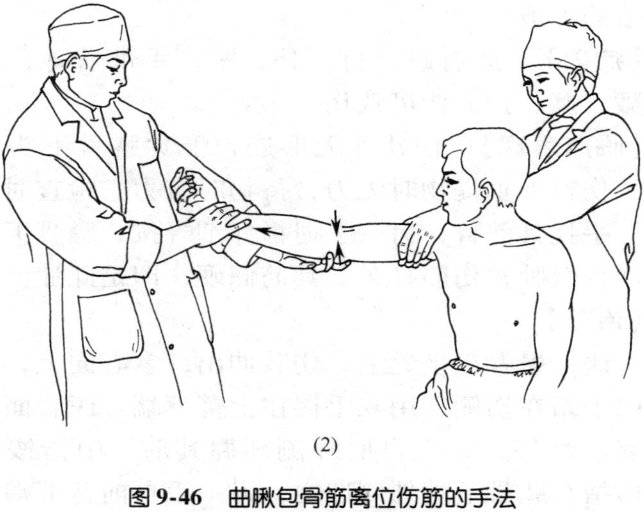

(2)

图9-46　曲脉包骨筋离位伤筋的手法
（1）摇晃　（2）拔伸归挤

再用捻散法按摩舒筋。

【按】 曲瞅包骨筋离位伤筋，包括了肱骨内侧髁炎、前臂屈肌起点捩伤、屈肌起始部筋膜炎等多种损伤。正文中曲瞅包骨筋系指前臂屈腕肌腱及肌腱起始部分，哈筋为肘内侧副韧带。

急性损伤者，跌扑时手掌撑地，肘关节伸直，前臂过度外翻，可使前臂屈肌筋膜或腱性附丽部分撕裂；暴力继续进行，则可损伤肘内侧副韧带，致韧带的部分撕裂或断裂，甚至肘内侧关节囊撕裂。此外，在作投掷动作时，前臂屈肌骤然收缩，腕关节屈曲，而使前臂屈肌腱及其附丽处的纤维发生捩伤。以上损伤后，伤肘内侧肿胀严重，疼痛剧裂，压痛明显，外翻牵张试验阳性，如完全断裂者则可出现肘内侧异常活动。正文中所指的只是腱和筋膜损伤，不包括韧带损伤和滑膜炎。

慢性劳损多发生在腕关节反复伸屈活动所造成的肌腱、韧带长期磨损。根据临床症状可明确诊断。

手法的应用，在损伤早期一般不采用，主要用外敷药及内服药治疗。在急性损伤炎症消退后，再用正文中的手法，效果良好。

肘部骨折、脱位损伤的恢复期，肘部活动范围受限者，亦可用本手法治疗，对于松解粘连，增加肘关节活动范围，有积极的作用。

第十三节　鹅鼻骨包骨筋离位伤筋（尺骨鹰嘴滑囊炎）

昆骨形细而长，上头名鹅鼻骨，有包骨筋1道。

【病因】 昆骨上头形似鹅鼻，如有跌仆、碰撞，肘尖着地，可致鹅鼻骨包骨筋离位伤筋。

【临床表现】 遇有此症，鹅鼻骨处臃肿胀满，按之疼痛。检查时，医者用一手托其前臂，肘部屈曲，另一手拇指、食指触按伤处，“吱吱”作响，或肘尖处凸起如球形，按之柔软，伸肘受限，即是此症。

【治疗】 早期可用局部捻散舒筋手法。晚期有囊球形成，除手法外可外敷化筋散，活化散。

【按】 鹅鼻骨包骨筋离位伤筋，与鹰嘴突滑囊炎相似。由于鹰嘴骨突出，在此形成一滑液囊，以减少人体软组织与骨骼间的磨擦。当鹰嘴部受到碰撞，或长期磨损后，常表现为滑液囊的肿胀，压痛。特别是旧社会的矿工，由于生产条件低劣，长年匍伏于矿井内，肘部触地，长期磨损，使鹰嘴部滑液囊的囊壁增厚，并纤维化，发生此症。因而又有“矿工肘”之称，现在已很少见到。临床上多见的是因碰撞所致之急性损伤，即创伤性滑囊炎。因此，一般可用捻散舒筋、敷药等治疗。囊内积液较多，吸收困难者，也可在无菌操作下，穿刺抽液，并加压包扎。

第十四节 臂骨包骨筋离位伤筋
（桡侧伸腕肌腱周围炎）

臂骨（桡骨）为胳膊下节之主骨，形粗而短，与昆骨（尺骨）隔并相倚，其下头有包骨筋1道。

【病因】 如有抻、戳、撅、拧，或跌仆时手掌撑地，用力过猛而致伤。

【临床表现】 伤后，臂骨下端臃肿胀起，疼痛，腕部屈伸和持物无力。医者以一手掌扶按伤处，伤处痛甚，再以另一手握其伤手，作屈伸活动时，可闻“吱吱”响声，即是此症。

【治疗】

1. 手法：患者正坐，伤臂伸出，虎口向上。助手站在伤臂外侧，用双手握住前臂上端。医者丁字步站在患者前方，一手与患者手掌相合，并握住拇指，与助手相对拔伸，同时另一手拇指在伤处自下而上作顺筋法，直至响声消失为止〔图 9-47〕。

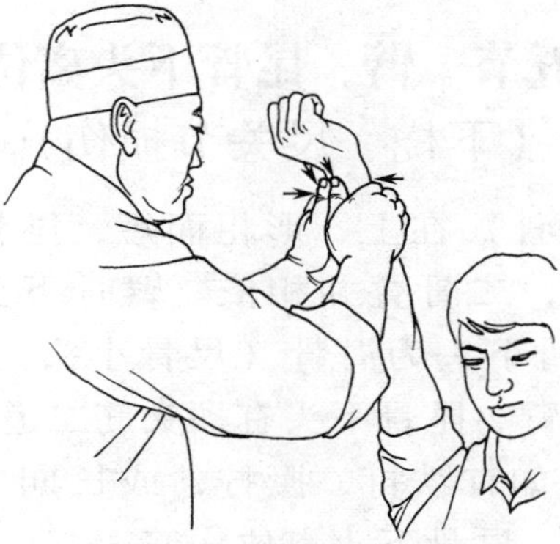

图 9-47 拔伸顺筋法

2. 用药：外敷接骨散。

3. 捆绑：用 2 个长方形纸垫，分别放在伤臂桡、尺侧，绷带缠绕，线带两根扎住。

4. 调养：术后减轻伤臂活动，禁止伤臂作旋转及腕背伸用力活动，隔日按上法治疗 1 次。

【按】 臂骨包骨筋离位伤筋，相当于桡侧伸腕肌和伸拇长肌肌腱周围炎（捻发音肌腱炎）。多是由于腕关节突然作大量的伸屈活动（如钳工、木工等），亦有腕部背伸用力推物过猛者。因桡侧伸腕肌与伸拇长肌交叉而行，二者活动幅度大、小不一，当大力伸屈腕关节时，与其周围的腱膜、筋膜等组织反复摩擦或牵拉，引起肌腱与筋膜之间的损伤，出现无菌性炎症的病理改变。

肌腱周围炎好发部位，除桡骨下端外，临床上还常见于跟腱膜、伸踇长肌腱周围、股四头肌周围等部位。

其手法捋、顺，促进局部血循环，加快炎症吸收；局部固定限制了腕关节的活动，减少了肌腱周围的磨擦，使损伤部位得到休息，故取效多捷。

第十五节　臂、昆骨下头离位伤筋

（下桡、尺关节损伤）

臂骨（桡骨）在上，形粗而短，昆骨（尺骨）在下，形细而长，二骨叠并相依。臂骨下头为腕骨（桡骨茎突），昆骨下头为海骨（尺骨小头）。两骨之间有暗硬骨一块。臂、昆骨下头有护头筋二道。

【病因】 如有跌打、撅拧，或长期用力扭转腕部过度，可致臂、昆骨下头离位伤筋。

【临床表现】 遇有此症，臂、昆骨下头臃肿疼痛，腕部横宽，海骨高起，手腕不得伸屈、翻转。检查时，医者以指端寻按，腕部臂、昆骨下头之间按之痛甚，其缝显宽。按压高起之海骨，随手而起。迁延日久，肿胀已消，腕骱持握时酸软无力。动转时腕骱可有“咯嗒”响声。

【治疗】

1. 手法

（1）归挤合筋法：患者正坐凳上，伤臂伸出，掌心向下。助手站在伤臂外侧，用双手拿住前臂下端，双拇指在背侧，余四指在掌侧。医者丁字步站在患者前方，双手握住前臂下端，双拇指与助手双拇指相对，双手大鱼际分别压住桡骨茎突和尺骨小头，余四指握住腕部。医者与助手相对拔伸牵引，在牵引下将腕部环转摇晃6~7次〔图9-48（1）〕。

医者双手食指向上挺托，双手大鱼际分别向下按压桡骨茎突与尺骨小头，使二骨分离，然后再用大鱼际分别置于桡、尺侧，向内大力归挤桡骨茎突与尺骨小头，使二骨合拢〔图9-48（2）〕。

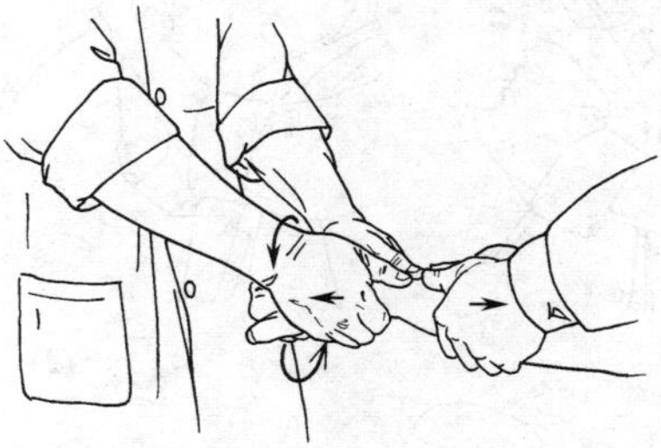

(1)

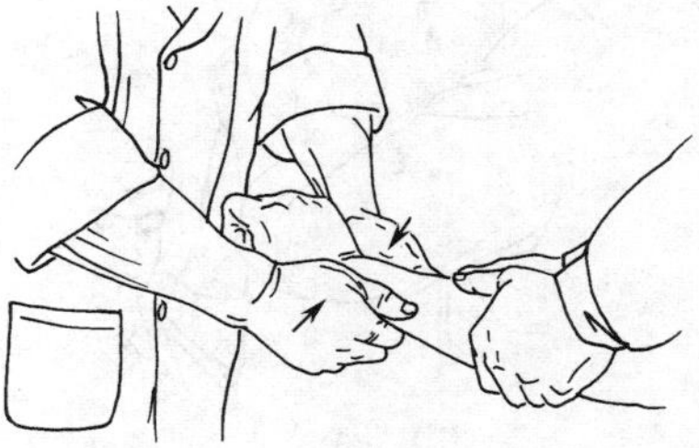

(2)

图9-48　归挤合筋法

（1）拔伸摇晃　（2）两侧归挤

（2）扬腕合筋法：医者站在伤臂外侧，用双臂夹住患者伤臂，并用双手握住前臂下端，双拇指在上，与桡、尺骨平行，余四指在下，向前拔伸，同时双手上下错动〔图9-49（1）〕。

医者放松双臂，双手拿住伤腕不动，转身面向患者，并保持拔伸力量，将伤臂旋后，屈肘，使患手指触及肩部。然后再将伤臂高举过头，肘关节伸直，腕背伸，同时医者双手拇、食指大力归挤桡、尺骨下端，使桡尺骨向内并拢〔图9-49 (2)(3)〕。

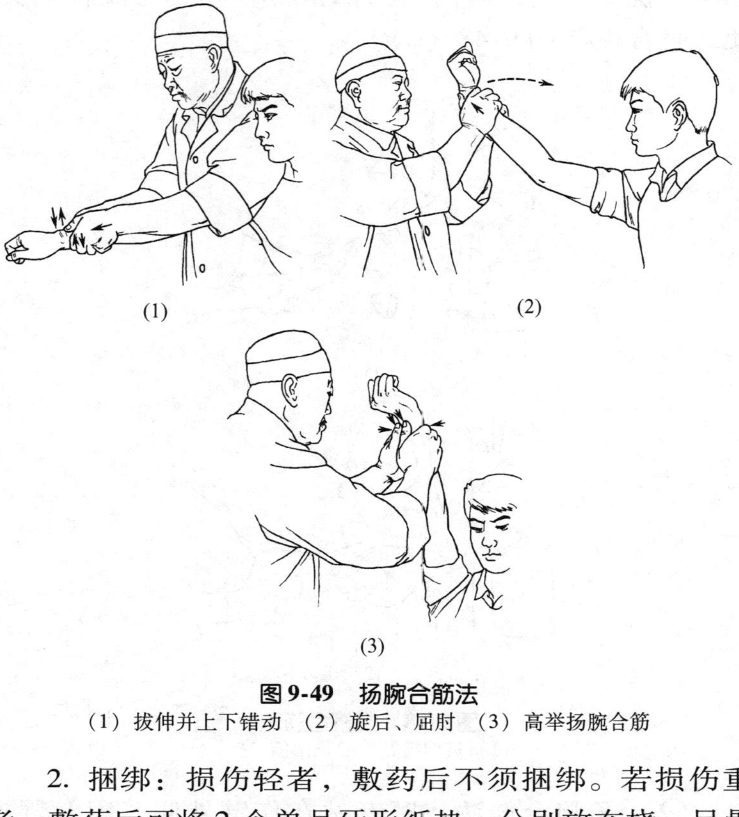

(1) (2) (3)

图9-49　扬腕合筋法

(1) 拔伸并上下错动 (2) 旋后、屈肘 (3) 高举扬腕合筋

2. 捆绑：损伤轻者，敷药后不须捆绑。若损伤重者，敷药后可将2个单月牙形纸垫，分别放在桡、尺骨下端的两侧夹住，绷带缠绕，线带两根扎住。

3. 调养：肿消痛减后，可练习“抓空增力势”，应避免腕关节过度旋转活动。

【按】 臂、昆骨下头离位伤筋，是指下桡、尺关节损伤。正文中暗硬骨，系指三角软骨；其护头筋为关节囊。

本病又称三角软骨损伤。腕三角软骨是一块三角形纤维软骨，位于桡骨半月切迹及尺骨茎突之间〔图9-50〕。其作用，可使桡、尺骨下端紧贴、靠拢，并保持桡、尺下关节应有的关节间隙，完成前臂的旋前、旋后运动。当腕部过度背伸时，前臂旋前或旋后，可使桡、尺下关节间隙增宽，累及三角软骨。在急性损伤中，三角软骨损伤可单独发生，也可合并在其他腕部损伤中，如桡骨下端骨折，下骨折段向桡背侧移位，三角软骨可被撕裂。腕部经常、反复的旋转活动，三角软骨长期处于紧张状态，可致慢性劳损、退变，如再遇外伤，则造成破裂。

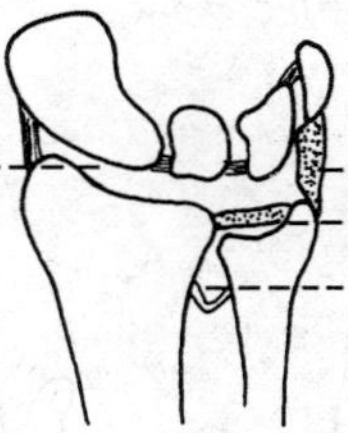

图9-50　三角软骨盘示意图

正文中手法治疗，加纸垫固定，对急性损伤的早期效果较好。急性损伤失治或治不得法，产生后期症状或慢性损伤者，由于三角软骨破裂，桡、尺下关节间隙增宽，在腕关节过度背伸及前臂极度旋前、旋后的活动中，可引起桡、尺下关节面磨损，甚至在运动中产生关节交锁，尺骨小头向背侧脱位，浮动明显。桡、尺下关节明显松动者，以手术治疗为宜。

第十六节　腕缝伤筋（腕部软组织损伤）

腕缝（腕关节）系臂、昆、掌3骨交接之处，为翻、转、屈、回之主用也。由8块小骨组成，上4块保住臂、昆骨下头，名龙骨、高骨、吊骨、圆骨；下4块接连掌骨根，名月骨、鱼骨、虎骨、合骨，中间有连膜筋片连合。臂、昆骨下头有护头筋2道；斜牵筋一道；腕部有伸、屈、力、通筋4道。

【病因】 如有跌打、拍震，或有撅拧、抻戳，必伤其缝。也有腕筋操劳过度，或受风寒，发为筋聚。

【临床表现】 遇有此症，伤处肿胀疼痛，手腕伸屈或扭转不灵。伤筋日久失治，或治不得法，再受风寒者，腕部酸痛，无力，虽无肿胀，但可以出现筋僵或筋聚，伤处按之疼痛。常见损伤部位为斜牵筋及腕部伸、屈、力、通4道筋〔图9-51〕。

【治疗】

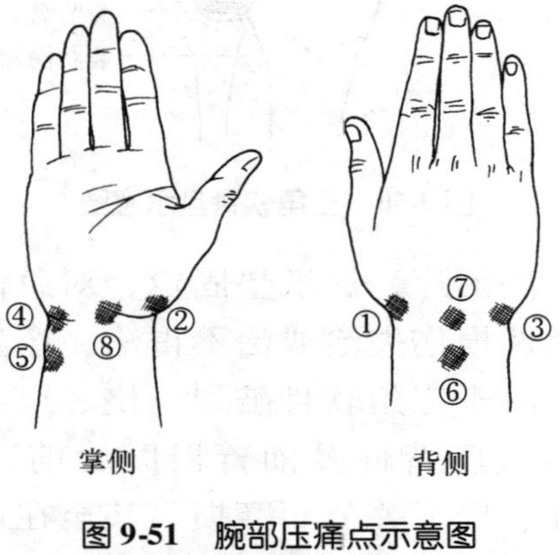

图9-51　腕部压痛点示意图
①斜牵筋　②屈筋　③力筋　④力筋
⑤力筋　⑥伸筋　⑦伸筋　⑧通筋

1. 手法：八面缝手法。

（1）拔戳法：患者正坐，伤腕伸出，虎口向上。医者站在伤腕外侧，用一手由掌侧握住前臂下端，并用拇指扣住第一掌骨根，另一手拿住第一掌骨及拇指，由外向里环转摇晃6～7次后拔伸。在保持拔伸力量的同时，再将拇指背屈（向桡侧屈），同时拿腕之手的拇指向下戳按〔图9-52〕。

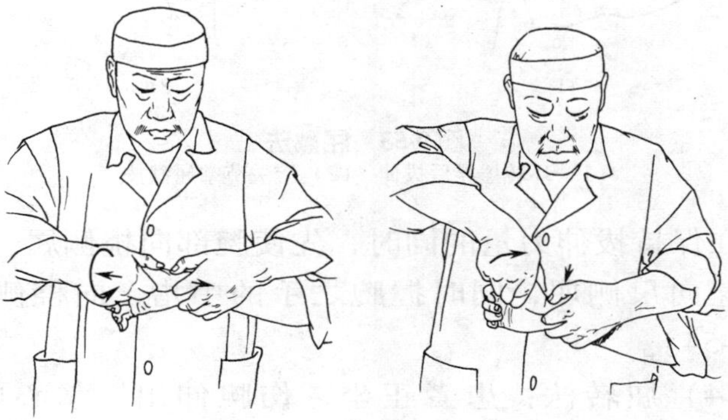

(1)　　(2)

图9-52　拔戳法
（1）环转摇晃后拔伸　（2）桡屈并戳按

（2）屈戳法：患者正坐，伤腕伸出，掌心向上。医者站在患者前方，一手自小指侧握住伤腕，并用中指扣住伤处，另一手拿住拇指及第一掌骨，自外向里环转摇晃6～7次，然后拔伸，维持拔伸力量将腕部屈曲，同时握腕之手中指向下戳按〔图9-53〕。

（3）合筋法：患者正坐，伤腕伸出，手心向下。医者站在患者前方，用一手自拇指侧握住伤腕，并用中指扣在伤处，另一手自小指侧拿住食、中、无名、小指，由内向外，或由外向内环转摇晃6～7次，然后拔

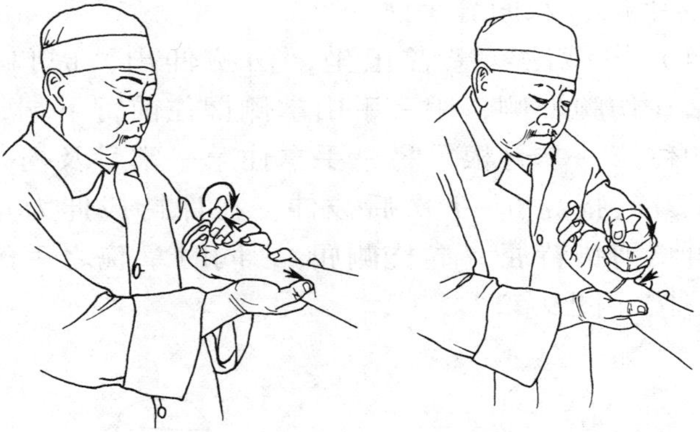

(1) (2)

图 9-53　屈戳法

（1）环转摇晃后拔伸　（2）腕关节掌屈戳按

伸。在保持拔伸力量的同时，先使腕部向桡侧屈，而后再快速向尺侧屈，同时握腕之手的中指，向桡侧戳按〔图 9-54〕。

（4）屈转法：患者正坐，伤腕伸出，掌心向上。

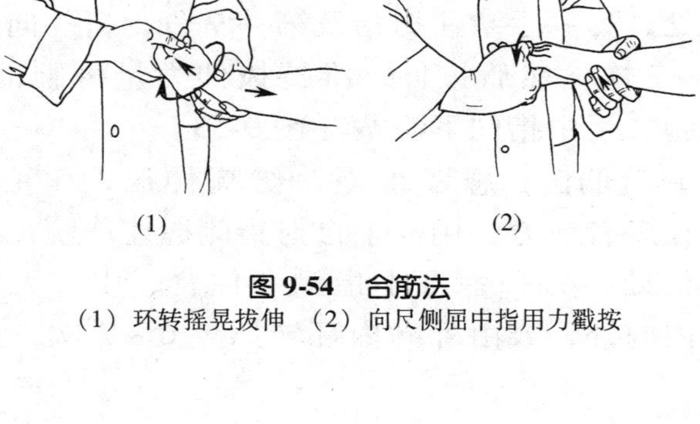

(1) (2)

图 9-54　合筋法

（1）环转摇晃拔伸　（2）向尺侧屈中指用力戳按

医者站在患者前方，一手自拇指侧握住伤腕，并用中指扣住伤处，另一手自小指侧拿住食、中、无名、小指，由外向里环转摇晃6~7次，然后向桡侧斜上方拔伸，再向尺侧屈，同时拿腕之手的中指，向下戳按〔图9-55〕。

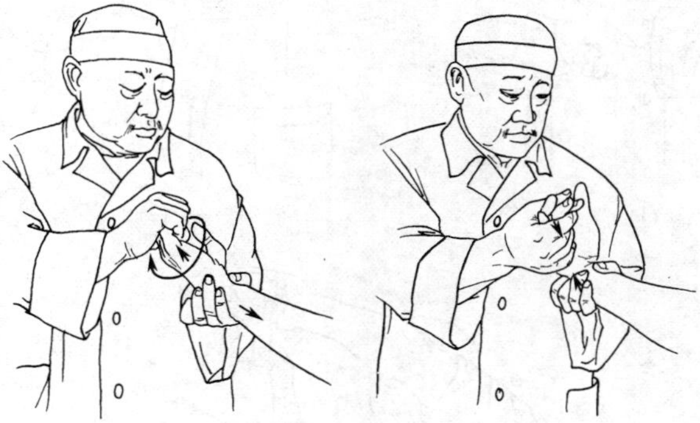

(1)　　(2)

图9-55　屈转法

(1) 环转摇晃后向桡侧拔伸　(2) 向尺侧屈，中指用力戳按

(5) 顺筋法：患者正坐，伤腕伸出，虎口向下。医者站在伤腕外侧，一手自背侧握住伤腕，并用拇指扣住伤处；另一手自背侧拿住手掌，环转摇晃6~7次，向指侧拔伸，然后使伤臂向上高举（手心向前），拿手掌之手使腕关节掌屈，拿腕之手的拇指向下捋顺所伤之筋〔图9-56〕。

(6) 顿筋法：患者正坐，伤腕伸出，掌心向下。医者站在患者前方，一手自小指侧握住伤腕，并用拇指扣在伤处，另一手自拇指侧拿住食、中、无名、小指，由内向外环转摇晃6~7次，然后先将腕关节掌屈拔伸，再迅速背屈，同时拇指向下戳按〔图9-57〕。

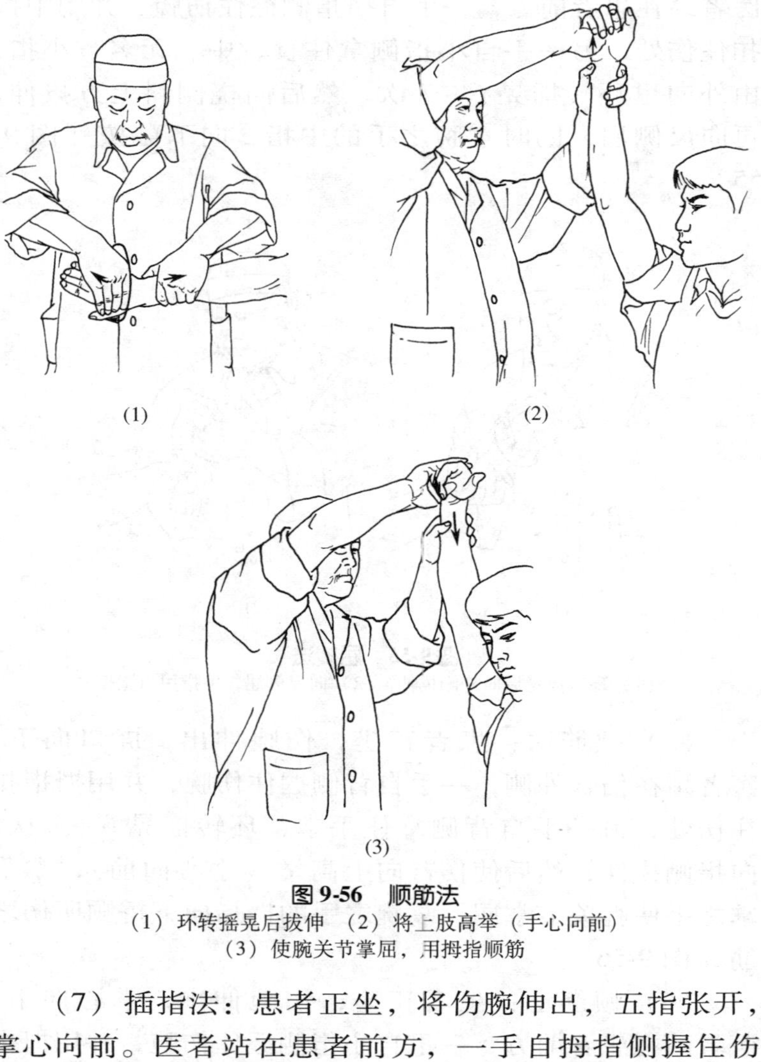

图 9-56 顺筋法

（1）环转摇晃后拔伸 （2）将上肢高举（手心向前）
（3）使腕关节掌屈，用拇指顺筋

（7）插指法：患者正坐，将伤腕伸出，五指张开，掌心向前。医者站在患者前方，一手自拇指侧握住伤腕，拇指扣在伤处，另一手五指与患者伤手五指相对交叉扣紧，由外向里环转摇晃 6 ~ 7 次，然后使腕关节掌屈并拔伸，再迅速背屈，同时拿伤处之拇指向下戳按

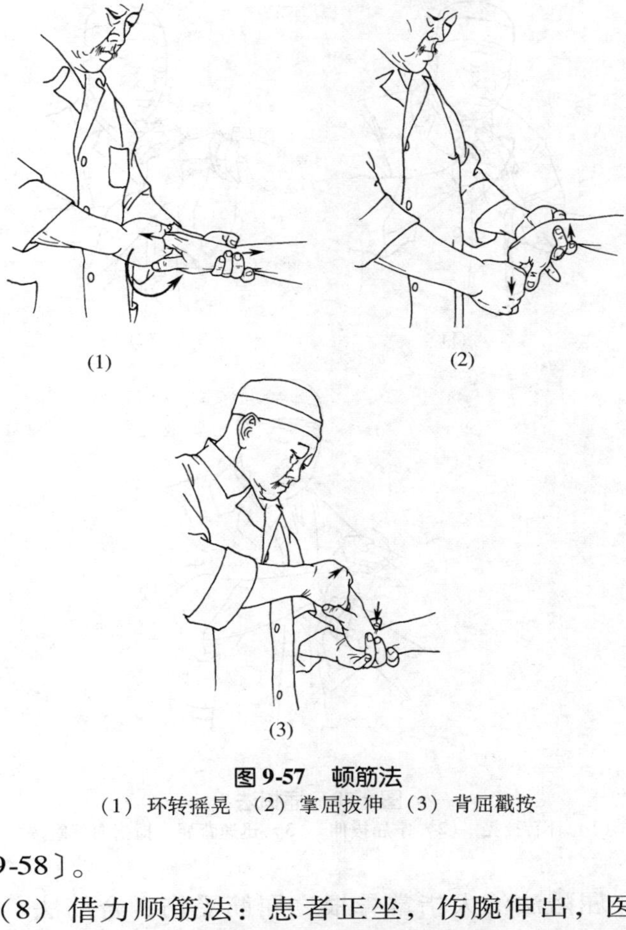

图 9-57　顿筋法

（1）环转摇晃　（2）掌屈拔伸　（3）背屈戳按

〔图 9-58〕。

（8）借力顺筋法：患者正坐，伤腕伸出，医者站在患者前方，将患者伤手掌置于医者胸部，医者用一手由小指侧握住伤手掌，另一手自拇指侧拿住伤腕，拇指扣按住伤处。令患者用力推医者之胸部，医者拿手掌之手迅速将伤臂高举，同时将伤腕掌屈，拿腕之手的拇指向下，作顺筋法〔图 9-59〕。

以上八面缝手法中，拔戳法治大指掌骨根之斜牵筋

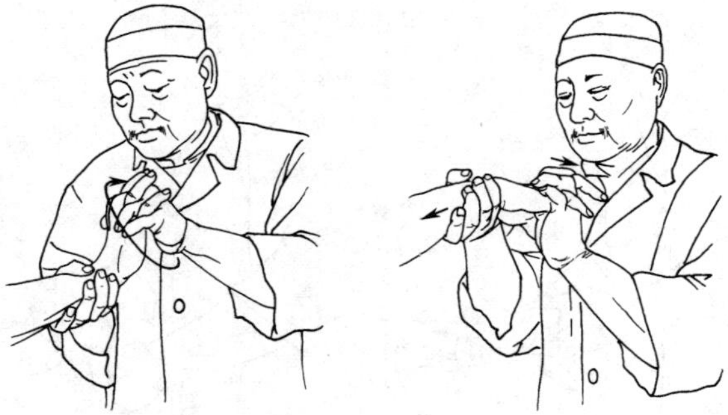

(1)　　(2)

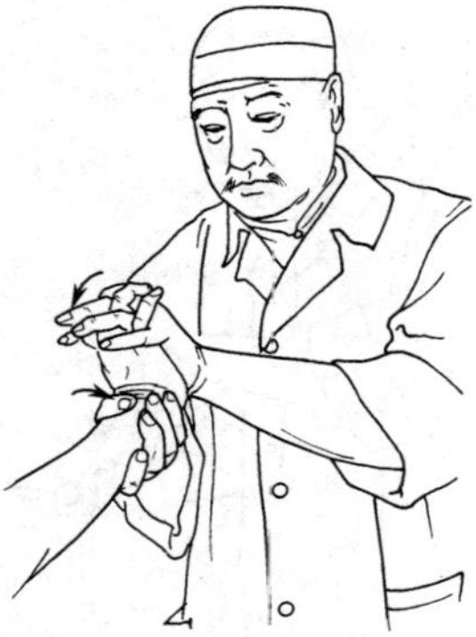

(3)

图 9-58　插指法

（1）环转摇晃　（2）掌屈拔伸　（3）迅速背屈，拇指向下戳按

受伤；屈戳法治大指掌骨根之屈筋受伤；合筋法、屈转法、顺筋法治力筋受伤；顿筋法、插指法治伸筋受伤；借力顺筋法治通筋、力筋受伤。

2. 捆绑：损伤严重者，外敷药后，用长方形纸垫，上、下夹住伤腕，绷带缠妥。

3. 调养：手法后练习“抓空增力势”、“仙人摇扇势”等运动。可用腾洗药每日腾洗，或可行热敷，注

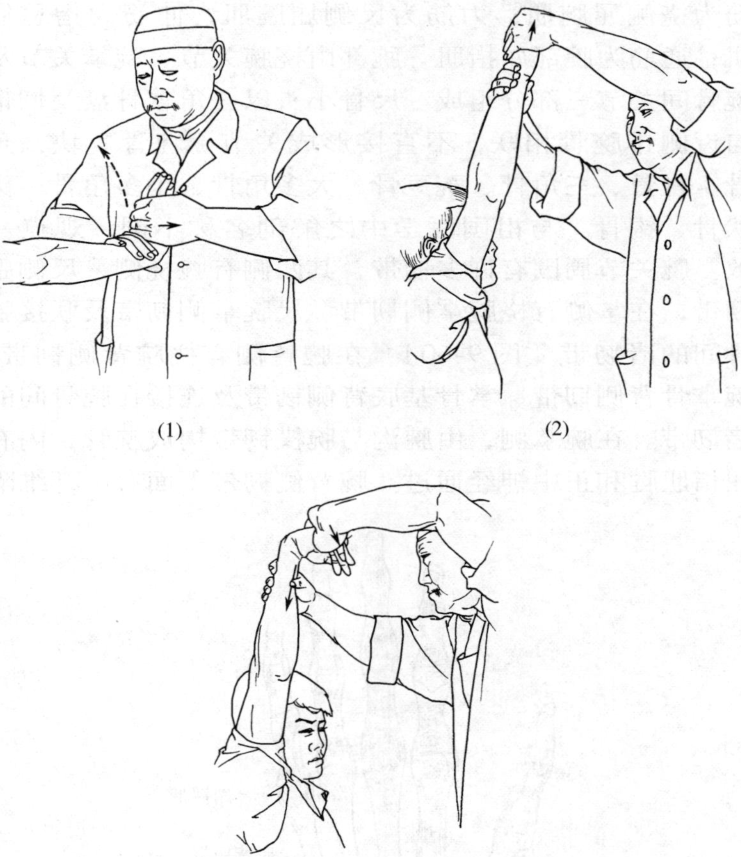

(1) (2) (3)

图 9-59　借力顺筋法

（1）伤手以手掌用力平推医者胸部　（2）迅速将伤臂高举，并将伤腕掌屈　（3）拇指向下顺筋

意局部保暖，忌受风寒及凉水刺激。

【按】 腕缝伤筋，是指腕部肌腱、韧带等软组织损伤。正文中连膜筋片指腕骨间韧带，臂、昆骨下头护头筋指腕关节囊，斜牵筋指外展拇长肌、伸拇短肌；屈

筋为桡侧屈腕肌；力筋为尺侧屈腕肌；伸筋为指总伸肌；通筋为腕部屈指肌。腕部由桡腕关节、腕掌关节及腕骨间关节三部分组成。尺骨小头以三角软骨盘及韧带与近侧排腕骨相联，不直接形成关节。腕骨 8 块：舟骨、月骨、三角骨、豌豆骨、大多角骨、小多角骨、头状骨、钩骨。与祖国医学中之解剖名称不同，观点一致。腕关节周围有许多韧带，其两侧有腕桡侧、尺侧副韧带，在掌侧有桡腕掌侧韧带、尺腕掌侧韧带及联接腕骨间的诸韧带〔图 9-60〕。在腕背侧有桡腕背侧韧带、腕掌骨背侧韧带、掌骨基底背侧韧带及连接在腕骨间的诸韧带。在腕掌侧，由腕沟与腕横韧带构成腕管，内有屈指肌腱和正中神经通过。腕背侧韧带下面有由纤维隔

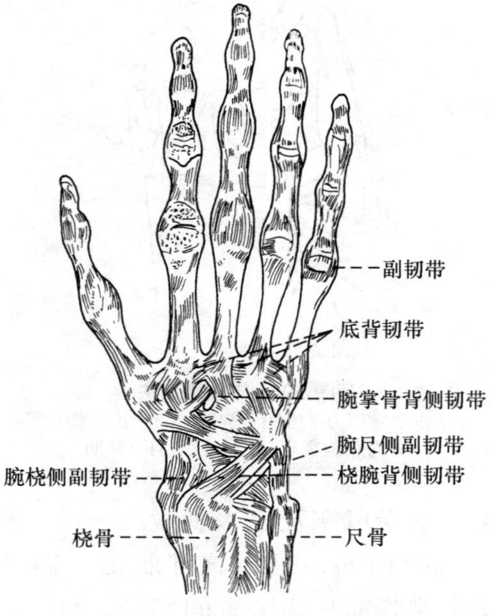

图 9-60　腕背侧韧带

形成的6个间隙，间隙中有伸肌腱通过〔图9-61〕。

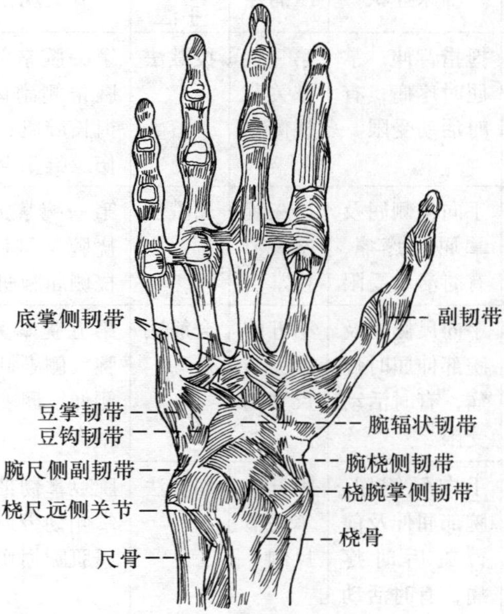

图9-61　腕掌侧韧带

这样一个结构复杂、运动灵活、活动范围较大的关节，其损伤机会也必然较多。急性创伤、慢性劳损、骨折后遗症等，都可以造成腕部疼痛。现将常见的腕部损伤与现代疾病名称及治疗手法选择，列表如下（表9-3）：

以上8个手法，对一些新鲜损伤收效快，对陈旧性损伤往往须多次施术。新鲜损伤手法宜轻；陈旧性损伤手法宜重。但治疗伤筋"喜柔不喜刚"，其手法总应以轻巧柔和为宜。八法对腱鞘炎有一定效果，但往往治疗时间较长，如能配合强的松龙局部封闭治疗收效更快。

表9-3 常见腕部损伤的诊断与手法

损伤部位	临床症状	压痛点	选用手法	现在诊断
大指掌骨根受伤（斜牵筋）	拇指背伸、掌屈时疼痛，有时活动受限	第一腕掌关节桡侧	拔戳法	第一腕掌关节扭挫伤，腕桡侧副韧带撕裂伤，拇长展肌、拇短伸肌拉伤及腱鞘炎
大指掌骨根受伤（屈筋）	手向桡侧屈及掌屈时疼痛，有时活动受限	第一腕掌关节桡掌侧	屈戳法	第一腕掌关节扭挫伤，桡腕掌侧韧带撕裂伤，桡侧屈腕肌腱炎
小指掌骨根受伤（力筋）	手向尺侧屈及腕部伸屈时疼痛，有时活动受限	第五腕掌关节尺掌侧	合筋法	第五腕掌关节扭挫伤，腕尺侧副韧带损伤，尺侧伸、屈腕肌腱炎及腱鞘炎
小指掌骨根受伤（力筋）	手向尺侧屈，腕部屈伸及前臂旋后时疼痛，有时活动受限	第五腕掌关节尺侧	屈转法	腕豆掌韧带捩伤，尺腕掌侧韧带损伤，尺侧腕屈肌腱损伤及腱鞘炎
腕尺侧受伤（力筋）	手向尺侧屈，腕伸、屈及前臂旋后时疼痛，活动受限	第五腕掌关节掌尺侧	顺筋法	腕尺侧副韧带损伤，尺侧屈腕肌腱损伤、腱鞘炎
腕背侧受伤（伸筋）	腕部屈、伸时疼痛，有时活动受限	腕背侧正中	顿筋法 插指法	腕指总伸肌腱损伤、腱鞘炎、腱鞘囊肿
腕掌侧损伤（通筋）	腕部屈、伸时疼痛有时活动受限	腕掌侧正中	借力顺筋法	腕部深、浅屈指肌腱损伤

八面缝手法用于治疗时，按压痛点之手指放置的位置应准确，反之，效果就差。另外，每一种手法虽是针

对每一种损伤，但也不是绝对的，在临床上，往往几个手法联合使用疗效更好。如尺侧屈腕肌损伤，用合筋法、屈转法、顺筋法三法，则效果最好。

腕三角软骨破裂及腕管综合征，不是本手法治疗的适应证。

第十七节　掌骨散挫伤筋
（腕掌关节软组织损伤）

手掌骨（掌骨）5 块，掌骨上头与骰子骨相连，中间有连膜筋片，其掌心有掌筋 1 道。

【病因】 如有跌仆、撅拧，或有由高坠下，手掌撑地，可致掌骨散挫伤筋。

【临床表现】 遇有此症，掌根部臃肿胀起，疼痛难忍，手掌显宽，不能握拳，不能持物，五指伸屈不利。检查时，医者用拇指端仔细寻按，掌骨根按之痛甚，其缝显宽。

【治疗】

1. 手法：患者正坐，伤手伸出，掌心向下。助手站在伤手外侧，用双手拿住前臂下端（双手拇指在背侧，余四指在掌侧）。医者站在患者前方，双手拿住患者手腕及手掌，拇指按在伤处，余四指在掌心，由外向内环转摇晃 6～7 次，后拔伸，并使腕关节掌屈，再将其背屈，同时双手拇指用力向内归挤，向下戳按〔图 9-62〕。

再用捋顺法按摩舒筋。

插指法、顿筋法，与腕缝伤筋节相同。

2. 捆绑、调养：与腕缝伤筋节相同。

【按】 掌骨散挫伤筋，是指腕掌关节与掌骨基底

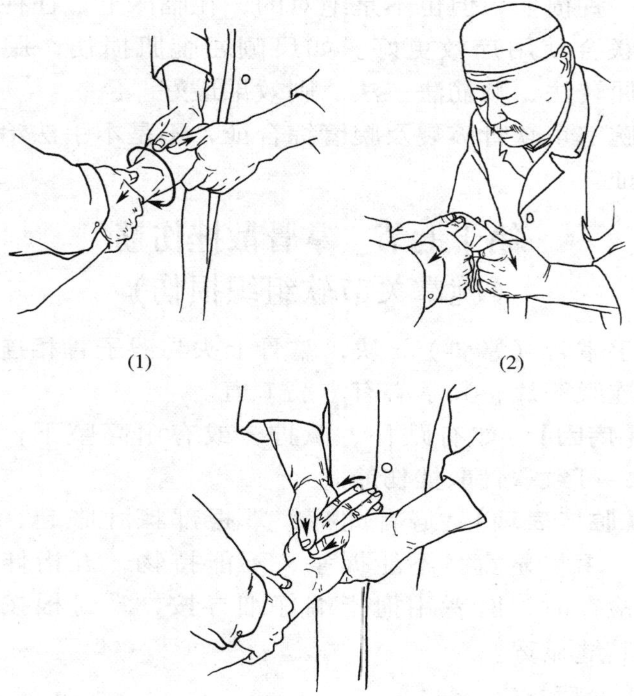

图 9-62 手掌骨散挫伤筋的治疗手法

（1）环转摇晃后拔伸 （2）掌屈 （3）背屈、归挤、戳按

间关节微细错位及软组织损伤。正文中连膜筋片是腕骨间韧带及掌骨基底掌背侧韧带。掌筋是指掌筋膜。

临床上，腕部软组织损伤是较为常见的，一般情况下不要忽略了腕掌关节部位的微细损伤。正文指出，腕掌关节及掌骨间关节损伤后，“其缝显宽”，是腕掌及掌骨基底间关节的微细错位及韧带损伤。

手法的应用，能使微细错位之腕骨、掌骨复位，并使肌肉、韧带舒理，效果较好。

在诊断中，应与掌骨基底部骨折相鉴别。另外，在慢性损伤中，第二掌骨基底骨突症不属本节所述范围。

第十八节　指骱伤筋（掌指关节、指间关节挫伤）

指骱者（指关节），手之五指也，为持物之主骨。人手有指骨14块，诸指骨之间及掌指骱中，各有暗硬骨1块，五指并有伸、屈筋10道，五指指骱有包骨筋14道，拇指有斜牵筋1道。

【病因】 如有抻、戳、撅、拧，可致指骱伤筋。

【临床表现】 如有此症，指骱臃肿胀起，疼痛难忍不息，指骱上、下或左、右按之痛甚，日久失治或治不得法，则伤骱形粗，屈伸动转受限。

【治疗】

1. 手法：患者正坐，伤手伸出，掌心向下。医者站在伤手外侧（若为无名指、小指则站在内侧），一手拿住伤指，另一手拇、食二指捏住伤指关节的内、外侧。拿伤指之手轻轻摇晃，捏关节之手揉捻舒筋〔图9-63（1）〕。

再改用一手拇、食二指捏住伤指关节上部的指骨两侧，另一手拇、食二指捏住伤指关节下部的指骨上、下方，由外向内环转摇晃6~7次，然后拔伸，将指关节反复屈伸数次〔图9-63（2）〕。

2. 调养：即日开始练习指关节屈伸活动，慎避寒凉及冷水洗浴。

【按】 指骱伤筋是指掌指关节、指间关节的软组织损伤，正文中所指的只是其中的侧副韧带、关节囊的

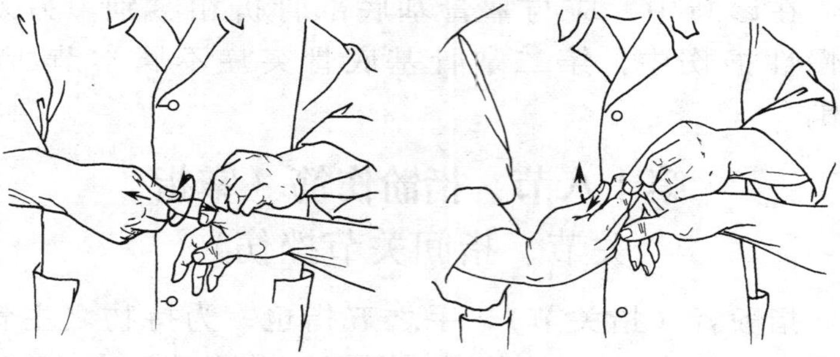

图 9-63　指骱伤筋的治疗手法
（1）环转摇晃后拔伸　（2）将关节屈伸数次

损伤，不包括指关节伸、屈肌腱的损伤。暗硬骨指关节囊及侧副韧带；包骨筋为伸指肌腱及腱膜；伸、屈筋为指伸、屈肌腱；斜牵筋为外展拇长肌及伸拇短肌。

指间关节二侧有侧副韧带，以维持关节的稳定性，限制侧向运动。当指间关节屈曲时，侧副韧带松弛；而伸直时则紧张。因此，在手指处于伸直位时，如受到过伸或侧方暴力时，可伤及侧副韧带。轻者致部分韧带撕裂伤；重者可致完全断裂，关节失去稳定性，出现侧向异常活动。

在治疗上，对于部分韧带撕裂者，手法治疗，常可收效。如为侧副韧带完全断裂，则可用手法将韧带理顺后，用纸垫或胶布将伤指与邻近指固定在一起，固定2～3周后再用手法舒筋治疗。若合并撕脱骨折，位置良好者，可按韧带断裂的方法治疗；如有明显移位者，可考虑手术治疗。

陈旧性损伤的患者，关节部位常呈粗大，伸屈活动受限，这主要是由于伤后瘢痕组织形成所致。在治疗上，除可用手法外，亦可用腾洗药配合治疗、用强的松龙局部封闭，以促进瘢痕组织的吸收。

第十九节　胯缝伤筋（髋部软组织损伤）

胯部本是行走、动转下肢之总骱，由楗骨头（股骨头）和楗窠（髋臼）组成。末躯骨上头有暗硬骨1块；胯部有篡筋2道；包骨筋1道；连带筋2道；大腿前方有通筋1道，通筋外侧有伸筋1道，通筋内侧有屈筋1道，屈筋内侧有力筋1道；大腿后方有后通筋3道，大腓肠筋1道。

【病因】 此骱本是大接交之处，有里缝、外缝、前缝、后缝之分。如有蹴、振、颤、拐，必有稍挫。或有跌伤歪斜，必致一缝筋伤。四种缝伤后，也能行走，多有迟日者。但见外无肿胀者可治，如有红、肿、热、胀，不能行走，只能斜身站立者，乃不治之症。缘环跳穴下为气血总要路，胯缝伤筋，如致气血截挡，则必瘀血，气血久瘀成疮，必归于漏，若皮破裂者，性命难保。

【临床表现】

1. 里缝伤筋：遇有此症，患者行走时稍现酸软乏力，疼痛较轻。迟日再稍挫伤，自觉疼痛、发胀、伤腿已长，步履难行，伤足擦地，重者横行。

令患者仰卧榻中，去衣，身要躺正，胯腋线垂下，足跟不齐，伤腿显长。令患者双腿叉开，摸其小胯显岗，胯腋显宽，即是胯骨里缝伤筋。

2. 外缝伤筋：遇有此症，伤腿已短，行走时向患侧歪斜。

令患者仰卧床榻，双腿伸直，胯腋线正常，伤腿显短，胯部疼痛。摸其两胯，胯骨外头微现高起，稍宽，即是此症。伤腿显短是因胯骨篡筋收缩，背面通筋僵就所致。

3. 前缝伤筋：伤前缝者，行路时必要向前努之。行走时不觉疼痛，唯觉酸软乏力，只能前脚掌着地，足跟不能着地。令患者仰卧床榻，大腿前面通筋僵硬，即是此症。

4. 后缝伤筋：胯骨后缝位于胯骨后，秩边穴周围有4道大筋通过，其中1道较粗，易伤易治，余3道较细，易伤不易治。此处一伤，行走时身必向前探，行走不灵。

令患者俯卧床榻，腰及胛肋均无病征。唯秩边穴下，后缝处明显压痛，微有突起（后缝筋岗出），再令患者仰卧，伤腿不能放直，直放必痛，伸直不能抬起，即是此症。

【治疗】

1. 手法

（1）里缝伤筋：患者仰卧床榻。医者站在伤侧，用一手虎口按在腹股沟处，另一手握住小腿下端，将伤肢拔直，环转摇晃伤肢6~7次〔图9-64（1）〕。

将患侧小腿夹在腋下，拔伸牵引。

将伤肢髋、膝关节尽量屈曲，使膝靠近胸部，足跟接近臀部，按伤侧腹股沟部之手，改按膝部，用力向下按压〔图9-64（2）〕。

嘱患者向健侧翻身，同时按膝部之手改按臀部，以拇指顶住里缝（坐骨结节后下方）用力戳按，同时握小腿下端之手将伤肢拔直〔图9-64（3）〕。

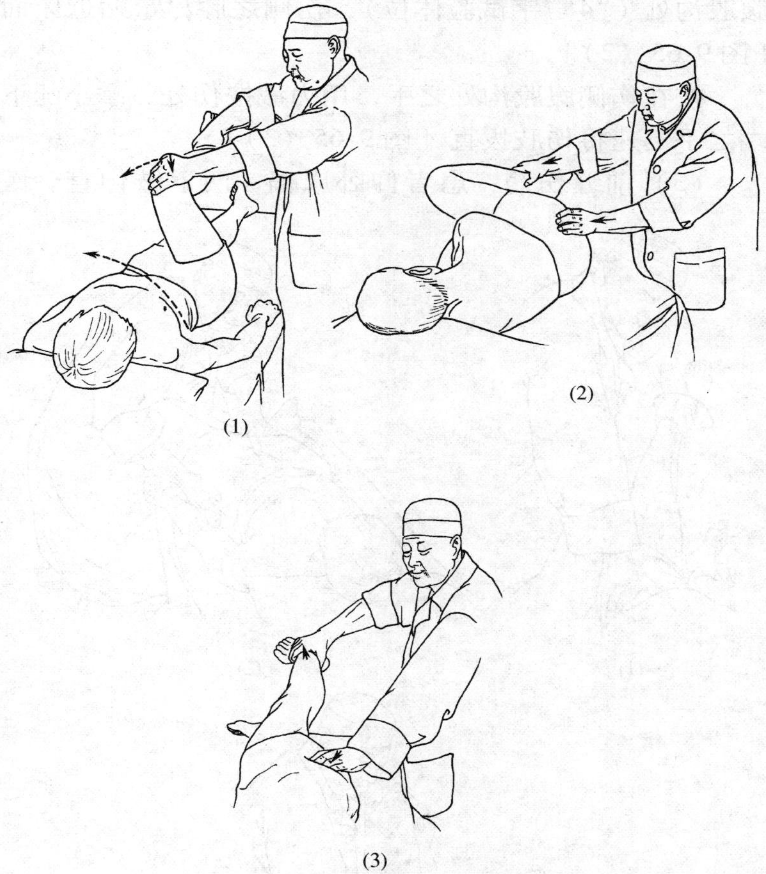

图 9-64　里缝伤筋的治疗手法
（1）摇晃后屈膝按压　（2）侧卧拇指顶住里缝　（3）拔直

（2）外缝伤筋：患者仰卧床边。医者站在伤肢外侧，用一手按住伤侧腹股沟部，另一手拿住小腿下端，将伤肢拔直，由外向里环转摇晃伤肢 6 ~7 次〔图 9-65（1）〕。

将髋、膝关节屈曲，髋关节外旋，伤侧之足到健侧腹股沟处（“4” 字试验体位），伤侧之膝尽量贴近床面〔图 9-65（2）〕。

按在伤侧腹股沟处之手，用力戳按伤处，拿小腿下端之手迅速将伤肢拔直〔图 9-65（3）〕。

（3）前缝伤筋：患者仰卧床榻，两下肢伸直。医

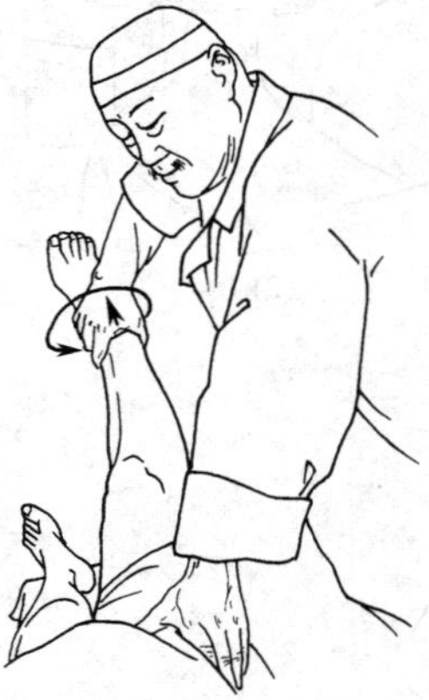

(1)

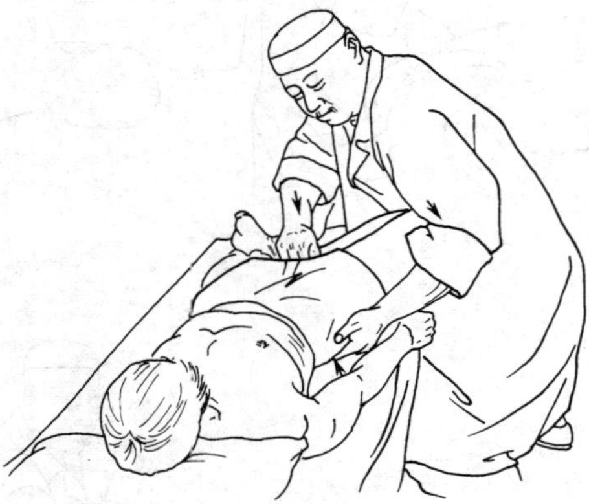

(2)

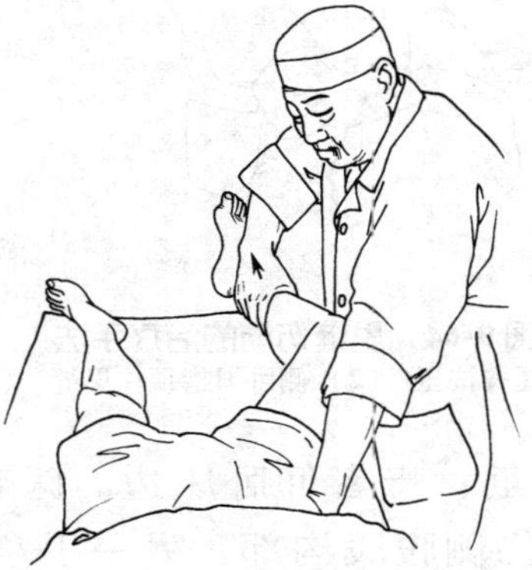

(3)

图 9-65　外缝伤筋的治疗手法

（1）环转摇晃　（2）屈膝关节，大腿外展、外旋　（3）拔直

者站在患者伤侧，用一手虎口顶在腹股沟处，拇指按在伤处，另一手自内侧握住小腿下端。将伤肢拔直，由外向内环转摇晃6~7次〔图9-66（1）〕。

将患者小腿挟于腋下，进行拔伸〔图9-66（2）〕。

将髋、膝关节屈曲，使膝靠近胸部，足跟接近臀部，并用顶腹股沟部之手由膝向上到腹股沟捋顺之，同时将伤肢拔直〔图9-66（3）〕。

（4）后缝伤筋：患者坐在床边。助手跪在患者背

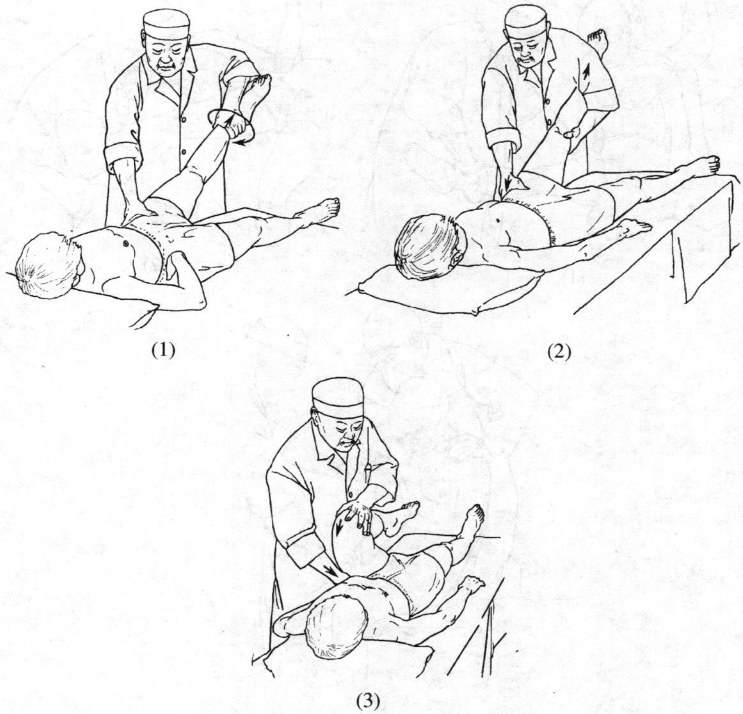

图9-66　前缝伤筋的治疗手法

（1）环转摇晃　（2）拔伸　（3）屈髋、膝关节，戳按

后床上，用双手推住患者的两肩。医者站在患者前方，用一手虎口顶住伤侧腹股沟部，另一手自小腿内侧握住小腿下端，将伤肢拔直，由外向里环转摇晃 6～7 次〔图 9-67（1）〕。

将患者小腿挟在腋下,并向斜下方拔伸〔图 9-67(2)〕。

将髋、膝关节屈曲，同时将顶住腹股沟部之手移至膝前，使膝靠近胸部，足跟接近臀部，并嘱助手向前推患者两肩，使腰向前屈〔图 9-67（3）〕。

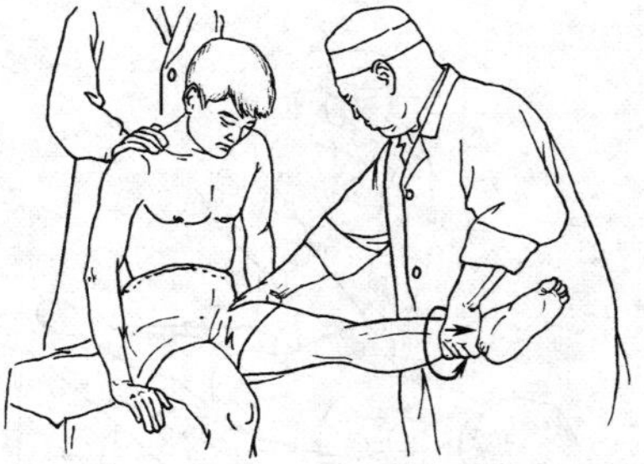

(1)

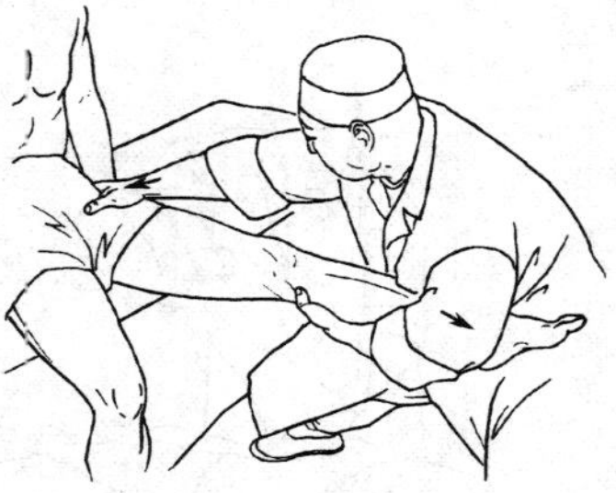

(2)

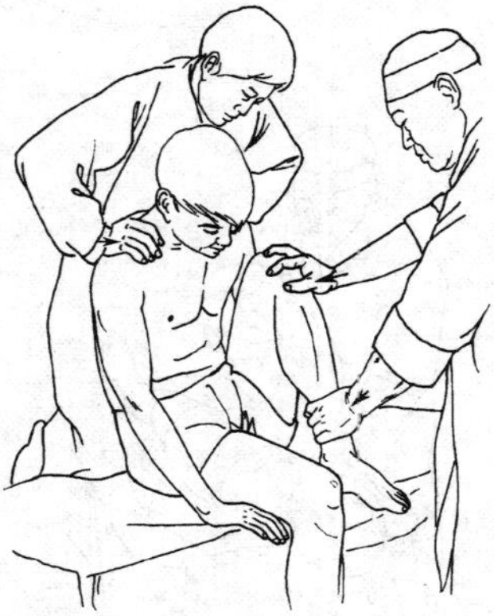

(3)

图 9-67　后缝伤筋的治疗

（1）环转摇晃　（2）拔伸　（3）屈髋、膝关节，并使腰向前弯

2. 调养：手法后7天内避免剧烈运动及过多行走，忌风寒侵袭。

【按】 髋关节是人体最深、最坚强的一个关节。由股骨头、股骨颈和髋臼所组成。正文中篡筋指臀部肌肉；包骨筋为股四头肌筋膜；连代筋指关节内韧带；大腿正面通筋为缝匠肌，伸筋为股四头肌，屈筋指股薄肌，力筋指股内肌群；后通筋指半腱、半膜肌；大腓肠筋指股二头肌。

正文中胯部伤筋分了4个缝，用4个缝概括地叙述了髋部软组织损伤的病因、病机和治疗。下面按4个缝分别叙述。

1. 里缝伤筋：多见于儿童，因扭伤所致。本病病名很多，有“髋掉环”、“一过性滑膜炎”、“暂时性髋关节炎”、“外伤性髋关节炎”、“幼年性髋关节半脱位”、“骨盆歪斜症” 等。本病实际上是关节囊内的病变。儿童时期，股骨头发育不成熟，髋关节活动度比较大，关节囊薄弱松弛。当髋关节受到外展牵拉时，股骨头自髋臼内拉出一部分，由于关节腔内负压的作用，将松弛的关节囊吸入关节间隙，股骨头恢复原来的位置时，部分关节囊嵌顿于关节腔内。另外，关节囊内脂肪（哈佛森腺）也可随着关节腔内的压力增、减而被挤出或吸入。负压下吸入，恢复后挤出，亦可能被嵌顿〔图9-68〕。

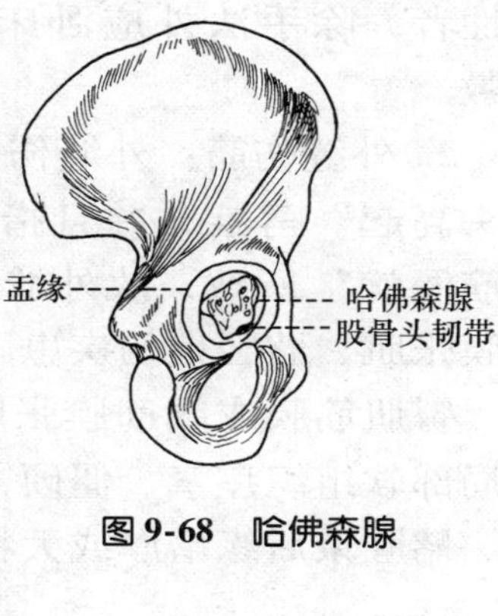

图9-68 哈佛森腺

由于关节囊或关节囊内脂肪的嵌顿，使股骨头不能恢复原来的位置及功能，下肢处于外展、外旋位，同时为了减轻对嵌顿滑膜或脂肪的压迫，骨盆出现代偿性倾斜，使伤肢呈假性“延长”，跛行。嵌顿时间长者，髋关节部位出现炎性表现，如肿胀、疼痛、屈髋外展及旋转活动受限等症，严重者托马征阳性。X片无异常所见。

本病应和股骨头无菌性坏死、化脓性关节炎、早期髋关节结核鉴别。股骨头无菌性坏死也可使髋关节功能受限明显，但病程长，X线片可显示股骨头密度增高或股骨头变形。化脓性关节炎有高烧、白血球增高等全身性急性炎症反应，局部亦常伴有红、肿、热、痛。髋关节结核亦为儿童多发病，但发病延缓，有午后低烧、盗汗、血沉快等全身的结核中毒症状，多有夜啼史，X片可显示关节间隙变宽，关节囊软组织阴影膨隆等症，如软骨下结核或松质骨结核，可有不规则的骨质破坏或密度减低区。

正文中胯骨里缝手法，能使嵌顿滑膜或脂肪组织解脱。手法治疗后症状一般当时可以解除，但当时仍要注意防止患肢外展、外旋活动。如嵌顿时间长，或托马征阳性者，除手法外应卧床休息1～2周。并可用腾药腾敷。

2. 外缝伤筋：外缝伤筋描述了“伤腿短”、“胯骨外头高起”等症，并且指明是“胯骨纂筋收缩、背面通筋僵就”所致，故外缝伤筋实际上是臀肌筋膜和阔筋膜张肌、髂胫束的疾患〔图9-69〕。

臀肌筋膜或阔筋膜张肌、髂胫束的损伤、炎症等，使局部软组织痉挛、僵硬，即“纂筋收缩”。臀大肌前缘、髂胫束后缘增厚或大粗隆下滑囊炎，外胯显宽，造成代偿性伤腿假性“变短”。用手法治疗可以缓解肌肉痉挛，减轻疼痛。另外，髋部和大腿肌肉的神经支配是腰丛和骶丛，所以除了髋部和大腿部软组织本身的疾患可引起腿疼外，腰骶部疾患亦可引起类似的症状。本手法也可以酌情选用。下肢长骨骨折畸形愈合后，伤肢绝对长度短缩 1～2 厘米以内者，用本手法可促进肌肉张力的恢复，有利于更好的代偿，亦有一定的疗效。

3. 前缝伤筋：前缝伤筋所描述的症状：行走时向前努，前脚掌着地，足跟不能着地，并且指明是通筋僵就，所以实际上是指缝匠肌的损伤〔图 9-70〕。

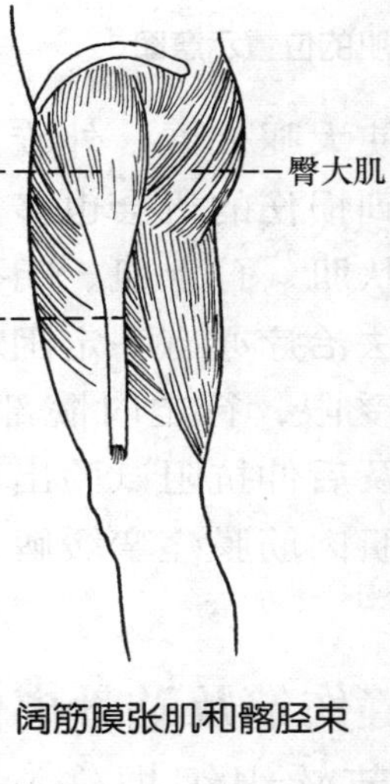

图 9-69　阔筋膜张肌和髂胫束

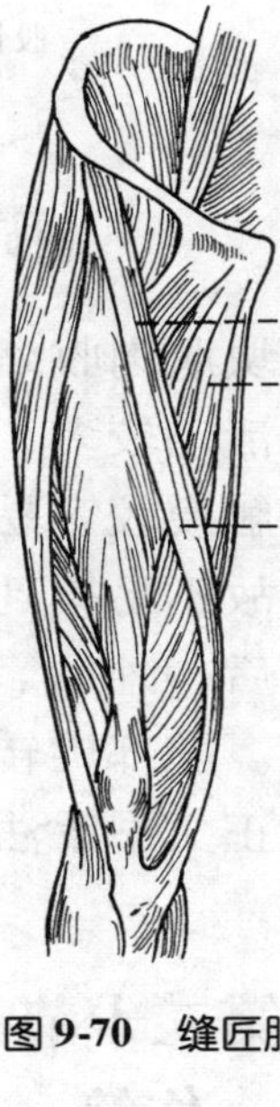

图 9-70　缝匠肌的位置

缝匠肌收缩时使大腿外旋、外展、前屈，并使小腿内旋、屈曲。此时大腿前屈无力，拖拉步态。用本手法治疗，可以缓解缝匠肌的痉挛，减轻疼痛。

4. 后缝伤筋：正文中指明，后缝部位在秩边穴周围，而且有“4 道大筋”通过。这 4 道大筋中，较粗的一道指臀中肌，较细的指梨状肌、孖上肌、闭孔内肌〔图 9-71〕。

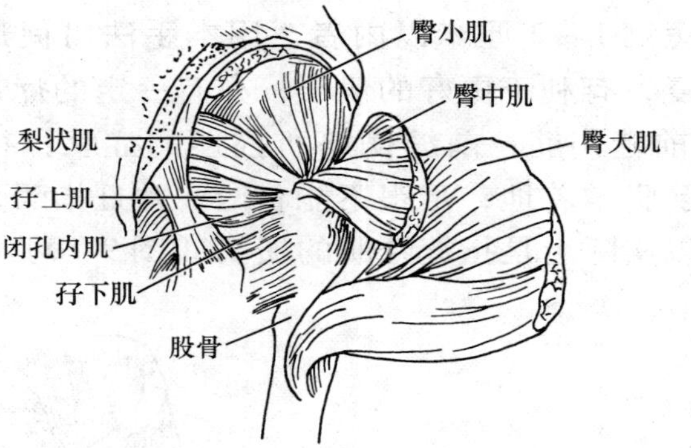

图 9-71　臀肌的位置示意图

这几块肌肉收缩时，使大腿外展、外旋。由于这几块肌肉的活动较多，故受到损伤的机会也多。臀中肌位置表浅，触摸较容易；梨状肌、孖上肌、闭孔内肌位置比较深，故不易摸到，手法治疗亦有一定困难。这几块肌肉受伤后，外展、外旋受限，行走时髋部酸软无力，躯干前倾。髋部旋转运动及后伸抗阻试验出现疼痛或功能障碍。正文中手法可使肌肉筋膜痉挛缓解，粘连组织得到松解。

第二十节　膝缝伤筋及站骨离位

伤筋（膝关节软组织损伤）

膝骱（膝关节），本是伸屈行走之主骱。由末躯骨（股骨）下头，骱骨（胫骨）上头及膝盖骨（髌骨）

组成。其骱有4缝：骨端接交处称中缝；骱内侧称虎眼里缝；骱外侧为虎眼外缝；膝盖下及虎眼处名曰正缝〔图9-72〕。

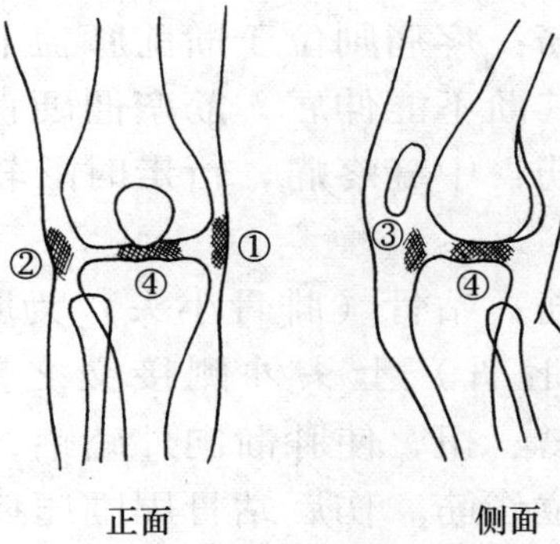

图9-72　膝缝示意图
①里缝　②外缝　③正缝　④中缝

膝盖骨上、下、内、外有包骨筋16道，为额外筋。骱内有软骨2块。站骨有包骨筋1道；伏兔骨、膝腘骨、站骨护头筋内、外各1道。膝骱有暗硬骨2块；膝盖骨下面有暗硬骨1块。故有“膝为筋之府”之称。

【病因】 如有跌打、磕碰，或拐撞，或行走颤空失足，则必伤其骱。

膝骱向里磕踏，拐碰，腿向内侧偏歪，则伤外缝；若由前向后之跌打，压砸，碰撞，使膝骱过于伸直，或行走颤空失足，则必伤正缝；而中缝伤筋则多由骨损或膝盖骨挪位。膝缝伤筋日久，不得伸屈而诸筋筋挛，伤骱僵硬直如杠。

【临床表现】 虎眼里缝伤筋：里缝疼痛，压痛明显，其骱不能伸直，并向内歪斜，小腿及足则向外倾斜，行走时足跟不能着地。

虎眼外缝伤筋：外缝处疼痛、压痛，其症多较里缝伤筋为轻，一般不肿，膝骱向外歪斜，小腿及足向内倾斜，下蹲后不能站起。

虎眼正缝伤筋：疼痛则位于骱前膝盖下方，与中缝伤筋症状相似，其骱不能伸屈，筋挛僵硬直如杠。

虎眼中缝伤筋：中缝疼痛，行走时酸软无力，直腿划圈而行。

站骨离位伤筋：站骨（腓骨小头）为胫骨（腓骨）上头，与骺骨（胫骨）上头外侧接交之骱。如有跑、跳，或走路不慎蹲、扭，使膝骱向外磕踏，小腿向内挪动，必致站骨离位伤筋。伤后站骨周围压痛，一般无肿胀，膝外侧酸软无力，行走颤拐。

【治疗】

手法

（1）里缝伤筋：患者屈膝垂足，正坐床边。助手坐在伤侧，双手固定患者大腿下端。医者半蹲在患者前方，一手由外侧用拇、食二指圈住髌骨，并用拇指按住里缝，余三指在腘部拿住伤骱，另一手由内侧握住伤肢足踝部。轻轻环转摇晃伤肢6～7次〔图9-73（1)〕。

患者站在伤肢外侧，用拿骱之手按住里缝，握足踝之手与助手用力相对拔伸〔图9-73（2)〕。

使伤肢盘膝，大腿外展外旋，足跟尽量靠近健侧腹股沟部，用拿膝之手的拇指，推捋里缝〔图9-73（3)〕。

将伤肢拔直，用捋、顺、捻、揉法按摩舒筋。

（2）外缝伤筋：患者面向医者，侧卧床边，伤肢在上。助手固定其大腿下端，勿使晃动。医者用一手拇

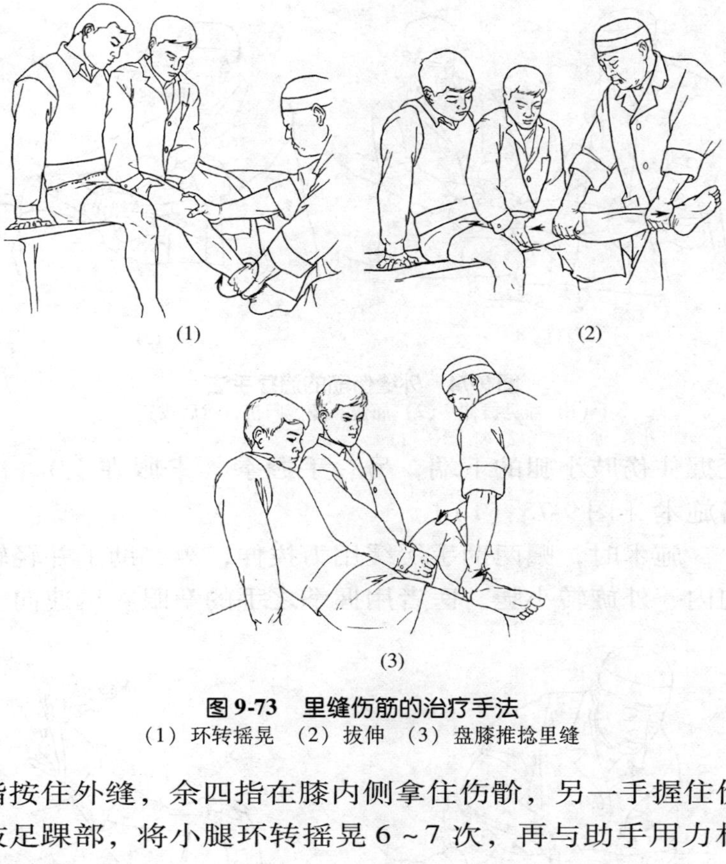

图 9-73　里缝伤筋的治疗手法

（1）环转摇晃　（2）拔伸　（3）盘膝推捻里缝

指按住外缝，余四指在膝内侧拿住伤骱，另一手握住伤肢足踝部，将小腿环转摇晃 6～7 次，再与助手用力相对拔伸〔图 9-74（1）〕。

将膝关节屈曲，同时助手撤除，使膝靠近胸部，足跟接近臀部，拿膝之手的拇指用力向内归挤〔图 9-74（2）〕。

将伤肢拔直，用捋、顺、揉、捻法按摩舒筋。

（3）正缝伤筋：患者坐在床边。一助手用双手固定其大腿下端，勿使摇动。第二助手一手握住足踝部，一手拿住伤肢的足趾部。医者半蹲在伤肢外侧，一手轻

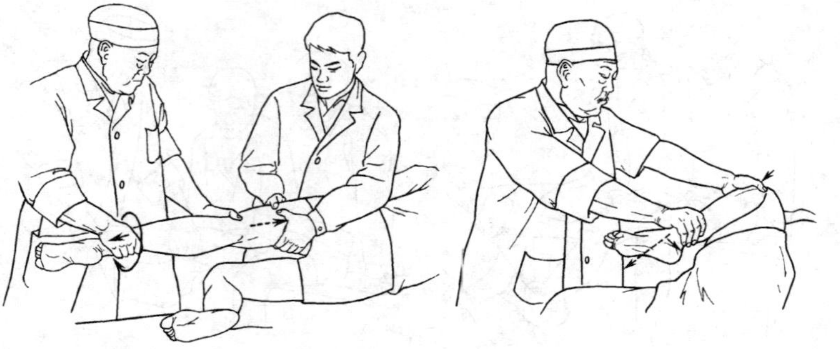

(1)　　(2)

图 9-74　外缝伤筋的治疗手法
（1）摇晃拔伸　（2）屈髋、膝、归挤，然后拔直

轻握住伤肢小腿的下端，另一手握拳（拳眼在上），准备施术〔图 9-75（1）〕。

施术时，嘱两助手缓缓用力拔伸，第二助手并轻轻向内、外旋转小腿。医者用握拳之手的拳眼，迅速向上

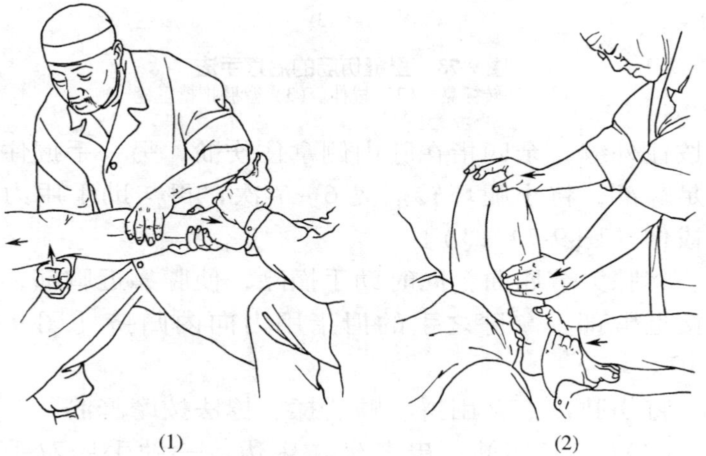

(1)　　(2)

图 9-75　正缝伤筋的治疗手法
（1）拔伸，内、外转动小腿，用拳眼击打腘窝　（2）屈膝

击打腘窝，随即与第一助手同时撤除，医者握小腿之手与第二助手用力将伤膝屈曲，握拳之手推住伤膝，使膝靠近胸部，足跟接近臀部〔图9-75（2）〕。

将伤腿拔直，用捋、顺、揉、捻法按摩舒筋。

（4）中缝伤筋：患者正坐床边。助手固定伤肢大腿下端，勿使摇动。医者一手由内侧握小腿下端，另一手虎口拿住膝关节，用拇、食二指捏住中缝。施术时，与助手同时用力，相对拔直伤肢。握小腿下端之手向内、外旋转小腿，拿膝之拇、食二指，用力归挤〔图9-76（1）〕。

将小腿夹在医者两腿之间，与助手相对拔伸。医者双拇指在上，余四指在下，合掌拿住膝关节，使膝关节渐渐地尽量屈曲〔图9-76（2）〕。

将伤腿拔直，用捋、顺、揉、捻法按摩舒筋。

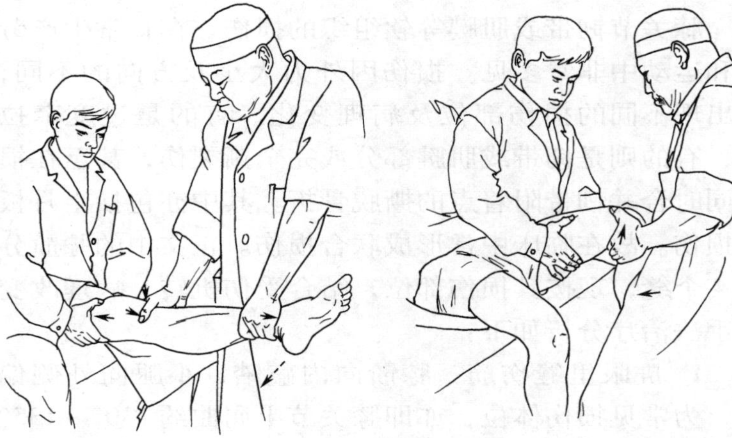

(1)　　(2)

图9-76　中缝伤筋的治疗手法

（1）在拔伸下，内、外转动小腿　（2）屈膝关节站骨离位伤筋：与外缝手法相同，只是拿膝关节之手拇指，改按住腓骨小头即可。

【按】 膝关节是由股骨髁部、胫骨平台及髌骨组成，为人体中最大的关节。虽有内、外侧半月板加深胫骨平台的凹陷，但单从骨组织的结构来看并不稳定。其稳定性主要依靠关节内、外韧带、关节囊及周围肌腱维系。正文中膝骱筋道较其他关节为多，软骨2块即半月板；16道额外筋系指股四头肌肌腱及其扩张部和髌韧带；站骨包骨筋指股二头肌、腓骨长短肌、趾长伸肌等腱和腱膜；伏兔骨、膝胭骨、站骨护头筋为关节囊；膝骱内、外各有暗硬骨二块为内、外侧副韧带；膝盖骨下暗硬骨为十字韧带。故中医称“膝为筋之府”是有道理的。膝关节的活动主要是伸、屈运动，正常伸180°，屈45°，此外，在屈曲135°时，有较显著的内、外旋转活动。

膝关节韧带或肌腱等软组织的损伤，在日常生产劳动和运动中非常多见。损伤因外力大小及方向的不同，常出现不同的损伤部位及病理变化。有的是过度牵拉伤，有的则是韧带或肌腱部分或完全撕裂伤，甚至在损伤同时合并韧带附着点的撕脱骨折。其中亦包括半月板的损伤。故在临床中常形成联合损伤。正文中的膝骱分为4个缝，现按其损伤部位，结合受伤机转、病理改变及手法治疗分析如下：

1. 虎眼里缝伤筋：膝骱向内磕踏，小腿向外侧偏歪，为常见损伤体位，亦即膝关节半屈曲约130°~135°位，关节处于不稳定状态下，小腿突然外翻，造成的膝内侧副韧带损伤。如损伤暴力轻微，则仅内侧副韧带受累或内侧筋膜（股四头肌腱内侧扩张部）损伤。这种损伤常为部分纤维的牵拉伤或微细断裂伤，而大体组织外形仍保持原有的连续性。如果损伤暴力较大，则往往形成内侧副韧带或内侧筋膜的断裂伤，并常使内侧半月板同时损伤。伤力再重，有可能同时发生前十字韧带的撕裂或胫骨髁间嵴的撕脱骨折形成所谓“膝关节三联症”的严重损伤。

膝内侧副韧带或筋膜损伤后，膝内侧疼痛，尤以股骨髁上部的韧带附着点或髌腱内侧压痛明显。局部病灶可刺激神经组织，反射性地引起半腱、半膜肌保护性痉挛，以致损伤后的膝关节处于半屈曲位而不能完全伸直。当在损伤处以0.5%奴夫卡因局麻后，解除了肌痉挛，膝即可完全伸直。另外，因内侧副韧带未完全断裂，故在侧副韧带牵张试验中只有疼痛症状出现，而无小腿过度外翻异常活动；完全断裂者，则可出现小腿过度外翻异常活动及膝关节内侧撞击感。若滑膜同时受损，则常会形成关节内血肿，浮髌试验阳性。X线检查，对部分韧带撕裂伤者无明显阳性所见；完全断裂者，则可发现膝关节内侧关节间隙增宽。

在治疗上，内侧副韧带不完全断裂，或膝内侧筋膜损伤而无关节不稳定体征时，可用手法治疗，效果较好。完全断裂或合并关节内损伤者，则可用其他方法治疗，或手术治疗为宜。

2. 虎眼外缝伤筋：膝骱向外磕踏，小腿向内侧偏歪时损伤，即小腿突然内翻，或大腿突然外翻。这种损伤机转，可致外侧副韧带或外侧伸膝筋膜损伤。伤力轻者，仅为组织捩伤或部分纤维断裂伤；严重者可使腘肌及前十字韧带同时损伤，有时还伴有腓骨小头撕脱性骨折。

损伤后，膝关节外侧有局限性肿痛，沿外侧副韧带走行方向或髌腱外侧方压痛，外侧副韧带牵张试验阳性。如韧带完全断裂，则可出现异常活动。如合并十字韧带损伤者，膝关节腔内可有积血、积液，浮髌试验阳性，抽屉试验阳性。X线检查，如单纯外侧副韧带或单纯伸膝筋膜捩伤，多无阳性征象；如为完全断裂，可使膝关节外侧间隙增宽。

正文中虎眼外缝伤筋手法，仅适用于膝外侧副韧带牵拉伤，或膝外侧伸膝筋膜急、慢性劳损。对合并前十字韧带损伤，或腓骨小头骨折者，可采取其他治疗方法。

3. 虎眼正缝伤筋：外力（如压砸、撞碰）由膝前向后，使膝关节突然伸直而致伤。在足球运动中踢空，亦可致伤。这种外力可使膝关节后方的关节囊紧张，或髌韧带深面的脂肪垫、关节囊内的翼状韧带（或称翼状皱襞）受挤压、嵌顿〔图9-77〕。受伤组织可出血、水肿。如果暴力继续加大，可发生以上组织的牵拉伤或撕裂伤。如果伤力再大，则可发生前十字韧带断裂，或胫骨嵴的撕脱骨折。

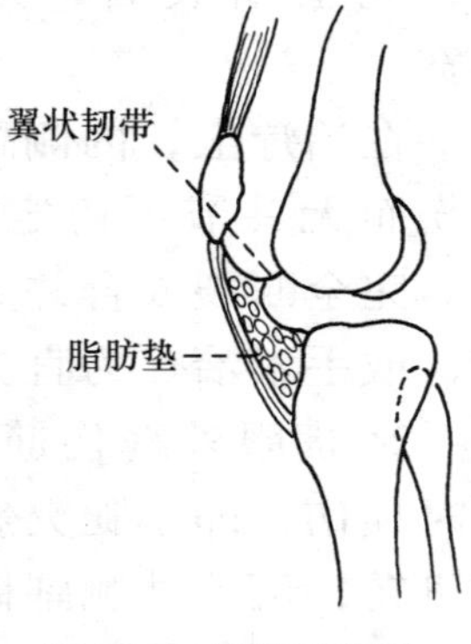

图9-77 翼状韧带及脂肪垫示意图

伤后膝关节肿胀。膝前脂肪垫挤压伤者，压痛点在髌腱两侧，膝过伸试验产生挤压痛。若损伤前十字韧带，或胫骨嵴骨折者，膝关节积血，疼痛严重，抽屉试验阳性，膝关节周围肌肉保护性痉挛，处于被动体位。X线照片可确定有无胫骨嵴撕脱骨折。另外，如有屈膝旋转扭伤史，可伤及半月板，在临床上可表现为行走颤空，膝关节疼痛，突然“卡住”的交锁现象。这种交锁现象，有时将膝稍微屈、伸活动即可解锁。但有时不能自行解锁，须用手法来解决。

上述正缝伤筋的手法，可使膝前脂肪垫的挤压松解、嵌顿还纳，半月板“交锁”现象解除。

4. 中缝伤筋：指膝关节囊或周围软组织发生炎变和粘连而言。其病因可有因下肢骨折，用石膏或夹板长时间固定，膝关节粘连或纤维性强直；或膝关节本身骨与软组织损伤日久，引起的膝关节僵硬，使“伤腿直如杠”而不能作屈曲运动。表现为伤肢行走时疼痛，酸楚无力，股四头肌废用性萎缩，步态呈“直腿划圈”而行。

治疗时以“开中缝”手法，辅以患者自主的进行膝关节伸、屈练功，逐渐的使粘连松解。应用手法时应轻柔，切忌粗暴的生搬硬弯，要循序渐进，不可操之过急，以免粘连组织再度损伤，加重粘连，甚至造成骨折等不应有的损伤。

5. 站骨离位伤筋与虎眼外缝伤筋的关系：站骨即腓骨小头，站骨离位伤筋系胫腓上关节的微细错位，以及附着于腓骨小头的股二头肌腱、膝外侧副韧带起始点下方的小滑囊、股骨外髁与髂胫束之间的小滑囊、腘肌与膝外侧副韧带间滑囊等外侧滑囊的炎症或损伤。此外，虎眼外缝伤筋，除包括膝外侧韧带、膝外侧伸膝筋膜损伤外，同时亦包括上述的滑囊的损伤〔图9-78〕。

损伤原因一般被认为是一种慢性、积累性的小创

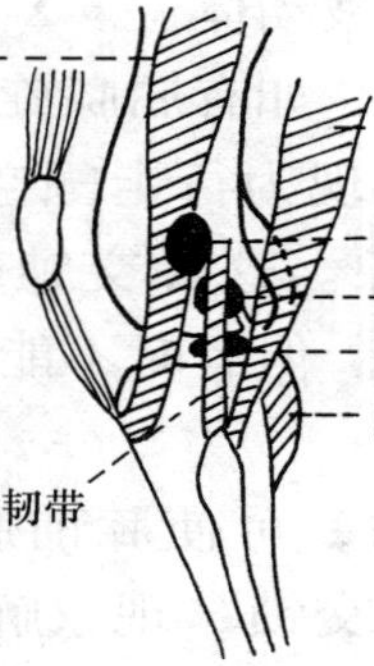

图 9-78　膝外侧滑囊示意图

伤。常因膝外侧的软组织，或软组织与骨骼之间相互长时间的摩擦而引起，即所谓膝外侧疼痛症候群。如膝关节伸、屈活动时，髂胫束前后滑动，与股骨髁反复磨擦而引起该部位慢性炎症或小滑囊炎。

膝外侧疼痛症候群，临床表现为上、下楼时痛；伸、屈关节时或坐位休息后再站立行走时，膝外侧酸软无力，欲下蹲感，或有刺痛感。触诊时，伤处软组织丰满肥厚，有些病例可触及小结节。

损伤早期可采用手法治疗，效果良好。而晚期，软组织已增生肥厚，手法治疗收效较慢，可采用强的松龙局部封闭。必要时可予手术将增生肥厚的组织切除。

第二十一节　跂骨离位伤筋
（踝部软组织损伤）

跂骨（距骨）与骱（胫）胫（腓）骨下端的内、外踝骨相接，构成踝骱，为站立行走之主骨，有柱鼎石之力。其内前方为跂骨内头；外前方为跂骨外头；前方正中为跂骨。骱胫骨下头之间有暗硬骨1块；踝骱内、外有暗硬骨1块；跂骨有护头筋内、外各2道。

【病因】 如有跌打，踒蹬足面着地，或有由高坠落扭挫，可伤跂骨。如有跌、戳、踒、蹬足尖着地，可伤跂骨内、外头〔图9-79〕。

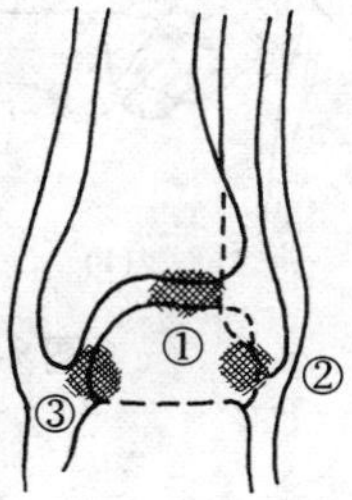

图9-79 踝缝示意图
①跂骨 ②跂骨外头
③跂骨内头

【临床表现】 遇有此症，踝部当时臃肿胀起，疼痛难忍不息，严重者有青紫色瘀血斑散于皮下。行走时步态跛行，甚至步履困难，只能足跟着地。检查时踝骱前方按之痛甚，足伸、屈活动不利。

跂骨内、外头离位伤筋时，跂骨内头或外头处微觉疼痛，肿胀多不明显，步态跛行。检查时跂骨内头或外头处按之痛甚，足向内歪斜时跂骨外头疼痛；足向外歪斜时跂骨内头疼痛，且活动不利。

【治疗】

1. 手法

（1）跂骨离位伤筋：患者正坐，伤足伸出。助手坐在患者伤侧，双手握住小腿下端，固定不动。医者双手拇指按住足背，指尖置于跂骨处，双手食指在足两侧，余三指在足底，拿住伤足。将足踝环转摇晃6~7次，然后使足跖屈，与助手相对拔伸〔图9-80（1）〕，再将足背屈，同时双手拇指向下戳按〔图9-80（2）〕。

以上手法使一次复一次，用揉捻法按摩其筋。

（2）跂骨外头离位伤筋：患者侧卧，伤腿在上，助手坐在患者前方，双手握住伤肢小腿下端。医者一手

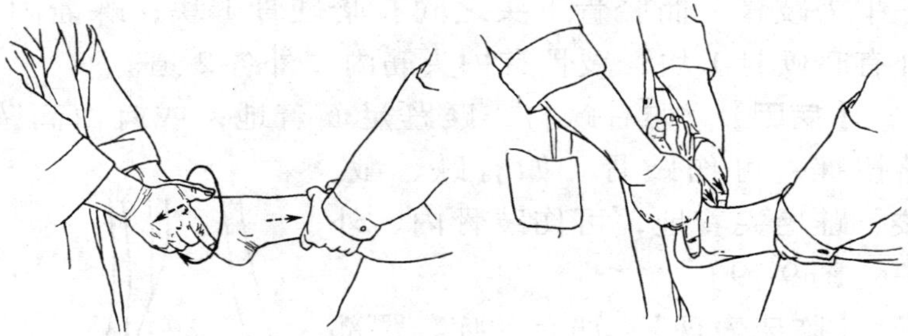

(1) (2)

图 9-80 跂骨离位伤筋的治疗手法

(1) 摇晃后跖屈拔伸 (2) 背屈，戳按

拿足跟，拇指按在伤处，一手拿足面，拇指在上，拿足跟之手保住不动，拿足面之手将足环转摇晃 6~7 次〔图 9-81（1）〕。再将足跖屈内翻〔图 9-81（2）〕，同时拿足跟之手拇指，在伤处戳按〔图 9-81（3）〕。

再令患者正坐，医者一手由外侧握住足跟，并用拇指按在伤处，另一手握住足跖部，由内向外环转摇晃，向下挤按〔图 9-81（4）〕。

以上手法使一次复一次，再用揉捻法按摩其筋。

（3）跂骨内头离位伤筋：患者侧卧，伤足在下，助手坐在患者前方，双手握住伤侧小腿远端，固定不动。医者一手拿足跟，拇指按在伤处；另一手拿足面，拇指在上，将足环转摇晃 6~7 次〔图 9-82（1）〕。然后拔伸，使足跖屈外翻〔图 9-82（2）〕。再将足背伸内翻，同时按伤处之手拇指，向下戳按〔图 9-82（3）〕。

令患者正坐，医者一手由内侧握住足跟，并用拇指按住伤处，另一手握住足跖部，由外侧向内环转摇晃，同时按伤处之拇指向下戳按〔图 9-82（4）〕。

以上手法使一次复一次，再用揉捻法按摩其筋。

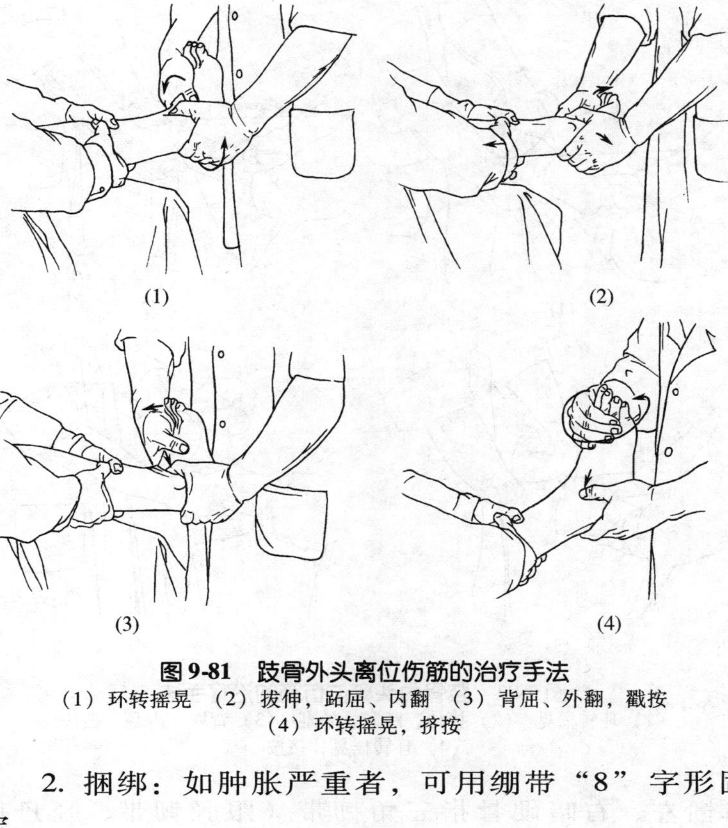

图 9-81　跂骨外头离位伤筋的治疗手法
（1）环转摇晃　（2）拔伸，跖屈、内翻　（3）背屈、外翻，戳按
（4）环转摇晃，挤按

2. 捆绑：如肿胀严重者，可用绷带“8”字形固定。

3. 调养：一般经手法治疗后，症状多立即减轻。术毕可进行“蹬空增力势”等活动锻炼，注意局部保暖，防止风寒侵袭。可用腾洗药腾洗。

【按】 踝关节是由胫骨下端膨大部和腓骨下端共同构成踝穴，骑在距骨上而成。跂骨或跂骨内、外头伤筋是指踝关节前方的软组织损伤，及距骨在踝穴中的微细错位。

正文中胻、胫骨下头之间暗硬骨，为外踝前韧带；

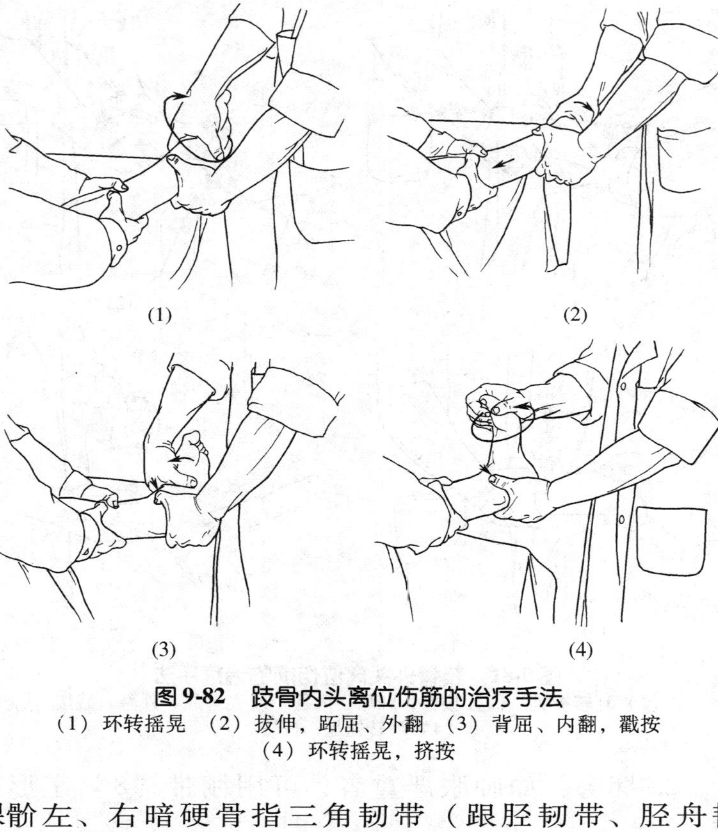

(1) (2) (3) (4)

图 9-82　跂骨内头离位伤筋的治疗手法

（1）环转摇晃 （2）拔伸，跖屈、外翻 （3）背屈、内翻，戳按
（4）环转摇晃，挤按

踝骱左、右暗硬骨指三角韧带（跟胫韧带、胫舟韧带）、距腓韧带；跂骨护头筋为踝关节囊前部。

踝关节是单轴关节，只能作背伸、跖屈运动。踝关节联合了距下关节的运动，才能灵活的完成行走、跑、跳等多种功能的多轴运动。距骨居于踝关节和距下关节之间，活动范围灵活，损伤机会较多。跂骨离位伤筋所描述的症状，肿胀、疼痛、踝关节功能障碍，是指距骨的微细错位，关节交锁，周围软组织撕裂伤。跂骨内头伤筋是指三角韧带前束（胫舟韧带）的撕裂伤。正文中手法能解除关节交锁，恢复距骨原来位置，以利关节及周围软组织的修复。手法后往往可立即减轻疼痛。

踝部灵活的运动是靠踝关节和距下关节联合活动而实现的。踝部损伤也随着暴力大小及方向、踝关节位置的不同,而有不同表现。有时发生单一损伤,有时发生联合损伤,这些损伤,往往都伴有距骨的微小错位。所以,踝部损伤或足部损伤时,跂骨离位伤筋的手法,使用较广。

第二十二节　内、外踝缝伤筋
（内、外踝软组织损伤）

胻骨（胫骨）下头为内踝骨（内踝），又称臁肕骨，与跂骨（距骨）内侧接交，此为内踝缝；胫骨（腓骨）下头为外踝骨（外踝），与跂骨外侧接交，乃为外踝缝。踝骱内、外各有暗硬骨 1 块，内、外踝骨有包骨筋 2 道，有护头筋 2 道。

【病因】 如有行走时不慎失足，或上、下台阶蹬空，足向内踒踒，则伤外踝缝；足向外踒踒，则伤内踝缝。

【临床表现】 遇有此症，内或外踝缝肿胀、疼痛、步履跛行。伤内踝缝者，足向外歪斜；伤外踝缝者，足向内歪斜。

检查时，医者以一手拇指端寻按，内或外踝骨下头之缝处按之痛甚，其缝显宽。日久可摸到暗硬骨向外努出。伤内踝缝者，足向外翻转时疼痛；伤外踝缝者，足向内翻转时疼痛。

【治疗】

手法

（1）外踝缝伤筋：患者侧卧，伤肢在上。助手握住伤侧小腿远端固定，勿使摇动。医者两虎口相对，双手拇指按住外踝缝，余四指拿住伤足，将足环转摇晃6~7次〔图9-83（1）〕。与助手相对拔伸，并将足内翻

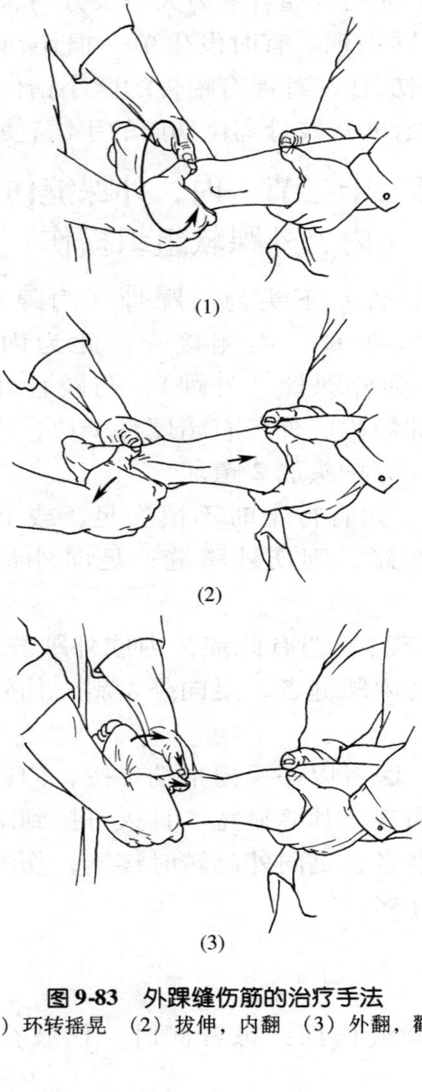

图 9-83　外踝缝伤筋的治疗手法
（1）环转摇晃　（2）拔伸，内翻　（3）外翻，戳按

〔图9-83（2）〕。将伤足外翻，双手拇指向下戳按（图9-83（3）〕。再用揉捻法，按摩舒筋。

（2）内踝缝伤筋：患者侧卧，伤肢在下。助手用双手握住伤侧小腿下端固定，勿使摇动。医者两虎口相对，双手拇指按在内踝缝，余四指拿住伤足，将足环转摇晃6～7次〔图9-84（1）〕。与助手相对拔伸，并将伤足外翻（图9-84（2）〕。再将伤足内翻，双手拇指向下戳按〔图9-84（3）〕。用揉捻法按摩舒筋。

【按】 内、外踝缝伤筋，系指内、外踝部的软组织损伤以及内、外踝部的关节面微细错位。正文中内、外踝暗硬骨系指踝关节内、外侧副韧带；包骨筋指胫前肌、胫后肌及腓骨长、短肌腱膜；护头筋即指踝关节囊的侧部。

足内翻或外翻过度，可造成内、外踝副韧带起止点纤维的小的撕裂伤，症状一般较轻；若暴力再大，除韧带撕裂外，关节囊可受到牵拉，距骨可有微细错动，后者肿、痛均较明显，甚至可出现皮下瘀血斑及踝关节滑膜炎症状。

正文中手法，能舒筋活血、消肿止痛。关节错位者，可以复位。

正文中的暗硬骨努出，系指韧带损伤后的增生肥厚，与周围组织粘连而言。手法中的摇晃、拔伸、戳按，可以松解粘连，改善局部血运，促进瘢痕组织吸收。治疗效果良好。

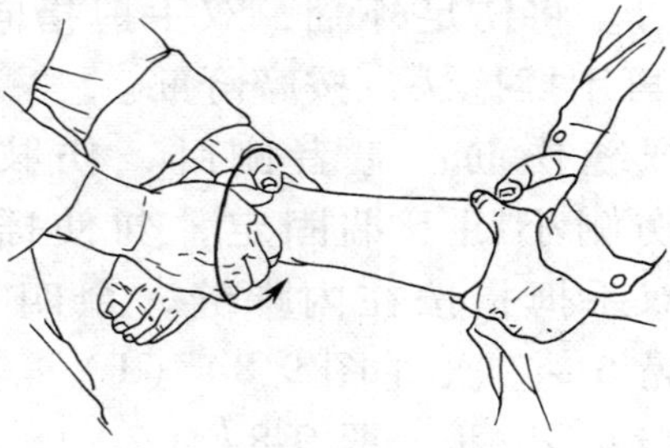

(1)

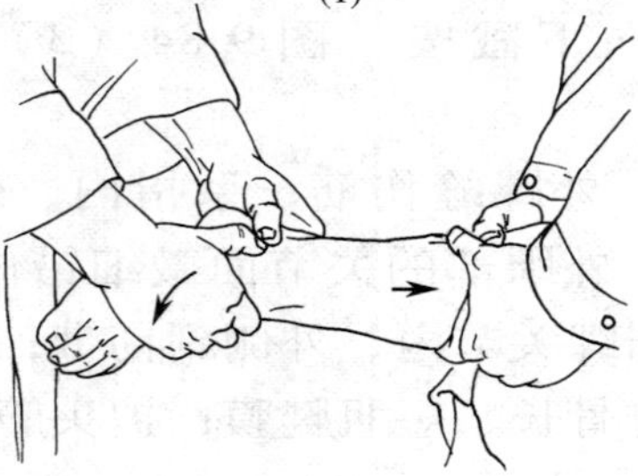

(2)

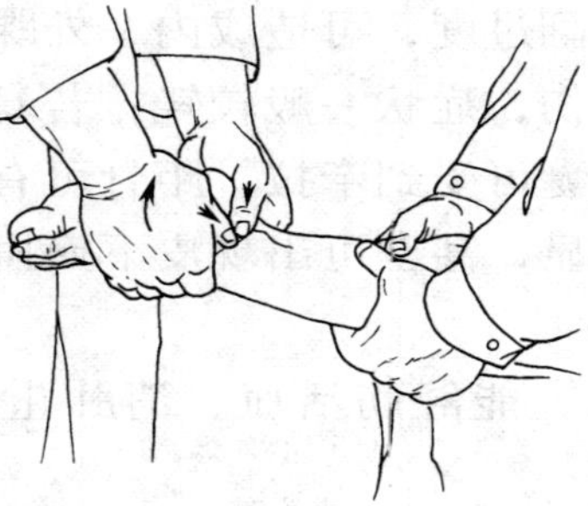

(3)

图 9-84　内踝缝伤筋的治疗手法

（1）环转摇晃　（2）拔伸，外翻　（3）内翻，戳按

第二十三节　三毛骨、聚毛骨离位伤筋

（跗跖部内侧软组织损伤）

三毛骨（足舟骨）上接跂骨（距骨），下连聚毛骨

（第一楔状骨），聚毛骨下连足掌骨，外为跗骱骨。跂骨与足跗骨之间，有暗硬骨 1 块。

【病因】 如有由高坠下，或跑跳，走路失慎，前足向外踒踁，可致三毛骨、聚毛骨离位伤筋。

【临床表现】 遇有此症，足背内侧肿胀、疼痛，行走时只能足跟着地。重者伤处臃肿高起，疼痛难忍，伤足不能着地。检查时，医者以拇指寻按，伤处痛甚。三毛骨、聚毛骨稍向外努，其缝显宽。

【治疗】

1. 手法：患者侧卧，伤足在下。助手双手握住伤侧小腿下端，固定不动。医者一手虎口扣住足跟，拇指按在伤处，另一手拇指在足底，余四指在足背，拿住足跖部，环转摇晃 6 ~7 次，再向足趾方向拔伸〔图 9-85（1）〕。

用双手两大鱼际用力下压，双手食指用力上托，使关节分离〔图 9-85（2）〕。

拿足跖部之手拇指改按足舟骨或第一楔状骨，在使足尽量内翻的同时，向下进行戳按〔图 9-85（3）〕。再用揉捻法按摩舒筋。

2. 捆绑：敷药后外盖云头垫，绷带缠妥。

3. 调养：三毛骨、聚毛骨离位伤筋，损伤虽较骨折、脱位轻，但若调养不当，日后常遗留足部酸软无力等后遗症。应少走路，尤忌跑跳等剧烈运动。

【按】 三毛骨、聚毛骨离位伤筋，系足跗内侧软组织损伤。正文中暗硬骨为胫舟韧带与距舟背侧韧带。足跗内侧软组织损伤中，以距舟、舟楔关节周围软组织损伤较为多见，其中也包括胫后肌抵止部的损伤。损伤多由于前足外旋过度，使韧带受累；胫后肌亦可受到牵

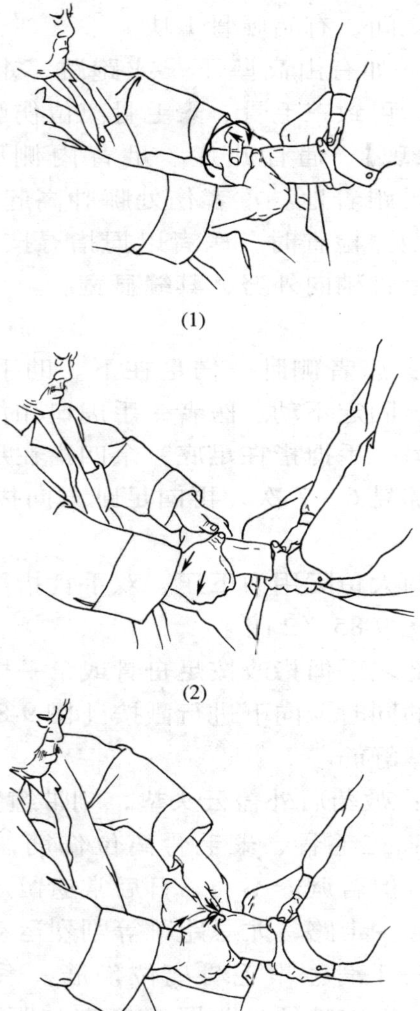

(1)

(2)

(3)

图 9-85　三毛骨离位伤筋的治疗手法

（1）摇晃拔伸　（2）按压分离　（3）戳按

拉伤。暴力再大，可使关节囊受到牵拉，距舟、舟楔关节出现微细错动。亦由于直接暴力压砸，碰撞致伤者。损伤后足跖屈内翻时，伤处受到挤压，疼痛加重。行走、跑跳时，足前内侧跖趾处为主要负重点，力通过一、二跖骨向后上方传导，在楔、舟骨之间产生剪力，故此处损伤后，行走、跑跳受限，且疼痛。此外，足跖屈运动，主要由于腓肠肌作用，并由胫后肌和腓骨肌协同完成。这二个肌肉单独收缩，可使足内翻或外翻。胫后肌腱抵止于足舟骨结节，反复的内、外翻及跖屈运动，可使其抵止部受到牵拉伤而致劳损。其主要表现为内翻、跖屈抗阻时疼痛。

在鉴别诊断中，应与副舟骨炎相区别。副舟骨是生理变异，其上有胫后肌腱附丽。遇有正文中所述的外力，亦可造成损伤，并出现与上述损伤相同的症状。除此以外，此类患者多伴有程度不等的扁平足，足跗内侧隆起。

正文中手法，对上述损伤的治疗效果良好。对副舟骨炎的治疗，手法亦有一定效果，如配以强的松龙局部封闭，则效果更好。但有扁平足较重者，不在本节所述范围之内。

第二十四节　踜、踵骨离位伤筋
（跗跖部外侧软组织损伤）

踜骨（骰骨）、踵骨（第三楔状骨）在足面外侧，上连三毛骨（足舟骨）、跟骨，下连足掌骨。足跗骨与足掌骨之间，有暗硬骨1块。

【病因】 如有蹶拧、蹽跶，或有由高坠下，足面外侧着地，或有行走失足扭、挫，可致踜、踵骨离位伤筋。

【临床表现】 遇有此症，足面外侧肿胀高起，甚者皮下瘀血，疼痛难忍不息，前足向内歪斜，步履难行。检查时，医者以一手拇指寻按患处，按之痛甚，跤、踵骨向上高起，骨缝显宽，伤足伸、屈、翻转时作痛。

【治疗】

1. 手法：患者正坐，伤肢伸出床边。医者坐在伤肢内侧，双手拇指按在骰骨或第三楔骨处，余四指在足跖部，拿住伤足。轻微摇晃后，相对拔伸，并使伤足跖屈〔图 9-86（1）〕。

将伤足背伸，双手拇指向下戳按〔图 9-86（2）〕。

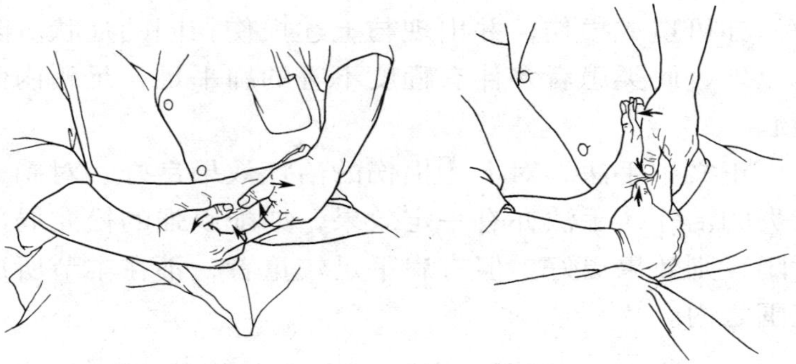

(1)　　(2)

图 9-86　跤、踵骨离位伤筋的治疗手法

（1）拔伸，跖屈　（2）背屈，戳按

用揉捻法按摩舒筋。

2. 捆绑：重者敷药后用一云头垫覆盖，绷带捆绑。

【按】 跤、踵骨离位伤筋，即骰骨及第三楔骨相邻关节及周围软组织的损伤。正文中暗硬骨系指跗跖骨背侧韧带。在这个部位损伤中，第四、五跖骨基底与骰骨、第三楔状骨之间的损伤较为多见。

骰骨和第三楔状骨为不规则的立方形及楔形短骨。跖侧窄小，背侧宽大，位于足横弓的外侧、足外弓的顶端，是足前外侧重力传导的枢纽。其关节较为松弛，内翻时活动度较大，易于损伤。例如由高处跳下落地时，或下台阶时，足外侧着地，使足内旋，踝部跖屈，该关节受到过度牵拉，致使足背侧韧带（楔骰间韧带、跗跖背侧韧带、跟骰背侧韧带）、关节囊等软组织损伤。尤其是伸趾短肌撕裂后，临床上可出现明显之血肿。另外，当足强力内旋时，可使腓骨长、短肌腱遭受牵拉损伤，患者多主诉小腿外侧疼痛，在诊断上应与第五跖骨基底部撕脱骨折相鉴别。

正文中手法治疗，有活血散瘀，舒筋活络作用，对于该部位关节的微细错位，有复位效果。手法后以云头垫覆盖伤处，局部外翻包扎固定，有利于关节的稳定性和受损的软组织修复。

第二十五节　跟骨包骨筋离位伤筋

（跟腱腱膜炎）

小腿后方、小腓肠筋下端，有跟骨包骨筋2道。

【病因】 如有蹲、震、颤、拐，或有由高坠下，足跟着地，可致跟骨包骨筋离位伤筋。

【临床表现】 遇有此症，足跟部微有肿胀，疼痛难忍，站立或行走时只能前脚掌着地，足跟不能着地持重。不能跑跳。检查时，医者以拇、食二指寻按伤处，按之筋挛僵硬，压痛明显，并可摸到“吱吱”响声。足部伸屈活动时疼痛加重。

【治疗】

1. 手法：患者仰卧床上，伤腿平伸。医者面对患者，一手拿住足趾，使足跖屈再背伸；另一手拇、食二指在小腿后方，在小腿中、下部捋顺之〔图9-87〕。

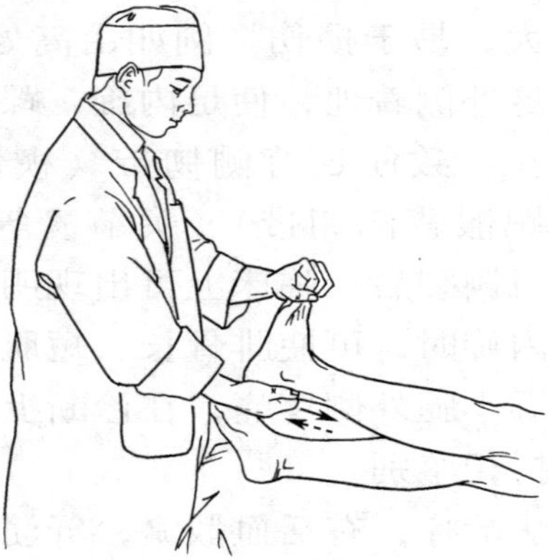

图9-87 跟腱捋顺法

患者俯卧，伤腿屈曲。医者一手按于足跖部位，使足背屈，小腿腓肠肌处于紧张状态。另一手用劈法〔图9-88〕。

再用拇、食二指在痛处捻散之。

2. 药物：外敷化筋散、活化散。或用腾洗药腾洗患足。

3. 调养：一般手法后症状多可减轻。短期内应避免站立过久，或长途跋涉，或作剧烈的跳跃运动。忌风寒侵袭。可作“蹬空增力势”功能锻炼。

【按】 跟骨包骨筋离位伤筋，即跟腱腱膜炎，又名跟腱周围炎。正文中包骨筋系指跟腱及腱膜。

跟腱是人体中最强大的肌腱，长约15厘米。它是

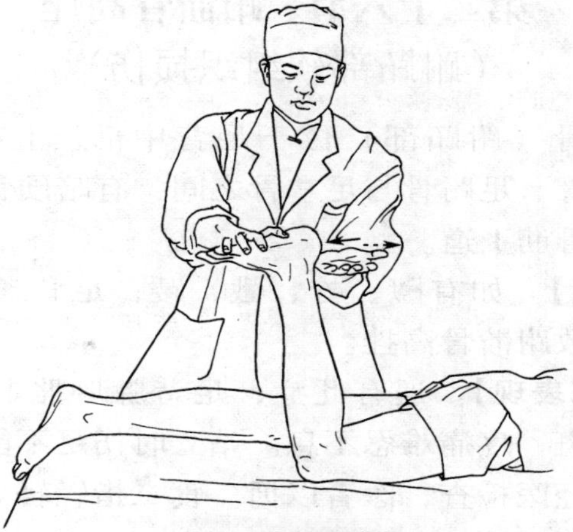

图 9-88　跟腱劈法

腓肠肌和比目鱼肌（小腿三头肌）的联合、延续之腱，止点于跟骨结节处。其作用为使足跖屈，力量较为强大，是行走、跑、跳的主要肌肉传导组织。在跟骨附丽点稍上，腱之两侧有跟腱滑囊。

跑跳或由高处跳下时，足前部着地，小腿三头肌反复或突然急骤收缩，使跟腱及其周围组织受到牵拉损伤。伤处早期可发生部分纤维撕裂伤，晚期腱组织可出现玻璃样变性，失去弹性。其腱膜亦可出现炎性改变，增厚、粘连。严重者跟腱可呈梭形变。

正文中手法，可以促进局部血运，加快炎症吸收，并可使粘连得到松解。对晚期腱变性者，外敷化筋散、活化散，可使变性的腱软化。

治疗中应注意局部休息，避免跟腱过多、过猛的牵拉。将踝关节置于稍跖屈位。避免前足支撑的跑、跳动作。

第二十六节　跗骱骨高挫
（跗跖部软组织损伤）

跗骱骨（跗跖部）位于足背中部，上有诸跗骨，下有足掌骨。足跗骨与足掌骨之间，有暗硬骨1块，跗骱骨有包骨筋1道。

【病因】　如有蹶、拧、戳、踒，足背着地，或有压砸，可致跗骱骨高挫。

【临床表现】　遇有此症，足背臃肿胀起，可见青紫色瘀血斑，疼痛难忍不息。站立时伤足不能负重，步履难行。经医检查，医者以拇、食二指轻轻寻按，跗骱部凸起，按之痛甚，前足伸屈不利。

【治疗】

1. 手法

（1）拔戳法：患者正坐床上，将足伸出床边。助手用两手掌相对，双拇指在足背，食指在足底，余三指在后，兜住足跟，固定不动。医者双手拇指按住跗骱骨，余四指在足底拿住伤足〔图9-89（1）〕。

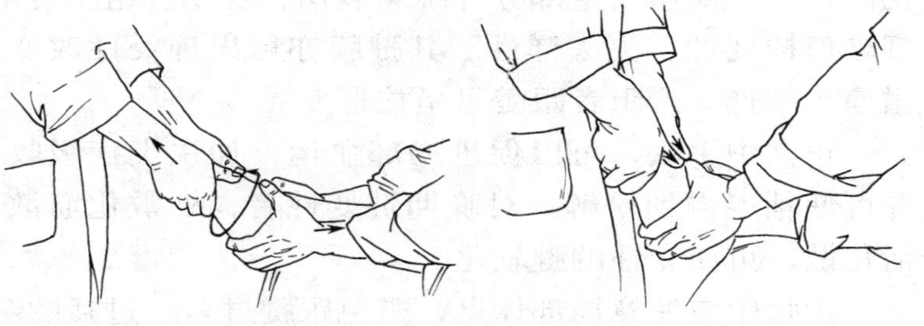

(1)　　(2)

图9-89　跗骱骨高挫的拔戳法

（1）拔伸摇晃　（2）背伸戳按

医者向足趾方向，助手向足跟方向稍用力相对拔伸，同时医者将足前部环转摇晃6～7次。在持续拔伸下，先使足跖屈，再使足背伸，同时医者双手拇指用力向下戳按〔图9-89（2）〕。

用揉捻法按摩舒筋。

（2）踩法：用于陈旧性损伤。患者站立于床边，脱去伤足鞋袜，伤足心置于一半圆形木块（或一卷绷带）上。医者站在伤侧，将脱去鞋袜之同侧足，踩在伤足上，足心置于伤处〔图9-90〕。

医者用手臂推患者之胸，使患者跌坐在床上，同时足用力踩踏伤处。使一次复一次。

2. 捆绑：敷药后，足背盖一月牙形纸垫绷带捆绑。

【按】 跗骱骨高挫，系指跗跖部软组织损伤。正文中暗硬骨为足背侧韧带；跗骱骨包骨筋为趾长伸肌腱与腱鞘。由于损伤时体位为足前部过度跖屈，而使跗跖部之韧带、关节囊及伸趾肌腱受到牵拉伤，甚者可致其部分断裂，关节失去稳定性，并可出现微细错位。尤其该部位软组织少，伤后血肿较为明显。直接暴力打击、压砸，可致挫伤，在诊断中应注意与楔状骨及跖骨基底部的骨折相鉴别。

手法治疗，可使错位之楔状骨复位，并使捩伤之肌腱、韧带等组织理顺，以促进其修复。用月牙形纸垫局部固定，有利于软组织的愈合。

其踩法用于陈旧性损伤。准备动作时，患者足之重心在前足，向后欲坐之时，重心必然后移。此时医者之足，与患者足心之圆形木块形成挤压力，作用于中跗部。本法将牵引、滚动、归挤几个力，巧妙地融合在一起。且脚踩力量比手大，治疗效果良好。

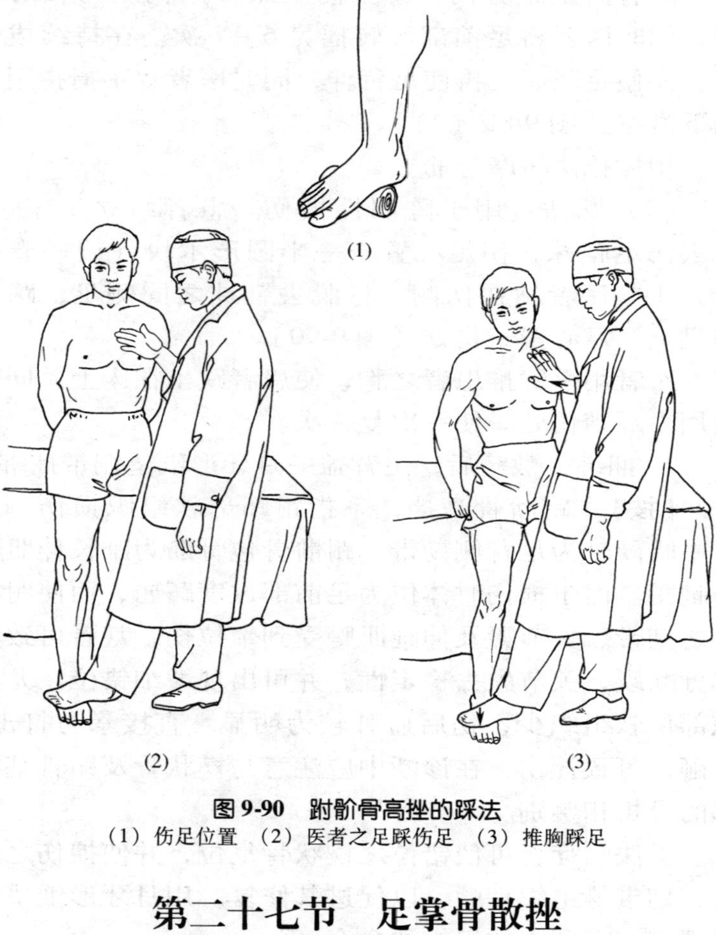

(1)

(2)

(3)

图 9-90　跗骱骨高挫的踩法

(1) 伤足位置　(2) 医者之足踩伤足　(3) 推胸踩足

第二十七节　足掌骨散挫
(跖间软组织损伤)

足掌骨（跖骨）5 块，上接跗骱，下连趾骨。足掌心有掌筋 1 道。

【病因】　如有由高坠下，足掌着地，或有蹲、震、戳、踥，使足过度伸屈或翻转，可致掌骨散挫伤筋。

【临床表现】 遇有此症，伤足前部臃肿，可见青紫色瘀斑，疼痛难忍。站立及行走时，只能足跟着地。经医检查，医者以拇、食二指轻轻寻按，伤处按之痛甚，其足掌骨之间缝隙宽窄不一，伤足前掌显宽。

【治疗】

1. 手法：患者正坐床边，伤腿伸出。一助手站在伤肢外侧，用双手掌相对，双手拇指在足背、食指在足底，余三指在后兜住足跟，固定伤足。医者站在患者前方，双手拇指在足背，余四指在足底，拿住伤足，由内向外环转摇晃 6～7 次，与助手相对用力，向斜上方拔伸〔图 9-91（1）〕。

将足跖屈，再背伸，同时双手拇指与虎口用力向内归挤，并向下戳按，使足掌骨向中间合拢〔图 9-91（2）〕。

用揉、捻、捋、顺法按摩舒筋。

2. 捆绑：敷药后，用单月牙形纸垫盖在足背部；

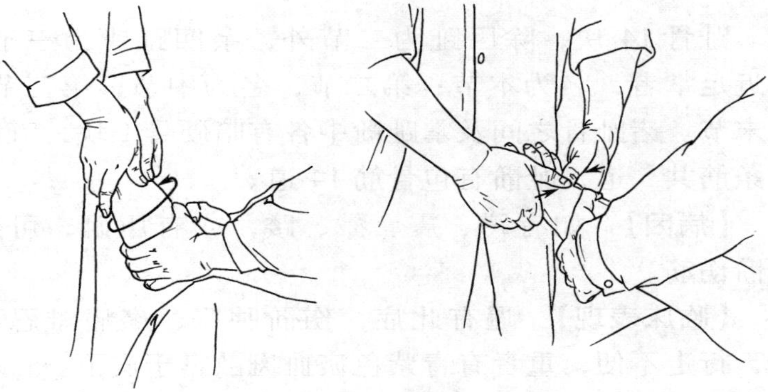

(1)　　(2)

图 9-91　足掌骨散挫伤筋的治疗手法

（1）摇晃　（2）戳按

绷带缠妥。

3. 调养：避免伤足负重行走。伤情重者应卧床，抬高患肢。

【按】 足掌骨散挫伤筋，系指跖骨远、近端及周围的软组织损伤，多见于远端。跖骨间有韧带、肌腱、肌肉等组织。跖骨小头横韧带位于跖骨远端，起着保持跖骨头应有的距离和维持跖趾关节稳定的作用。当足跖屈或背伸过度，或跖趾关节过度背伸，或足部遭受前后方向的冲击力时，可造成上述组织部分撕裂伤。可出现跖骨间隙增宽，或远、近端的高突等症。

正文中手法，医者与助手相对拔伸牵引，而后向中心挤压，使跖骨向中心并拢，达到复位之目的。同时捋顺其筋，使肌腱、肌肉、韧带平整。用月牙形纸垫局部包扎固定，使组织得到修复。

第二十八节 趾骱伤筋（跖趾关节、趾间关节挫伤）

趾骨14块，除巨趾为二节外，余四趾皆为三节。其近足掌者，名为本节；第二节，名为中节；第三节，名末节。诸趾骨之间及掌趾骱中各有暗硬骨1块，五趾有条筋共5道，趾骱有包骨筋14道。

【病因】 如有蹲、震、戳、踒，或有压砸，可致趾骱伤筋。

【临床表现】 遇有此症，伤骱肿胀、疼痛难忍不息，行走不便，重者有青紫色瘀血斑散露于皮下。

【治疗】

手法：患者正坐床上，伤足伸出床边。医者坐在伤足外侧（若伤在四、五趾，则坐在伤足内侧），用双手拇、食指分别捏住上、下节趾骨，将远趾节环转摇晃6～7次，然后拔伸，再将受伤足趾屈伸数次〔图9-92〕。

用一手拇、食二指捏住伤趾关节两侧，揉捻舒筋。

【按】 趾骱伤筋，系指跖趾关节及趾间关节的软组织损伤。正文中暗硬骨系指关节囊及侧副韧带，条筋是指屈肌腱，包骨筋系指伸肌腱及腱膜。

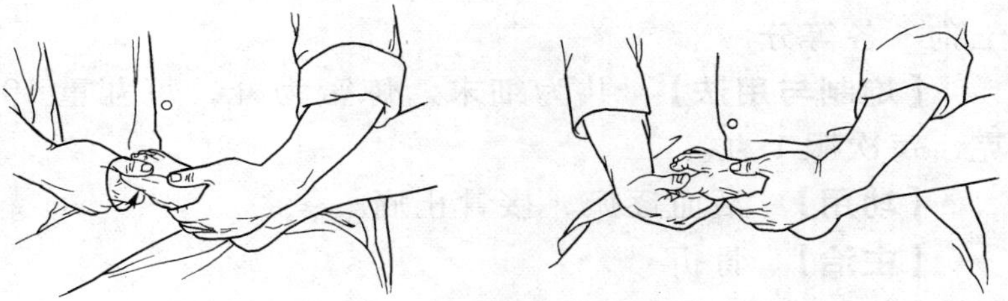

(1)　　(2)

图9-92　跖趾关节伤筋的治疗手法
（1）摇晃　（2）屈伸

跖趾关节及趾间关节的稳定性主要依靠关节囊、侧副韧带及其周围的软组织来维持。正文中的外伤暴力可招致以上软组织的损伤，局部肿、痛，关节稳定性破坏，甚至负重困难。

手法治疗，可有活血舒筋、解除软组织痉挛之功效，使受损关节恢复正常状态。施行手法时要轻柔，特别是损伤初期、肿痛甚者，不可多次重复。

附方

1. 接骨紫金丹（经验方）

【组成】 苏木 松节 川乌 真降香 制乳香 制没药 血竭 自然铜（煅醋焠 7 次） 地龙 水蛭 土狗 各等分

【炮制与用法】 共为细末，炼蜜为丸，每丸重 10 克，每次服 1 丸。

【功用】 活血逐瘀，接骨止痛。

【主治】 骨折

【按】 本方是骨科常用方。各书所载略有出入，文献最早记载见于《世医得效方》，称自然铜散，即本方去水蛭加龙骨；《新编医方大成》称续骨散，《沈氏尊生》称自然铜散，均为本方加龙骨；《伤科补要》称紫金丹，即本方去水蛭、地龙加龙骨。

2. 舒筋壮力丸（经验方）

【组成】 麻黄 30 克 制马钱子 30 克 制乳香 制没药 血竭 红花 自然铜（煅醋焠 7 次） 羌活 独活 防风 钻地风 杜仲 木瓜 桂枝 怀牛膝 贝母 生甘草各 51 克

【炮制与用法】 共为细末，炼蜜为丸，每丸重 6 克，每次服 1 丸。

【功用】 舒筋活血，通络散寒。

【主治】 一切新久伤筋疾患，或筋骨宿伤而兼痹者。

【按】 本方即《全国中药成药处方集》中疏风定痛丸方，去千年健，加血竭、红花、贝母。以九分散（麻黄、马钱子、乳香、没药，方见《理瀹骈文》）为基础，加活血散风药组成。马钱子务必油煠焦枯、去净毛。服量不可过多，过量则有肌肉痉挛、口噤搐搦等中毒症状发生。体弱者、孕妇、小儿尤当慎用。

3. 正骨紫金丹(《医宗金鉴·正骨心法要旨》)

【组成】 公丁香 广木香 真血竭 孩儿茶 熟大黄 西红花各30克 当归头 莲子肉 白茯苓 杭白芍各60克 牡丹皮15克 生甘草9克

【炮制与用法】 共为细末，炼蜜为丸，每丸重10克，每次服1丸。

【功用】 活血祛瘀，调和荣卫，行气止痛。

【主治】 跌打仆坠，闪错损伤，及一切疼痛瘀血凝聚等症。

【按】 本方加沉香、麝香名四香正骨紫金丹，效同。

4. 努伤化瘀丸（经验方）

【组成】 生川军120克 桃仁60克 枳实 青皮 三棱 莪术 槟榔各30克 刘寄奴 土虫 山楂各60克 凌霄花 川芎 苏木 制乳香 制没药 威灵仙 真降香各30克 冰片1.5克 麝香1克

【炮制与用法】 共为细末 炼蜜为丸，每丸重10克，每次服1丸

【功用】 活血逐瘀，导滞通便。

【主治】 一切损伤瘀滞内停，胸腹胀满，大便不通，而身体壮实者。

【按】 本方即《伤科汇纂》活血丹去当归、赤芍、

延胡索、红花、牡丹皮、香附、五加皮、牛膝肉8味，加麝香、冰片二味而成。

原方为细末，每服6~10克，服后食核桃3~4枚。

5. 补肾壮筋丸（经验方）

【组成】 熟地黄　全当归　怀牛膝　制杜仲　五加皮各30克　川续断60克　山萸肉　杭白芍　云茯苓各24克　青皮20克

【炮制与用法】 共为细末，炼蜜为丸，每丸重10克，每次服1~2丸。

【功用】 补肝肾，壮筋骨。

【主治】 骨折或脱位恢复期，及一切伤筋疾患，筋骨软弱，肌肉作痛，梦遗滑精等症。

【按】 本方即《伤科补要》补肾壮筋汤方。

6. 补肾养血丸（经验方）

【组成】 当归身　炙黄芪各60克　赤芍45克　川芎30克　熟地　炒杜仲　怀牛膝　菟丝子各60克　益智仁30克　五加皮45克　宣木瓜　羌活　天麻　云茯苓　炙甘草各30克

【炮制与用法】 共为细末，炼蜜为丸，每丸重10克，每次服1~2丸。

【功用】 补肝肾，养气血，壮筋骨。

【主治】 骨折、脱位、伤筋等一切损伤疾患，作为治疗后期调补之剂。

7. 补筋丸（《医宗金鉴·正骨心法要旨》）

【组成】 人参10克　茯苓30克　怀山药24克　熟地黄　当归（酒洗）牡丹皮　川牛膝　菟丝子　蛇床子　肉苁蓉　白莲芯　五加皮　宣木瓜　好沉香　丁香各30克　广木香10克

【炮制与用法】 共为细末，炼蜜为丸，每丸重10克，每次服1丸。

【功用】 调养肝肾，舒筋活血。

【主治】 跌仆踒闪、筋翻、筋挛、筋胀、筋粗、筋聚及骨错血脉壅滞，暄肿青紫疼痛等症。

8. 金锁固精丸(《医方集解》)

【组成】 沙苑蒺藜（炒） 芡实（蒸） 莲须各60克 龙骨（酥炙） 牡蛎（盐水煮一日夜，煅粉）各60克

【炮制与用法】 共为细末，莲肉煮粉糊为丸。每服10克，空腹时淡盐汤送下。亦作汤剂，酌量，水煎服。

【功用】 收涩固精。

【主治】 骨折损伤，肾关不固，遗精滑泄。

9. 四物汤(《太平惠民和剂局方》)

【组成】 熟地黄（酒蒸） 白芍药 当归（酒浸微炒） 川芎各等分

【炮制与用法】 为粗末，每服10克，水煎，空心热服。

【功用】 补血调血。

【主治】 一切营血虚滞。

10. 复元活血汤(《医学发明》)

【组成】 柴胡15克 蒌根 当归10克 红花 甘草 山甲（炮）各6克 大黄（酒浸）30克 桃仁50个（酒浸去皮尖，研如泥）

【炮制与用法】 除桃仁外，锉如麻豆大，每服30克，水一盏半，酒半盏，同煎至七分，去滓温服。

【功用】 疏肝通络，活血祛瘀。

【主治】 跌打损伤，恶血留于胁下，痛不可忍，甚至大便不通者。

11. 和营止痛汤(《伤科补要》)

【组成】 当归　川芎　赤芍　苏木　续断　桃仁　乳香　没药　木通　陈皮　乌药　甘草

【炮制与用法】 酌量，水煎服。

【功用】 活血祛瘀，行气通经止痛。

【主治】 一切损伤，血瘀气滞，营卫不和，而引起疼痛者。

12. 和营养卫汤(《伤科补要》)

【组成】 当归　生地　白芍　川芎　黄芪　红花　续断　杜仲　牛膝　五加皮

【炮制与用法】 酌量，水煎服。

【功用】 调补肝肾，补血生新。

【主治】 一切损伤调理之剂。

13. 补气养血汤(《伤科补要》)

【组成】 黄芪　人参　白术　茯苓　当归　生地　白芍　川芎　肉桂　甘草

【炮制与用法】 酌量，水煎服。

【功用】 补气血。

【主治】 营卫两虚，气血不足，一切损伤后期调补之剂。

【按】 本方即十全大补汤。

14. 加减苏子桃仁汤(《医宗金鉴·正骨心法要旨》)

【组成】 苏子　桃仁（炒）　麦冬　橘红各10克　苏木　红花各3克　当归（酒洗）　赤芍　竹茹各6克

【炮制与用法】 水煎服。

【功用】 清心热，活血祛瘀，润大肠。

【主治】 瘀血内聚心经，胸满气促，大便干燥者。

15. 桃仁承气汤(《伤科汇纂》)

【组成】 桃仁 芒硝 甘草各3克 大黄6克

【炮制与用法】 水煎服。

【功用】 祛瘀通便。

【主治】 一切损伤，瘀血内滞，大便不通，甚至发热发狂者。

16. 七厘散(《伤科汇纂》)

【组成】 血竭96克 儿茶24克 乳香 没药 红花15克 片朱砂12克 麝香 冰片各1.2克

【炮制与用法】 研极细末，和匀，瓷瓶收贮。每服2.1~3克，烧酒送服，亦可用烧酒调涂伤处。

【功用】 活血散瘀，定痛止血。

【主治】 跌打损伤，血瘀作痛。

【按】 本方即《全国中药成药处方集》中所载北京、承德市的七厘散配方，每服1~1.5克，温黄酒送下，孕妇忌服。

17. 参黄散(《伤科补要》)

【组成】 参三七30克 大黄120克 厚朴30克 枳实30克 桃仁90克 归尾90克 赤芍45克 红花15克 穿山甲15克 郁金30克 延胡索30克 肉桂15克 柴胡20克 青皮30克 甘草12克

【炮制与用法】 共为粗末。每服6~10克，温黄酒送服，亦可做汤剂，酌量，水煎服。

【功用】 活血逐瘀，导滞通便。

【主治】 一切损伤，瘀血壅滞，大便不通，而身体壮实者。

18. 外敷接骨散（经验方）

【组成】 骨碎补　血竭　硼砂　制乳香　制没药　土虫　续断　大黄　自然铜（醋焠7次）各等分。

【炮制与用法】 共为细末。酒调，或用蜂蜜、麻油、凡士林等调敷伤处。

【功用】 接骨止痛。

【主治】 骨折

【按】 本方即《伤科汇纂》内伤神效方加续断去辰砂。可内服，每次服6～10克，黄酒或白水送下。效同。《全身骨骼图考证》接骨紫金丹即本方去续断。

19. 外敷正骨散（经验方）

【组成】 生地10克　白芥子　白及　续断　制乳香　制没药　大黄各6克　五加皮　骨碎补各4.5克　黄柏3克　肉桂2克　牡丹皮1.5克

【炮制与用法】 共为细末，白酒或醋调敷伤处。

【功用】 活血祛瘀，软坚消肿止痛。

【主治】 脱位及一切新鲜性伤筋疾患，瘀肿疼痛等症。

20. 消肿化瘀散（经验方）

【组成】 当归　赤芍　生地　延胡索　血竭　制乳香　红花　大黄　姜黄　鳖甲　茄根　红曲　赤小豆各等分

【炮制与用法】 共为细末，醋调敷伤处。

【功用】 活血祛瘀，止痛消肿。

【主治】 脱位、伤筋疾患而肿胀显著，瘀血作痛者。

21. 外敷活化散（经验方）

【组成】 苏木　红花　制乳香　血竭　丁香各3

克　制没药　自然铜（醋焠7次）4.5克　马钱子（油爍去毛）6克

【炮制与用法】 共为细末，酒或醋调敷伤处。

【功用】 活血化瘀，止痛接骨。

【主治】 骨折。

22. 外敷化筋散（经验方）

【组成】 当归　赤芍　制乳香　木瓜各6克　紫金锭　芙蓉叶　金果榄各10克

【炮制与用法】 共为细末，醋调外敷伤处。

【功用】 活血软坚，舒筋止痛。

【主治】 一切陈旧性伤筋疾患。

23. 外敷生长散（经验方）

【组成】 苏木　川乌　松节　自然铜（醋焠7次）制乳香　制没药各6克　降香3克　血竭　龙骨各1.5克　土狗3克

【炮制与用法】 共为细末，醋调敷伤处。

【功用】 接骨止痛。

【主治】 骨折。

【按】 本方即《世医得效方》自然铜散去地龙。

24. 外敷壮力散（经验方）

【组成】 羌活　独活　川芎　赤芍　当归　生地　续断　红花　丹皮　杜仲　牛膝　各等分

【炮制与用法】共为细末，醋调敷伤处。

【功用】 养血生新，强筋壮骨。

【主治】 多用于骨折后期。

25. 玉真散(《外科正宗》)

【组成】 生南星　防风　白芷　天麻　羌活　生白附子　各等分

【炮制与用法】 共为细末。

外用：醋调敷，或直接掺在创口上。

内服6～10克，黄酒或热童便送服。

【功用】

外用：解毒止血，消肿化瘀，温经止痛。内服：祛风镇痉。

【主治】 破伤出血，瘀血凝聚作痛，破伤风等。

【按】 玉真散又名止血补伤丹。方中药品均生用。李时珍云：防风制南星毒，不麻人。方中无一血分药品，而活血消瘀功效颇捷。无论外敷内服，均有预防和治疗破伤风的功效。

26. 金疮铁扇散(《伤科补要》)

【组成】 陈石灰（洁净者） 没药 乳香 象皮各60克 明矾 松香 降香 黄柏各30克

【炮制与用法】 共为细末，将伤口洗净，干掺或香油调涂。

【功用】 燥湿，拔毒，止血，生肌。

【主治】 破伤流血，或溃烂。

【按】 陈石灰，原方为老材香〔即古棺材内的陈石灰（一云松香），今已不用〕

27. 乌龙膏(《医宗金鉴·正骨心法要旨》)

【组成】 百草霜 白蔹 百部各10克 白及 百合 制乳香 制没药各15克 麝香0.3克 糯米（炒）30克 陈粉子（隔年者佳，炒）120克。

【炮制与用法】 共为细末，醋熬为膏，摊敷伤处。

【功用】 活血化瘀，解毒消肿，止痛接骨。

【主治】 跌打损伤，筋断骨折，肿硬青紫。

28. 生肌玉红膏(《外科正宗》)

【组成】 白芷15克 生甘草36克 当归身30克 血竭 轻粉各12克 白占（即白蜡）60克 紫草6克 麻油500克

【炮制与用法】 先将当归、甘草、紫草、白芷4味，入麻油内浸3日，慢火熬枯，去滓，再依次入血竭，白占溶化，将药倾入瓷罐内，再入轻粉末，搅匀成膏。用时将伤口擦洗洁净，直接外涂或摊敷均可。

【功用】 活润肌肤，祛腐生肌，解毒止痛。

【主治】 一切外伤，皮肉溃烂，能生肌长肉，保护疮面。

29. 腾药（经验方）

【组成】 当归 羌活 红花 白芷 防风 制乳香 制没药 骨碎补 续断 宣木瓜 透骨草 川椒

加减：手部加桂枝、郁李仁。
足部加黄柏、茄根。
腿部加牛膝、虎骨。
腰部加杜仲、桑寄生。
胸部加郁金、茵陈。
右胁部加陈皮、枳壳。
左胁部加栀子、降香。
肩部加川芎、片姜黄。
骨折加土鳖虫、自然铜。
兼风寒加厚朴、肉桂。
理气加葱头、天仙藤。
活血加汉三七、木槿花。
舒筋加芙蓉叶、金果榄。

【炮制与用法】 以上各等分，共为粗末。每用药末120克加大青盐、白酒各30克拌匀，装入白布口袋内缝妥备用。

洗用：煎水、熏洗伤处。每日2次，翌日仍用原汤煎洗，可用5~6天。

腾用：用药袋2个，放入蒸笼内，蒸热后轮换敷在伤处。每日腾1~2次，每次腾1小时即可。用毕将药袋悬挂在阴凉处，翌日用时，再在药袋上洒少许白酒。夏季两药袋可用4~5天，冬季可用6~7天。

【功用】 温经通络，活血散瘀，消肿止痛，舒筋接骨。

【主治】 骨折、脱位，与一切伤筋疾患，以及陈旧性损伤而兼痹者。

【禁忌】 皮肉有破伤，或新鲜损伤而红肿、热、痛严重者。

洗、腾后慎避风寒。

12检